COMO SE COMPORTAR DIANTE DE PACIENTES COM DOENÇAS HEPÁTICAS

CB024183

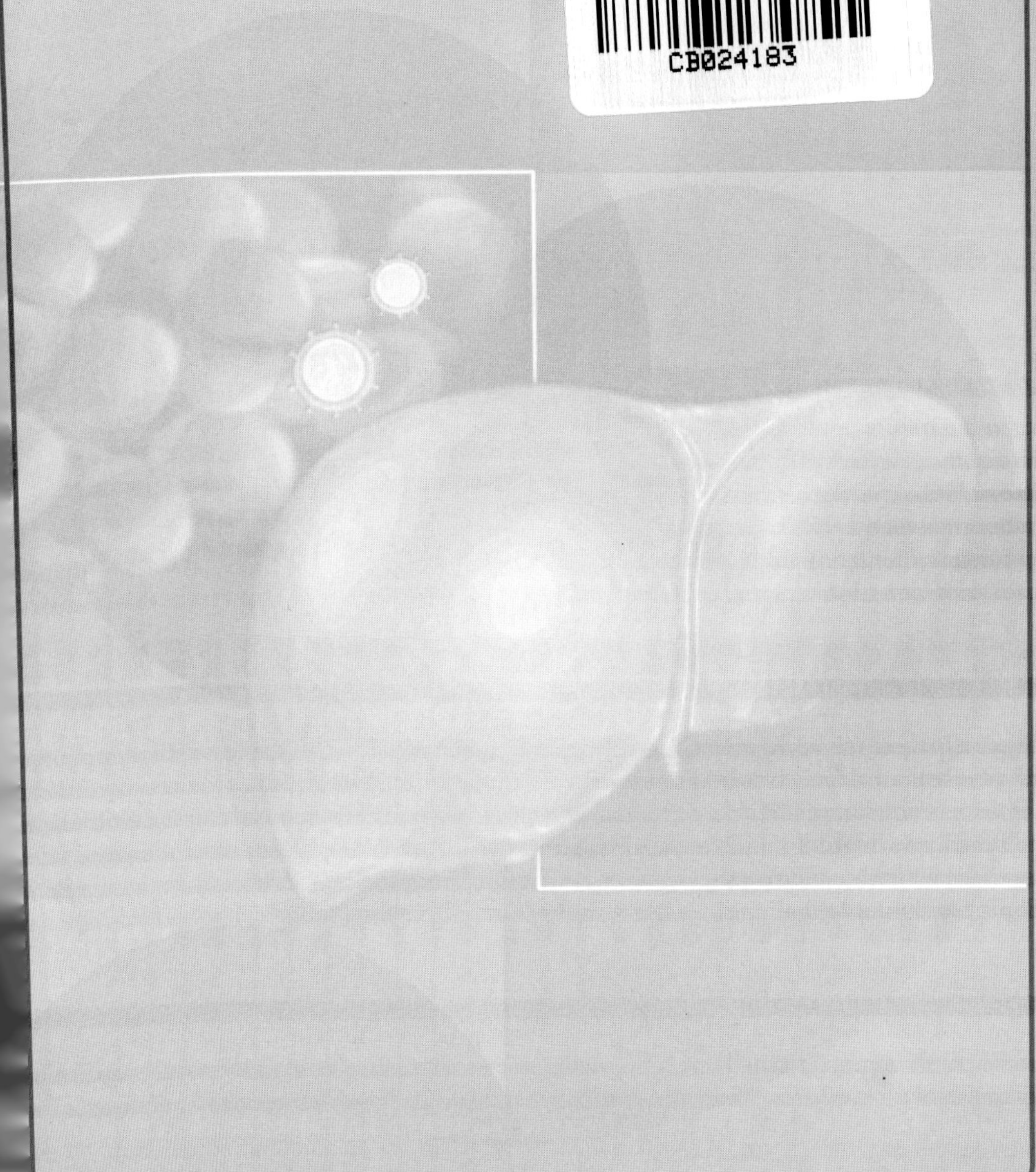

COMO SE COMPORTAR DIANTE DE PACIENTES COM DOENÇAS HEPÁTICAS

Adávio de Oliveira e Silva
Professor Livre-Docente do Departamento de Gastroenterologia da FMUSP
Diretor Clínico do CETEFI (Centro Terapêutico Especializado em Fígado) do Hospital da Beneficência Portuguesa de São Paulo

Luiz Augusto Carneiro D'Albuquerque
Professor-Associado do Departamento de Gastroenterologia da FMUSP
Diretor Cirúrgico do CETEFI (Centro Terapêutico Especializado em Fígado) do Hospital da Beneficência Portuguesa de São Paulo

REVINTER

Como se Comportar diante de Pacientes com Doenças Hepáticas
Copyright © 2009 by Livraria e Editora Revinter Ltda.

ISBN 978-85-372-0135-0

Todos os direitos reservados.
É expressamente proibida a reprodução
deste livro, no seu todo ou em parte,
por quaisquer meios, sem o consentimento
por escrito da Editora.

Contato com os autores:
ADÁVIO DE OLIVEIRA E SILVA
profadavio@yahoo.com.br
cetefi00@terra.com.br
LUIZ AUGUSTO CARNEIRO D'ALBUQUERQUE
lamtca@terra.com.br
cetefi00@terra.com.br

A precisão das indicações, as reações adversas e as relações de dosagem para as drogas citadas nesta obra podem sofrer alterações. Solicitamos que o leitor reveja a farmacologia dos medicamentos aqui mencionados.
A responsabilidade civil e criminal, perante terceiros e perante a Editora Revinter, sobre o conteúdo total desta obra, incluindo as ilustrações e autorizações/créditos correspondentes, é do(s) autor(es) da mesma.

Livraria e Editora REVINTER Ltda.
Rua do Matoso, 170 – Tijuca
20270-135 – Rio de Janeiro – RJ
Tel.: (21) 2563-9700 – Fax: (21) 2563-9701
livraria@revinter.com.br – www.revinter.com.br

À Denise, sempre.
Aos meus filhos.
Às minhas netas.

Aos Professores
Durval Rosa Borges,
Henrique Walter Pinotti,
Ricardo Brandt de Oliveira,
Ulysses Garzella Meneghelli e
João Evangelista da Costa Tenório.

Adávio

À memória de Maria Tereza.
Aos meus filhos.
Às minhas netas.

Luiz Augusto

PREFÁCIO

Voltamos a escrever juntos, novamente, a quatro mãos, ao mesmo tempo em que convocamos mais 24 colaboradores. Todos os 36 capítulos são originais e representam, neste livro, a busca da padronização de Como se Comportar diante de Pacientes com Doenças Hepáticas. Revela a nossa experiência sobre esta fascinante disciplina, ou especialidade para outros, buscando expor, de forma didática, como conduzimos este tipo de enfermo no CETEFI. Procuramos ser didáticos, sempre na inquietante busca de oferecer respostas às indagações mais comuns com que nos deparamos no dia-a-dia, partindo da análise do ponto de vista humanístico, este mais filosófico, até avanços terapêuticos refinados, tais como o transplante de fígado, com o objetivo de facilitar a compreensão tanto do estudante de medicina quanto do não-especialista, ou do especialista voltado à condução racional destes nossos companheiros de viagem, "pacientes com doenças hepáticas".

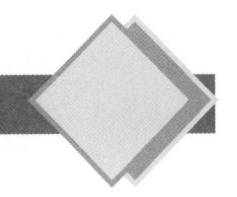

COLABORADORES

ADRIANO MIZIARA GONZALEZ
Professor de Gastroenterologia Cirúrgica do Hospital São Paulo da UNIFESP
Research Fellowship in Liver and GI Transplant, Department of Surgery, University of Miami – Florida, EUA
Médico do CETEFI (Centro Terapêutico Especializado em Fígado) do Hospital da Beneficência Portuguesa de São Paulo

ANA BEATRIZ DE VASCONCELOS
Psicóloga do CETEFI (Centro Terapêutico Especializado em Fígado) do Hospital da Beneficência Portuguesa de São Paulo
Pós-Graduação em Teoria Psicanalítica pela PUC, SP

ANDRÉ LOPES DE FARIAS E SILVA
Médico do CETEFI (Centro Terapêutico Especializado em Fígado) do Hospital da Beneficência Portuguesa de São Paulo

ANTONIO PORTUGAL GOMES
Médico-Radiologista da MED-IMAGEM do Hospital da Beneficência Portuguesa de São Paulo

BETÂNIA DA SILVA ROCHA
Médica do CETEFI (Centro Terapêutico Especializado em Fígado) do Hospital da Beneficência Portuguesa de São Paulo

CRISTIANE MARIA DE FREITAS RIBEIRO
Médica-Patologista do Hospital da Beneficência Portuguesa de São Paulo
Médica-Assistente do Departamento de Anatomia Patológica da Santa Casa de Misericórdia de São Paulo

DOUGLAS JORGE RACY
Médico-Radiologista da MED-IMAGEM do Hospital da Beneficência Portuguesa de São Paulo

EVANDRO DE OLIVEIRA SOUZA
Médico do CETEFI (Centro Terapêutico Especializado em Fígado) do Hospital da Beneficência Portuguesa de São Paulo

FABIANA SILVA GOULART
Enfermeira do CETEFI (Centro Terapêutico Especializado em Fígado) do Hospital da Beneficência Portuguesa de São Paulo

FAUZE MALUF FILHO
Professor Livre-Docente pelo Departamento de Gastroenterologia da FMUSP
Médico-Assistente do Serviço de Endoscopia Gastrointestinal do Hospital das Clínicas da FMUSP
Médico-Endoscopista do CETEFI (Centro Terapêutico Especializado em Fígado) do Hospital da Beneficência Portuguesa de São Paulo

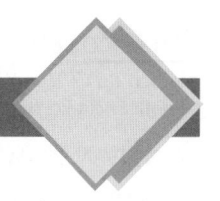

FRANCISCO LEÔNCIO DAZZI
Médico do CETEFI (Centro terapêutico Especializado em Fígado) do Hospital da Beneficência Portuguesa de São Paulo

FRANS IVAN SERPA LARREA
Médico do CETEFI (Centro Terapêutico Especializado em Fígado) do Hospital da Beneficência Portuguesa de São Paulo

GILBERTO PERON JÚNIOR
Médico do CETEFI (Centro Terapêutico Especializado em Fígado) do Hospital da Beneficência Portuguesa de São Paulo

GUILHERME SOUZA MOURÃO
Médico-Radiologista da MED-IMAGEM do Hospital da Beneficência Portuguesa de São Paulo

JORGE MARCELO PADILLA MANCERO
Médico do CETEFI (Centro Terapêutico Especializado em Fígado) do Hospital da Beneficência Portuguesa de São Paulo

JOSÉ LUIZ MAGALHÃES COPSTEIN
Médico do CETEFI (Centro Terapêutico Especializado em Fígado) do Hospital da Beneficência Portuguesa de São Paulo

MARCELO AUGUSTO RIBEIRO FONTENELLE JÚNIOR
Médico do CETEFI (Centro Terapêutico Especializado em Fígado) do Hospital da Beneficência Portuguesa de São Paulo

MARIA HELENA NAVES INÁCIO PEDROSO
Médica-Radiologista da MED-IMAGEM do Hospital da Beneficência Portuguesa de São Paulo

PRISCILA RODRIGUES NÉSPOLI
Médica do CETEFI (Centro Terapêutico Especializado em Fígado) do Hospital da Beneficência Portuguesa de São Paulo

RAUL CARLOS WAHLE
Médico do CETEFI (Centro Terapêutico Especializado em Fígado) do Hospital da Beneficência Portuguesa de São Paulo

RENATO ADAM MENDONÇA
Médico-Radiologista da MED-IMAGEM do Hospital da Beneficência Portuguesa de São Paulo
Doutorado em Medicina pelo Departamento de Radiologia da UNIFESP

RENATO FERRARI LETRINTA
Médico do CETEFI (Centro Terapêutico Especializado em Fígado) do Hospital da Beneficência Portuguesa de São Paulo

VALÉRIA CARDOSO DE SOUZA
Médica-Radiologista Vascular e Intervencionista do Hospital Alemão Oswaldo Cruz –São Paulo

VERÔNICA DESIRÉE SAMUDIO CARDOZO
Médica do CETEFI (Centro Terapêutico Especializado em Fígado) do Hospital da Beneficência Portuguesa de São Paulo

SUMÁRIO

COMO SE COMPORTAR DIANTE DE PACIENTES COM DOENÇAS HEPÁTICAS

CAPÍTULO 1

COMO SE COMPORTAR, SOB O PONTO DE VISTA HUMANÍSTICO, DIANTE DE PACIENTE COM DOENÇA HEPÁTICA?

Adávio de Oliveira e Silva
Luiz Augusto Carneiro D'Albuquerque

*"Ao invocar-me, hei de ouvi-lo e atendê-lo
e a seu lado estarei em suas dores."*
SL90

Nós, do CETEFI, renovamos a cada ano nossas esperanças com a chegada de novos colegas médicos, recém-formados, que nos procuram visando fortalecer seus conhecimentos no universo da hepatologia. Mas para eles ressaltamos que, mesmo diante das dificuldades vigentes na área médica, a eles foi dada a chance de que juntos teremos oportunidade de conviver e refletir sobre atos em que o ser humano mais se aproxima do Divino. São momentos sublimes em que serão capazes de curar ou de bloquear o sofrimento do seu semelhante, fazendo com que possa desaparecer a dor e a falta de perspectiva que lhes incomodavam. Nestes momentos todos nos igualamos na plenitude, quando não existe limitação entre nós, seja ela de cunho social, religioso ou étnico. Será, então, possível trazer para a vida uma grande população de excluídos, por exemplo, quando submetida ao transplante de fígado, experiência transcendente por ocasião de uma doação de órgãos, seja proveniente de um cadáver ou quando nos valemos da doação de fígado intervivos. Cria-se agora um novo homem, que tem sido denominado pelos humanistas de "pós-humano" ou "transumano", momento mágico em que o médico oferece a seus pacientes a chance de não mais colidirem com as paredes, o que na visão dos espiritualistas significa a possibilidade de abertura de portais.

É esse homem, ser vivo, que não foi feito para sofrer, que precisa ser defendido, pois ele é mortal, beneficiado agora por uma grande carga de compaixão e solidariedade, ocasião da prática de um humanismo transcendental, da divinização do humano. São atitudes voltadas à construção desse novo homem, buscando melhorar sua qualidade de vida, bloqueando a existência da necessidade da sua negação e a evolução natural de certas doenças, fazendo com que para certos pacientes ela não seja assim tão inexorável. Assim, conclamamos todo nosso Grupo para que partilhem conosco, juntos, nessa caminhada de alquimia emocional, onde associamos ouvir suas queixas, o toque, a percussão, a ausculta, a interpretação de exames laboratoriais, o emprego dos novos métodos de imagens, da engenharia genética voltada à clonagem terapêutica, da nanotecnologia (técnica responsável pela reconstrução de lesões em escalas microscópicas), da inteligência artificial e da radiologia invasiva, gerando possibilidades maiores de restauração da saúde física e mental de nossos enfermos. Mas para que tudo isso seja possível, torna-se necessário que todos nos envolvamos com o recomendado pelo mestre Rubem Alves, em um de seus lindos livros, "O Médico", e que nós assim resumimos:

- Lembre-se de que o corpo é um delicado instrumento musical. Precisa ser cuidado para que produza música. Mas o corpo não se cura só por aquilo que se faz medicamente com ele. Precisa da voz, da escuta, do olhar, do toque, do sorriso.
- Lembre-se de que você é um médico, mas é um estranho, pois não pertence ao cotidiano da família. Mas, no entanto, na hora da dor, da luta entre o amor e a morte, é você que será chamado. Caso, nesse momento, manifeste-se sua impotência, reze, pois é a única forma de comunhão com o amor sobre o vazio.
- Lembre-se de que você não deve perder sua aura sagrada, seja como os antigos médicos, também feiticeiros, ligando-se afetivamente àqueles que os cercam. Seja como foi Albert Schweitzer, dedicado inteiramente aos sofredores. Não seja um médico do catálogo do convênio, mas seja uma unidade biopsicológica móvel, portadora de conhecimentos especializados.
- Lembre-se que você tem que ter reverência pela vida, lembrando que seus doentes são carência pura, fraqueza pura, dependência pura, mendicância pura. Ame esses que estão ao seu lado, seus próximos, seus iguais e tenha compaixão.
- Lembre-se de que ser médico transformou-se num risco. Porque ninguém mais acredita na sua santidade, talvez porque tenham deixado de ser santos, mas esqueça isto e busque sempre distribuir alívio da dor.
- Lembre-se sempre que a dor é o que existe de mais terrível na condição humana. Mas lembre-se, também, que seu paciente tem medo, que não pode ser amputado, e que lhe paralisa a vida.
- Lembre-se de que algumas doenças são passageiras, vêm e rapidamente se vão. Outras, no entanto, vêm para ficar, penetrando no corpo a força, men-

sagem gerada nas funduras do corpo, que estoura na superfície gerando sofrimento físico, a possibilidade de perda, emissária da morte. Entenda-os.

- Lembre-se de que para todas as coisas existe o momento certo, tempo de nascer e tempo de morrer (Eclesiastes 3.1-2). Mas, mesmo esses últimos merecem tantos cuidados quanto aqueles que estão nascendo. Cuide daquele que está se despedindo, acolha-o no seu colo, como a Pietá acolheu seu filho que estava morrendo. Para isso mantenha-se tranqüilo, não busque milagres ou recursos heróicos. Faça com que essa despedida seja mansa e sem dor. Lembre-se de que a morte, tanto quanto o nascimento, é parte da vida, que juntamente com a beleza só existem por causa da morte.

BIBLIOGRAFIA

Alves R. *O Médico.* Campinas: Papirus Editora, 2002.

Boff L. *Espiritualidade. Um caminho de transformação.* Rio de Janeiro: Editora Sextante, 2001.

Comte Sponville A, Ferry L. *A sabedoria dos modernos.* São Paulo: Livraria Martins Fontes Editora Ltda, 1999.

Dauster F. *A morte. Ensaio sobre a finitude.* Rio de Janeiro: Editora Bertrand Brasil, 2002.

Elias N. *A solidão dos moribundos.* Rio de Janeiro: Jorge Zahar, 2001.

Goleman TB. *Alquimia emocional.* Rio de Janeiro: Editora Objetiva Ltda, 2001.

CAPÍTULO 2

COMO SE COMPORTAR DIANTE DE PACIENTE COM HEPATITE AGUDA VIRAL?

Adávio de Oliveira e Silva
Verônica Desirée Samudio Cardozo
Betânia da Silva Rocha
Evandro de Oliveira Souza
Ana Beatriz de Vasconcelos
Luiz Augusto Carneiro D'Albuquerque

■ IMPORTÂNCIA

A hepatite aguda viral representa a causa mais comum de doença hepática infecciosa, ictérica ou não, no Brasil, prevalente em regiões de baixo poder socioeconômico. É aceito que mais de 11 milhões de novos casos são diagnosticados ao ano em todo o mundo, os quais, em geral, não requerem hospitalização, medicações ou intervenções especiais, pois geralmente, apresentam evolução autolimitada.

■ QUAIS OS VÍRUS QUE MAIS CAUSAM ESSA DOENÇA?

Os vírus das hepatites humanas representam um grupo de patógenos dotados da capacidade de causar necrose em hepatócitos e inflamação no fígado. Na maioria das vezes, estes casos são devidos às participações dos vírus A, B, C, D, E, definidos como hepatotróficos. Eles recebem essas denominações em função de seus genomas, conforme disposto no Quadro 2-1, e suas propriedades biológicas definidas no Quadro 2-2.

■ COMO DIAGNOSTICAR ESSA DOENÇA?

Baseando-se em aspectos clínicos múltiplos, como existência de certos *sintomas ou sinais* que se traduzem pelos aparecimentos de mal-estar geral, náuseas,

Quadro 2-1. **Propriedades dos genomas das hepatites humanas**

Propriedades	*Vírus das hepatites humanas*				
	A	*E*	*B*	*C*	*D*
Ácido nucleico	RNA	RNA	DNA	DNA	RNA
Linear ou circular	Linear	Linear	Circular	Linear	Circular
Sentido	+	+	ND	+	–
Tamanho (KB)	7,5	7,8	3,2	9,4	1,7
Segmentado	Não	Não	Não	Não	Não
Locais de replicação	Citoplasma	Desconhecido	Núcleo	Citoplasma	Núcleo

ND = não definido.

Quadro 2-2. **Propriedades biológicas das hepatites humanas**

Propriedades	*Vírus das hepatites humanas*				
	A	*E*	*B*	*C*	*D*
Títulos máximos	$10^{8\text{-}9}$/gm	?	$10^{9\text{-}10}$/ml	$10^{6\text{-}7}$/ml	$10^{10\text{-}11}$/ml
Transmissão	Oral-fecal	Oral-fecal	Parenteral/sexual	Parenteral	Parenteral
Cronicidade	Não (?)	Não	Sim	Sim	Sim
Oncogenicidade	Não	Não	Sim	Sim	(?)
Curso fulminante	Raro	Gestação	Raro	Raro	Incomum
Sorologia					
Antígeno	Sim[a]	Sim[a]	Não	Não	Sim[b]
Anticorpo	Sim[a]	Sim[a]	Sim[b]	Sim[b]	Sim[b]
Ácido nucleico	Sim[a,b]	Sim[a,b]	Sim[b]	Sim[b]	Sim[b]
Vacina comercial	Sim	Não	Sim	Não	Não

a = nas fezes; b = no sangue.

vômitos, anorexia, artralgia e febrícula. Icterícia colestática faz parte do quadro, acompanhando-se de colúria, acolia fecal e prurido, mais comum entre idosos. Essa forma de apresentação mostra-se mais leve na C e mais florida nas A e B, sendo as manifestações extra-hepáticas mais comuns nesses 2 últimos tipos. Assumem, por vezes, evolução assintomática, expressada apenas por manifestações gastrointestinais sutis, geralmente, não valorizadas. A recuperação se processa entre 2-8 semanas. A evolução para a cronicidade traduz-se pela ausência de sintomas típicos, caracterizados apenas pela persistente elevação de níveis séricos de aminotransferases e expressão sorológica típica. Nas fases iniciais, além da icterícia, notam-se outros sinais, hepatomegalia dolorosa e, eventualmente, esplenomegalia. A necrose maciça ou submaciça revela-se por colestase acentuada, distúrbios de coagulação e da consciência, insuficiência renal, pré-coma e coma hepático, sinais de exaustão funcional do parênquima hepático, definida como hepatite aguda fulminante.

A hepatite viral A costuma involuir rapidamente na criança, mas pode demorar a se resolver no adulto, traduzida por sinais e sintomas típicos de colestase, sem que isso tenha um significado de gravidade. Por sua vez, a evolução para cronificação pode ser vista naqueles portadores dos vírus B, C e D, tendência nunca observada nos infectados pelos vírus A e E. Essas últimas formas costumam ser identificadas em surtos epidêmicos, vistos mais comumente em países em desenvolvimento, responsável por elevada mortalidade entre mulheres que se encontram no terceiro trimestre da gestação.

Do ponto de vista *laboratorial*, em qualquer dos tipos de hepatites agudas virais ocorre elevação de níveis séricos de aminotransferase, sempre acima de 500-1.000 UI/l, com valores maiores de alanina-aminotransferase. Acentuam-se também as concentrações plasmáticas de gamaglutamiltransferase e, sobretudo, de fosfatase alcalina, principalmente nas formas colestáticas. Hiperbilirrubinemia, quando presente, ocorre sempre à custa da fração direta, geralmente não ultrapassando a 20 mg/dL. São normais a atividade e o tempo de protrombina, mesmo naqueles mais ictéricos. Recomenda-se a repetição de provas bioquímicas a cada 15 dias, até que ocorra normalização dos parâmetros laboratoriais e a seroconversão antigênica. Agravamento da icterícia e o alargamento do tempo de protrombina significam sempre necrose hepática mais extensa, que pode acompanhar-se de hipoglicemia, baixa síntese do fator V e alargamento do INR.

Esses pacientes cursam com *marcadores virais sorológicos* específicos, conforme exposto no Quadro 2-3.

Têm *aspectos anatomopatológicos* que se caracterizam como uma doença necroinflamatória que acomete difusamente o fígado, geralmente evoluindo com menos de 6 meses de duração. Pode ser histologicamente não distinguível da hepatite crônica, o que torna o tempo de doença um critério diferenciador muito importante, além do que as maiores modificações são lobulares e não de espaços portais. Caracteriza-se por comprometimento panlobular, acentuada celularidade além de pleomorfismo de hepatócitos e necroses focais. Degeneração e eosinofilia ou corpos apoptóticos e balonizados dos

Quadro 2-3. **Marcadores sorológicos das hepatites agudas virais**

Significados	*Marcadores sorológicos*							
	Anti-VHA (IgM)	*AgHBs*	*Anti-AgHBc (IgM)*	*Anti-AgHBc (IgG)*	*Anti-VHD (IgM)*	RNAVHC	*Anti-VHE IgM*	*Anti-VHE IgG*
Hepatite A	+	–	–	–	–	–	–	–
Hepatite E	–	–	–	–	–	–	+	+
Hepatite B	–	+	+	–	–	–	–	–
Hepatite C	–	–	–	–	–	+	–	–
Hepatite D	–	+	+	–	+	–	–	–

hepatócitos associam-se à necrose lítica. A regeneração traduz-se pela presença de mitose e/ou multinucleação dos hepatócitos, com variações de tamanho, forma e qualidade de coloração dos hepatócitos. O infiltrado inflamatório é constituído por células sinusoidais ativadas, sobretudo de Kupffer, enquanto nos espaços portais predominam linfócitos, plasmócitos e eosinófilos, com poucos neutrófilos. Casos mais graves traduzem-se por necrose multilobular, em ponte ou submaciça. Colestase citoplasmática ou intracanalicular faz parte do quadro.

■ MAS POR QUE ESSES PACIENTES APRESENTAM ESSA EVOLUÇÃO?

É aceito que a extensão da lesão celular nas hepatites agudas dependa da carga e da capacidade de multiplicação do agente viral. Por sua vez, tem importância a resposta despertada pelo hospedeiro, classificada como: a) *não-específica*, dependente da participação de interferon, complemento e linfócito NK, de células Killer como neutrófilos, e de macrófagos, as quais requerem para sua atuação da presença de anticorpos; b) *específica*, dependente da participação de linfócitos T citotóxicos. Todos esses mecanismos atuam visando eliminar o agente viral, ao precipitarem a lise dos hepatócitos. Quando essas respostas revelam-se eficientes e precoces, propiciam a cura sorológica e a restituição total do parênquima, bloqueando as instalações do estado de portador ou de hepatite crônica. Além disso, o vírus pode lesar a célula do hospedeiro ao interferir diretamente em seu maquinário ou exercer toxicidade a partir de seus produtos.

■ SERÁ POSSÍVEL PREVENIR A INSTALAÇÃO DESSA DOENÇA?

Nas hepatites virais A e E, de transmissão oral-fecal, a prevenção baseia-se em melhora das condições de higiene e saúde, sobretudo voltadas ao aprimoramento do saneamento básico, conservação e manipulação de alimentos e monitorização dos infectados.

Especificamente nos casos das hepatites B, C e D, exige-se a melhor qualidade das hemotransfusões, o emprego de doadores voluntários e negativos para esses agentes. Deve-se promover orientação aos grupos de risco, quanto a atividades homossexuais promíscuas e dos parceiros sexuais contaminados. Aos narcoadictos incluídos como grupos de risco, deve-se informar sobre a utilização de agulhas e seringas descartáveis, as quais devem ser de uso próprio, individualizadas.

Nesse contexto, mostra-se importante uso da vacinação, visando imunizar indivíduos de risco e que não tiveram contato com os vírus, conforme exposto nos Quadros 2-4 a 2-7.

***Quadro 2-4.* Candidatos à imunização para hepatite viral A**

Vacina para hepatite A, vírus inativado

- Imunização de rotina
  - Crianças vivendo em comunidade de alto risco
- Grupos de risco
  - Trabalhadores deslocados para regiões endêmicas
  - Homossexuais masculinos com múltiplos parceiros
  - Utilizadores de drogas parenterais ilícitas
  - Submetidos a transfusões de Fator VIII
  - Expostos a primatas não humanos
  - Equipes de unidades intensivas de recém-natos ou excepcionais
- Risco maior de hepatite fulminante
  - Maiores de 30 anos com hepatopatia crônica
- Risco maior de transmissão
  - Manipuladores de alimentos

***Quadro 2-5.* Dosagens e esquemas de vacinação anti-hepatite viral A (intramuscular)**

Grupos	*Havrix®*	*Esquema (meses)*	*Vaqt®*	*Esquema (meses)*
Criança	2-18 anos 720 ELISA U/0,5 ml ou > 18 anos	0 e 6-2	25 U/ml	0,6 e 18
Adulto	360 ELISA U/0,5 ml 1.440 U/1,0 ml	0,1 e 6-12 0 e 6-12	50 U/ml	0,6 e 12

U = unidades.

***Quadro 2-6.* Candidatos à imunização para hepatite viral B**

Vacina para hepatite B recombinante

- Imunização de rotina
  - Todos os recém-natos
  - Crianças não vacinadas até idade de 11 anos
- Grupos de risco
  - Indivíduos com múltiplos parceiros sexuais
  - Parceiros sexuais em contatos com indivíduos AgHBs positivos
  - Homossexuais masculinos ativos
  - Utilizadores de drogas parenterais ilícitas
  - Trabalhadores deslocados para regiões endêmicas há mais de 6 meses
  - Expostos a sangue e derivados
  - Clientes ou membros de comunidades fechadas
  - Pacientes com insuficiência renal crônica
  - Pacientes recebendo concentrados dos fatores de coagulação

Quadro 2-7. **Dosagens e esquemas de vacinações anti-hepatite viral B (intramuscular)**

Grupos	*Esquemas*	*Vacinas para hepatite B*	
		Recombivax HB	*Engerix B*
Mães AgHBs (–)	0-2, 1-4 e 6-18 (meses)	2,5 μg/0,5 ml	10 μg/0,5 ml
Mães AgHBs (+)	Nascimento < 12 h HBIG 1-2 e 6 (meses)	5,0 μg/0,5 ml	10 μg/0,5 ml
Crianças (1-10 A)	0,1-2 e 4-6 (meses)	2,5 μg/0,5 ml	10 μg/0,5 ml
Adolescentes (11-19 A)	0,1-2 e 4-6 (meses)	5,0 μg/10,5 ml	10 μg/10,5 ml
Adultos (≥ 20 A)	0,1-2 e 4-6 (meses)	10 μg/1,0 ml	20 μg/1,0 ml
Imunossuprimidos adultos	0,1 e 6 (meses)	40 μg/1,0 ml	40 μg/2,0 ml

HBIG = gamaglobulina hiperimune; h = horas; ≥ = maior ou igual; A = anos.

■ COMO TRATAR OS PACIENTES COM ESSA DOENÇA?

O tratamento desses pacientes baseia-se apenas em medidas de suporte, voltadas à hidratação e oferta de dieta livre voluntária, sem frituras ou gorduras, lembrando que:

- *Na hepatite viral A*: a gravidade da doença se expressa, em geral, quando acometidos pacientes idosos, os quais, mais comumente, cursam com colestase prolongada e mais lenta formação do anti-VHA IgG. Desses, cerca de 0,01% desenvolverão forma fulminante traduzida por acentuação dos sintomas, redução dos valores séricos de atividade de protrombina e Fator V, e acentuação da hiperbilirrubinemia, acompanhados de rebaixamento do nível de consciência. Nesses casos exige-se hospitalização.
- *Na hepatite viral B*: a gravidade da doença se expressa, em geral, entre 0,1-0,5%, com as mesmas características descritas naqueles com hepatite viral A. Preocupa quando co-infectados com vírus da imunodeficiência humana adquirida, cursando com níveis séricos muito elevados de DNAVHB, exibindo baixos títulos de seroconversão para anti-AgHBe. Essa preocupação também se verifica quando acometidos alcoólatras ou portadores prévios do vírus da hepatite C. Nesses, o desenvolvimento de sinais clínicos e bioquímicos de redução de síntese hepatocelular exige hospitalização.
- *Na hepatite viral D*: não se exige tratamento específico, exceto aqueles de suporte definidos nos tipos anteriores.
- *Na hepatite viral C*: o curso da doença é insidioso, geralmente não expresso pelos aparecimentos dos sintomas clássicos, como febre, náuseas, vômitos, calafrios, dor abdominal, colúria e acolia fecal. Nesses exige-se o diagnóstico inicial, lembrando que é observada com mais freqüência entre usuários de drogas injetáveis, hemodialisados, receptores de sangue ou de fatores de coagulação entre 1987-1992, recém-natos de mães infectadas,

pessoas com múltiplos parceiros sexuais, exigindo-se tratá-los com doses elevadas de interferon-α padrão ou peguilado.

- *Na hepatite viral E*: tratamento apenas de suporte, lembrando que 15%, sobretudo as grávidas que se encontram no terceiro trimestre da gravidez, evoluem para hepatite aguda fulminante, exigindo-se hospitalização e tratamento intensivo em centro especializado, com mortalidade observada entre 5%-25% daqueles cursando com sinais típicos de falência hepática.

EXISTE INDICAÇÃO PARA QUE SEJAM CONDUZIDOS AO TRANSPLANTE DE FÍGADO?

Necrose submaciça ou maciça do fígado instala-se em cerca de 0,14% a 0,35% dos hospitalizados. Casos fatais situam-se em torno de 0,1%, 0,4% e 1,1% respectivamente, para aqueles abaixo de 15, entre 15 e 39 e além dos 40 anos de idade. A mortalidade é mais comum entre os que ultrapassaram os 47 dias, sobretudo quando concomitantemente cursam com hepatopatia crônica induzida pelos vírus B ou C das hepatites ou da imunodeficiência humana adquirida, ou são alcoólatras e imunossuprimidos. Esses deverão ser conduzidos ao transplante de fígado, em caráter de emergência.

BIBLIOGRAFIA

Esteban JJ. Treatment of acute viral hepatitis. In: Boyer T, Bissell DM. *Postgraduate Course. Viral Hepatitis A to F: An Update*. Chicago: The American Association for the Study of Liver Diseases, 1994. p. 266.

Gerber MA, Thung SN. Pathology of acute and chronic viral hepatitis. And the new classification. In: Boyer T, Bissell DM. *Postgraduate Course. Viral hepatitis A to F: Un Update*. Chicago: The American Association for the Study of Liver Disease, 1994. p. 29.

Lemon SM, Thomas DC. Vaccines to prevent viral hepatitis. *N Eng J Med* 1997;336:196.

O'Grady JC. Viral hepatitis A and E. In: O'Grady JC, Lake JR, Howdle PD (ed.). *Comprehensive Clinical Hepatology*. Londres: Mosby, 2001. p. 11.1.

Porthoff A, Wedemeyer H, Manns MP. Acute hepatitis C: Epidemiology and treatment. In: Arroyo V, Forns X, Garcia-Pagán JC, Rodés J (ed.). *Progress in the treatment of liver diseases*. Barcelona: Ars Medica, 2000. p. 167.

Thung SN, Gerber MA. Acute hepatitis vs chronic hepatitis. In: Thung SN, Gerber MA. *Differential diagnosis in pathology. Liver Disorders*. New York: Igaku-Shoin, 1995. p. 2.

CAPÍTULO 3

COMO SE COMPORTAR DIANTE DE PACIENTE COM HEPATITE CRÔNICA VIRAL B?

Adávio de Oliveira e Silva
Betânia da Silva Rocha
Verônica Desirée Samudio Cardozo
Ana Beatriz de Vasconcelos
Cristiane Maria de Freitas Ribeiro
Luiz Augusto Carneiro D'Albuquerque

IMPORTÂNCIA

O vírus da hepatite B é um hepadnavírus, circular, envelopado, com genoma composto por 3.200 pares de base, com 4 aberturas de leitura, codificadoras do envelope (pré-S/S), *core* (*precore/core*), polimerase e proteína X. A indução de hepatite crônica, induzida por esse agente, permanece um grave problema internacional de saúde pública.

COMO SE DESENVOLVE A HISTÓRIA NATURAL DOS INFECTADOS?

Cerca de 300 milhões de pessoas encontram-se infectadas pelo vírus da hepatite B, sobretudo habitantes da Ásia e África, onde a transmissão processa-se, mais freqüentemente, por via vertical (materno-fetal) conforme exposto na Figura 3-1. Também ocorre horizontalmente, observada entre crianças, adolescentes e adultos, segundo disposto na Figura 3-2.

O que preocupa nessa tendência evolutiva são aqueles que se encontram com hepatite crônica, que, não sendo adequadamente tratados, evoluirão com cirrose e/ou carcinoma hepatocelular, responsáveis por cerca de 250.000 mortes ao ano, tendência evolutiva relacionada com alcoolismo, co-infecção estando essa com vírus da hepatite C ou da imunodeficiência humana adquirida.

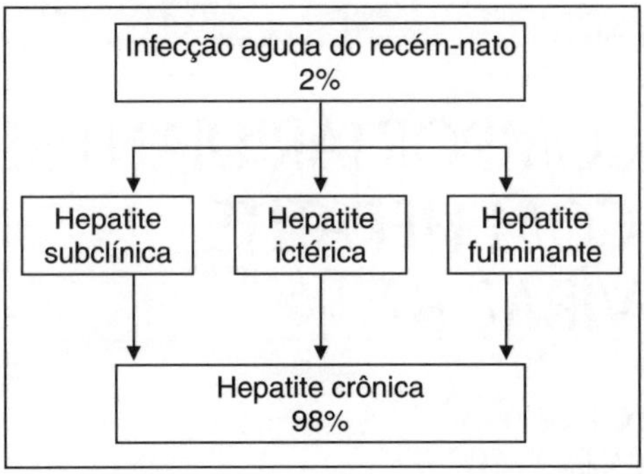

Fig. 3-1. Aspectos da história natural da infecção aguda do recém-nato pelo vírus da hepatite B.

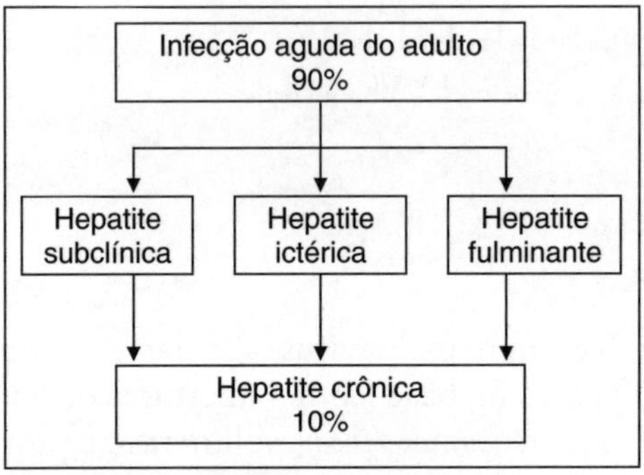

Fig. 3-2. Aspectos da história natural da infecção aguda do adulto pelo vírus da hepatite B.

COMO DIAGNOSTICAR ESSA DOENÇA?

Baseia-se na identificação sorológica de antígenos e anticorpos associados ao vírus da hepatite B, com características dos mesmos, expostas no Quadro 3-1.

A expressão sorológica desses antígenos e anticorpos permite construir diferentes padrões comuns, observados em infectados pelo vírus da hepatite B, conforme exposto no Quadro 3-2.

MAS O QUE REPRESENTAM AS MUTAÇÕES?

Elas são muito freqüentes e podem ocorrer em qualquer dos genes, instalando-se naturalmente ou após terapêutica antiviral. Relacionam-se ao comportamento inadequado da enzima transcriptase reversa, modificando-se o vírus original *(wild type)*, gerando mutantes *precore*, mais comum em genótipos B, C, D, *core-promoter* e do tipo YMDD (tirosina-metionina-aspartato) ou até o tipo N236T, visto os naqueles conduzidos pelo adefovir.

Quadro 3-1. Características dos antígenos e anticorpos do vírus da hepatite B

Antígenos	*Características*
AgHBs, AgHBe	Ambos detectados alguns dias até 2 semanas que precedem a elevação dos níveis de aminotransferases e eclosão dos sintomas (icterícia, náusea, vômitos, adinamia), clareados em 3-6 meses. Persistência desses marcadores, além desse período, significa infecção crônica
DNAVHB	Detectável no soro pela técnica de reação em cadeia de polimerase antes das identificações dos AgHBs e AgHBe
Anticorpos	***Características***
Anti-AgHBs	Sua presença sérica detecta-se em imunizados naturalmente ou pós-vacina, representando resolução da infecção
Anti-AgHBc	Sob a forma IgM desenvolve-se durante a infecção aguda, sendo encontrado cerca de 1 mês após o aparecimento do AgHBs, e funciona como o único marcador presente antes do aparecimento do AgHBs e detecção do anti-AgHBs, na fase denominada de "janela imunológica". Sob a forma IgG significa infecção passada, e detectado junto anti-AgHBs, a cura definitiva
Anti-AgHBe	Detectado antes do aparecimento do anti-AgHBs significa encerramento da replicação viral, comprovada também, pelo desaparecimento do DNAVHB. Curiosamente, alguns se tornam anti-AgHBe positivos, porém DNAVHB positivos, significando forma mutante *precore* do vírus com persistência de agressão hepatocelular

Quadro 3-2. Padrões comuns de marcadores sorológicos nas diferentes fases da infecção pelo vírus da hepatite B

Fases da infecção	*Diferentes marcadores sorológicos*					
	AgHBs	*Anti-AgHBs*	*Anti-AgHBc*		*AgHBe*	*Anti-AgHBe*
			IgM	*IgG*		
Período de incubação	+	–	–	–	+	–
Infecção aguda	+	–	+	–	+	–
Convalescença ou recuperação com imunidade	–	+	+	±	–	+
Janela imunológica ou recuperação sem imunidade	–	–	+	±	–	–
Portador crônico						
(≥ 6 meses)	+	–	+	±	–	+
(≤ 6 meses)	+	–	+	±	+	–
Imunização pós-vacinação	+		–	+	–	–

+ = presente; – = ausente; ≥ = maior ou igual.

■ O VÍRUS DA HEPATITE B TEM DIFERENTES GENÓTIPOS?

Sim. Tem sido classificado de A-H, segundo diferenças identificadas na seqüência do DNA. Assumindo distribuição geografica variável, segundo exposto no Quadro 3-3.

Quadro 3-3. **Diferentes genótipos e distribuição geográfica do vírus da hepatite B**

Genótipo	*Distribuição geográfica*
A	América do Norte, Europa, Índia, África
B e C	Ásia
D	Sudeste Europeu, Oriente Médio e Índia
E	África Ocidental e África do Sul
F	Américas do Sul e Central
G	Estados Unidos e Europa
H	América Central e Califórnia

■ ESSES GENÓTIPOS TÊM CARACTERÍSTICAS ESPECIAIS?

Sim, e estão discriminadas no Quadro 3-4.

Quadro 3-4. **Características especiais dos genótipos do vírus da hepatite B**

1. Soroconversão AgHBe e anti-AgHBe nos mais jovens e portadores do genótipo C
2. Genótipos A e B responderam melhor à terapêutica com interferon-α
3. Seu papel do ponto de vista de evolução da doença hepática requer estudos mais aprofundados
4. Pouco pesquisado na prática clínica diária. Oneroso, controverso e de incerta importância

■ ESSA DOENÇA EXPRESSA-SE DE FORMA MONÓTONA?

Certamente não, conforme se depreende dos Quadros 3-1 e 3-2. Porém do ponto de vista clássico, formal, a hepatite crônica viral B significa doença necroinflamatória do fígado, identificada em portadores do AgHBs por mais de 6 meses, cursando com valores séricos elevados de aminotransferases (AST e ALT), naqueles com títulos de DNAVHB, além de 10^5 cópias/ml, com aspecto histológico típico do fígado, onde o escore necroinflamatório se situa em torno ou ultrapassa 4.

■ MAS COMO CARACTERIZAR TAIS PACIENTES DO PONTO DE VISTA SOROLÓGICO?

Classicamente divididos em dois grupos:

1. **AgHBe positivos – Anti-AgHBe negativos**
   - São pacientes que portam o vírus original ou selvagem *(wild type)*.
   - Pacientes são mais jovens, com doença mais estável e apresentando melhor resposta à terapêutica.

2. **AgHBe negativos – Anti-AgHBe positivos**
   - Desenvolve-se, essa forma, espontaneamente. Relaciona-se a mutações nas regiões *promoters precore* e *core*.
   - Significa que o AgHBe não consegue expressar-se, formando-se um mutante, com desvantagens imunológicas sobre o tipo original ou selvagem *(wild type)*.
   - São tipicamente pacientes mais velhos, com baixos níveis séricos de DNAVHB.
   - A doença hepática tem, em geral, tendência à flutuação e se expressa como doença mais avançada.
   - Baixo índice de remissão espontânea.

EXISTEM OUTRAS FASES DIFERENTES EVOLUTIVAS QUE MERECEM SER CONSIDERADAS?

Keefe *et al.* as conceituam segundo exposto no Quadro 3-5.

Esses mesmos autores definem outros termos clínicos, usados na interpretação do curso evolutivo da hepatite crônica B, expostos no Quadro 3-6.

Quadro 3-5. **Diferentes fases evolutivas e conceitos diagnósticos**

Conceitos	*Critérios diagnósticos*
Estádio inativo de portador AgHBs (Infecção persistente sem doença necroinflamatória)	AgHBs positivo por mais de 6 meses AgHBe negativo, anti-AgHBs positivo DNAVHB sérico < 10^5 cópias/ml Valores normais séricos de AST/ALT Escore necroinflamatório histológico < 4
Hepatite viral B resolvida (Infecção prévia, sem evidências virológicas, bioquímicas ou histológicas da doença)	História prévia de infecção viral B Presença de anti-AgHBc ou anti-AgHBs AgHBs e DNAVHB negativos Valores séricos normais de AST e ALT

Quadro 3-6. **Definições de outros termos clínicos usados no curso da hepatite crônica viral B**

Definições	*Expressões do fenômeno*
Exacerbação ou surto *(flare)* agudo	Elevações intermitentes de valores de ALT entre 2-10 vezes o limite superior
Reativação	Reaparecimento de doença necroinflamatória naqueles em que se encontrava inativa ou resolvida
Clareamento do AgHBe	Perda do AgHBe
Clareamento do AgHBe	Perda do AgHBe e surgimento do anti-AgHBe Títulos do DNAVHB < 10^5 cópias/ml
Soroconversão do AgHBe	Reaparecimento do AgHBe naqueles previamente negativos e anti-AgHBe positivos

COMO TRATAR OS PACIENTES COM ESSA DOENÇA E O QUE SE OBJETIVA?

Com segurança, aqueles que são AgHBe e DNAVHB positivos e, com ressalvas, os que são AgHBe negativos e DNAVHB positivos. Mostra-se incerto se devem ser tratadas crianças com hepatite crônica, com o interferon-α_{2a} ou α_{2b}, embora se constituam em grupos de risco para que evoluam para cirrose ou carcinoma hepatocelular. Dúvidas maiores existem quando tais pacientes evoluem com glomerulonefrite membranosa, candidatos ao transplante renal, ou quando ocorre emergência de mutações com reativação pós-interrupção de fármacos antivirais, sendo obrigatório tratar os co-infectados pelo vírus da imunodeficiência humana adquirida ou pelo vírus da hepatite C.

Quando tratados objetiva-se sempre controlar a atividade inflamatória do fígado e normalizar os níveis séricos de aminotransferases, reduzindo presenças de expressões de AgHBs e AgHBc nos hepatócitos.

Consegue-se essa evolução aumentando a expressão de linfócitos CD8(+) responsáveis pela secreção de interferon-α e fator α de necrose tumoral, visando a eliminar os nucleocapsídeos virais e inibir ou interromper a replicação do DNAVHB em hepatócitos, bloqueando a atuação da polimerase viral, baseando-se na administração de:

Interferon-α padrão

Administrado na dose de 5 milhões por via subcutânea, 3 vezes por semana, pelo período de 6 a 12 meses. Essa forma de tratamento promove baixa de títulos do DNAVHB e facilita soroconversão AgHBe para anti-AgHBe, com normalização dos valores de alanina aminotransferase e controle da atividade necroinflamatória do fígado, resposta benéfica observada em 25%-40% dos pacientes. Revela-se, no entanto, como terapêutica onerosa, gerando múltiplos efeitos colaterais e mostrando-se pouco efetiva para 60%-75% dos pacientes. Nesses não se reduzem ou negativam-se os títulos do DNAVHB, ou ocorre soroconversão AgHBe para anti-AgHBe, ao mesmo tempo em que ocorre acentuação da necroinflamação do fígado, traduzida por elevação em surtos *(flare)* dos níveis séricos de alanina aminotransferase, o que faz com que não deva ser usado em pacientes com cirrose compensada ou descompensada, que cursam com reduzido número de hepatócitos funcionantes.

Interferon peguilado α_{2a} e α_{2b}

Mais recentemente, tais pacientes têm sido tratados através da administração de interferon-α_{2a} peguilado, em doses semanais de 90 mcg, 180 mcg e 270 mcg durante 24 semanas e acompanhamento pós-tratamento também por 24 semanas. Índices de eliminação do AgHBs foram, respectivamente, de 37%,

35% e 29%, *versus* 25% daqueles tratados com interferon-padrão. Queixas de efeitos colaterais, tais como febre, mialgia, anorexia e insônia, assemelham-se entre diferentes formulações propostas, sendo que alopecia, náusea e diarréia são mais comuns entre os conduzidos pelo peguilado. Respondem melhor aqueles com baixo valor de alanina aminotransferase, título elevado de DNAVHB e genótipo C.

Opcionalmente têm sido conduzidos pela associação de peguilado α_{2b} na dose de 100 mcg por semana, associado à lamivudina 100 mg ao dia. Mantém-se esse esquema por 52 semanas, com redução da dose do interferon para 50 mcg na 32ª semana, com excelente tolerabilidade.

Análogos nucleosídicos

Lamivudina

Administrada na dose de 100 mg/dia, promove clareamento sustentado de DNAVHB em 80%, do AgHBs em 20%, com normalização dos valores de alanina aminotransferase em 67% e melhora histológica em 70%, com recorrência do DNAVHB em 90% dos pacientes após suspensão da terapêutica. Os bons resultados obtêm-se naqueles que são AgHBe e DNAVHB positivos, reduzindo-se naqueles AgHBe negativos e DNAVHB positivos, ou seja, que exibem mutação *precore*. A boa tolerância e o efeito antiviral marcante têm levado a que sejam conduzidos pela administração desse fármaco, mesmo quando se encontram em estádio final da cirrose. Por esses motivos, torna-se recomendável a permanência de seu uso no pré e pós-operatório imediato daqueles conduzidos pelo transplante de fígado, pois se revela eficaz no clareamento do DNAVHB e soroconversão AgHBe para anti-AgHBe e do AgHBs para anti-AgHBs. Tais marcadores séricos podem voltar a reaparecer, uma vez suspensa a administração da lamivudina, preocupando, sobretudo, a emergência de cepas mutantes.

Adefovirdipivoxil

É proposto que seja empregado na dose de 10-20 mg/dia, sendo capaz de promover redução acentuada dos títulos de DNAVHB em 90% dos pacientes. Tem a vantagem de mostrar-se ativo contra os resistentes à lamivudina. Recomenda-se, no entanto, que os pacientes recebam acompanhamento rígido da função renal, pois sinais de agressão glomerular podem ser observados. Preocupa, ainda, pois alguns assim conduzidos poderão apresentar acidose lactica, e os obesos com peso corpóreo acima de 20% do normal têm risco maior de cursarem também com sinais de hepatotoxicidade.

Emtricitabine

Trata-se de um análogo nucleosídico com atividade antiviral contra os vírus da hepatite B e da imunodeficiência adquirida. Preconizam-se doses entre 100, 200 ou 300 mg/dia por 8 semanas, causando perda de AgHBe em 40% daqueles assim conduzidos, com cerca de 6% desenvolvendo resistência à droga, mesma resposta observada naqueles que são anti-AgHBe positivos.

Clevudine

É um análogo pirimidínico capaz de inibir a polimerase do DNAVHB, eficaz em marmotas e bem tolerado por voluntários saudáveis e com AgHBe positivos. Tratados durante 28 dias em doses diárias variáveis de 10 mg, 50 mg, 100 mg ou 200 mg, tiveram redução de 2,48 logs dos níveis de DNAVHB, mantendo resposta sustentada por mais de 6 meses, sem efeitos colaterais adversos sérios.

Entecavir

Revela-se como um inibidor seletivo da polimerase do DNAVHB. Preconizam-se doses de 0,1 a 0,5 mg/dia, mostrando-se eficaz em cerca de 80% daqueles assim tratados, exibindo excelente tolerância e com sua administração estendendo-se entre 24 a 48 semanas.

Outras perspectivas

Perspectivas futuras residem na administração parenteral da timosina (peptídeos derivados do timo), vacinação com plasmídeo de DNA contendo gene S, capaz de induzir potente resposta antiVHB e clareamento viral eficaz. Outra opção residirá na associação sinergística de vários desses fármacos durante prazos longos, ou pela administração do *ganciclovir*, droga que promove inibição competitiva da polimerase do vírus da hepatite B, mas exibe acentuado risco de mielotoxicidade, com baixa atividade antiviral, sendo observado quando tratados aqueles que são AgHBe positivos e DNAVHB negativos. Constitui-se em opção terapêutica para aqueles resistentes à lamivudina e adefovirdipivoxil, necessitando ser administrado por via venosa visando a proporcionar negativação ou redução nos níveis do DNAVHB em 1 a 2 *logs*.

■ EXISTEM RISCOS PARA ESSES PACIENTES QUE FORAM TRATADOS DESSA FORMA?

Preocupação com esses pacientes que são tratados através da administração de interferon ocorre, sobretudo, quando, assim manipulados, cursam com vigorosa resposta imunológica e acentuada proliferação do vírus da hepatite B, precipitando fenômeno de exacerbações inflamatórias agudas, em busca de promover clareamento do DNAVHB. Traduzem-se esses surtos por elevação acentuada dos níveis séricos de aminotransferases, com hiperbilirrubinemia, baixa dos valores da atividade de protrombina e fator V, associados ao reaparecimento dos anti-AgHBc IgM positivos. Tal comportamento relaciona-se à acentuada necrose dos hepatócitos, que se observa na dependência da expansão da resposta causada pelos linfócitos T contra hepatócitos que albergam o AgHBe. Tem, também, sido observado quando existe reativação espontânea ou induzida naqueles com hepatite crônica e em uso de medicações imunossupressoras e imunomoduladoras, tais como quimioterápicos, drogas anti-rejeição e/ou corticosteróides. Também esse fenômeno ocorre quando existe indução de variação nos genótipos virais, motivada por mutações em diferentes sítios *precore*, *core* e da polimerase DNAVHB, ou quando existem infecções superimpostas pelos vírus das hepatites A, C, delta ou pelo vírus da imunodeficiência humana adquirida.

■ É POSSÍVEL ESTABELECER UM ALGORITMO DE RECOMENDAÇÕES OU ORIENTAÇÕES?

Deve-se buscar sempre tratar pacientes com a forma compensada da doença. É recomendável não conduzir aqueles com carga viral muito elevada, os cirróticos e com reserva hepática mais baixa (hiperbilirrubinemia, hipoalbuminemia e hipoprotrombinemia) pela administração de interferon-α padrão ou peguilado. São pacientes que, por ocasião do clareamento do DNAVHB, desenvolvem surtos de necrose submaciça ou maciça do fígado, levando aos aparecimentos de ascite, confusão mental, peritonite bacteriana espontânea, encefalopatia hepática e óbito. É prudente que sejam preferencialmente conduzidos pelas administrações de lamivudina, adefovirdipivoxil ou entecavir, que são disponíveis no mercado brasileiro.

Tem-se buscado orientar-se segundo exposto nos algoritmos (Figs. 3-3 e 3-4).

Resultados dessas opções estão expostos segundo fármacos usados, voltados à melhora histológica, normalização de ALT, negativação do AgHBe e redução dos níveis de DNAVHB, conforme exposto nas Figuras 3-5 e 3-6.

■ MAS, DURANTE QUANTO TEMPO DEVERÃO SER TRATADOS TAIS PACIENTES?

A proposição é que sejam conduzidos durante 48 a 52 semanas, desde que não ocorram efeitos colaterais adversos, sobretudo surtos de reagudização, traduzidos por elevação dos níveis séricos em 2 a 10 vezes o limite superior

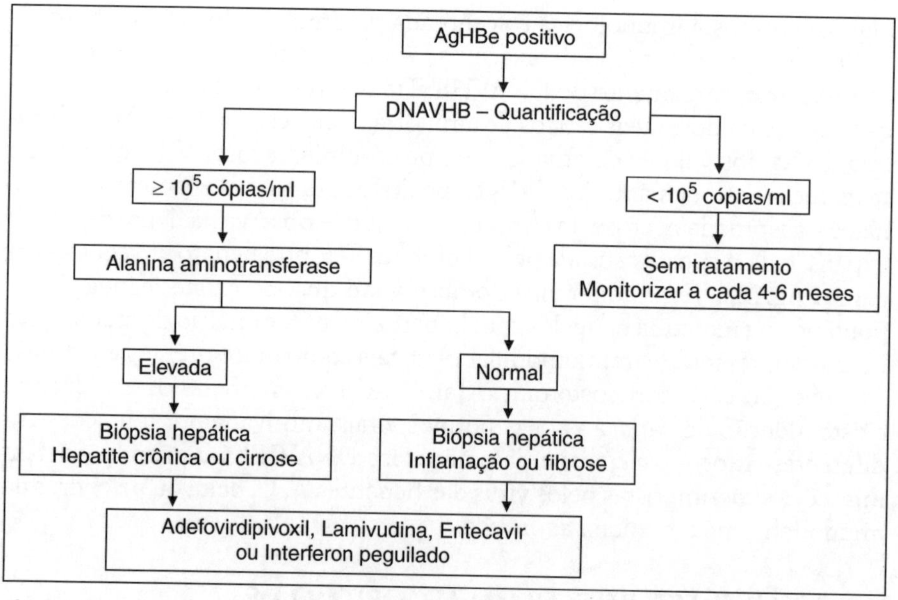

Fig. 3-3. Recomendações para tratamento de hepatite crônica B. Doença compensada.

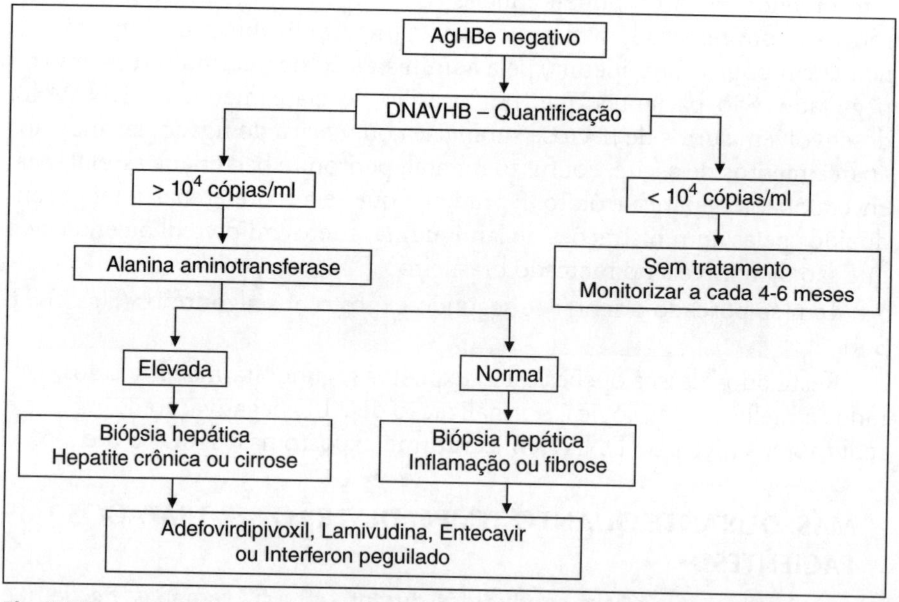

Fig. 3-4. Recomendações para tratamento de hepatite crônica B. Doença compensada.

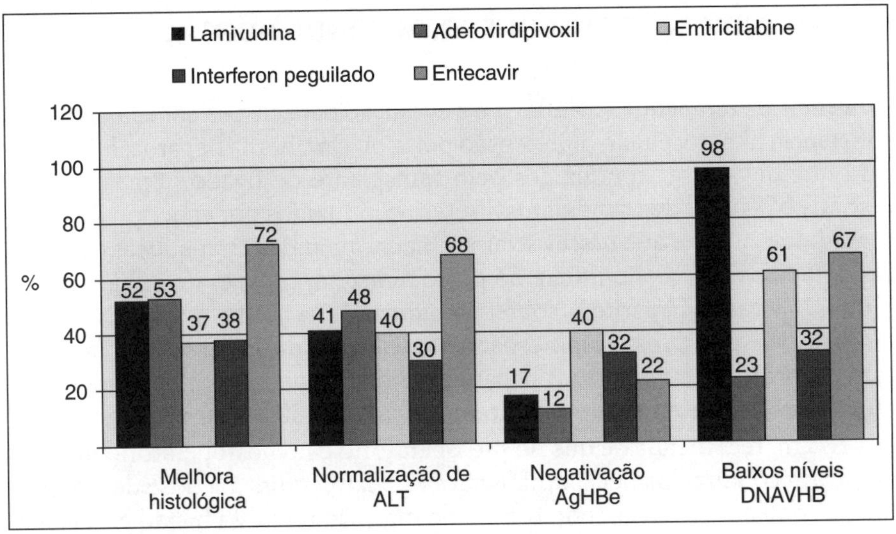

Fig. 3-5. Hepatite crônica vital B. Resultados do tratamento em pacientes AgHBe positivos.

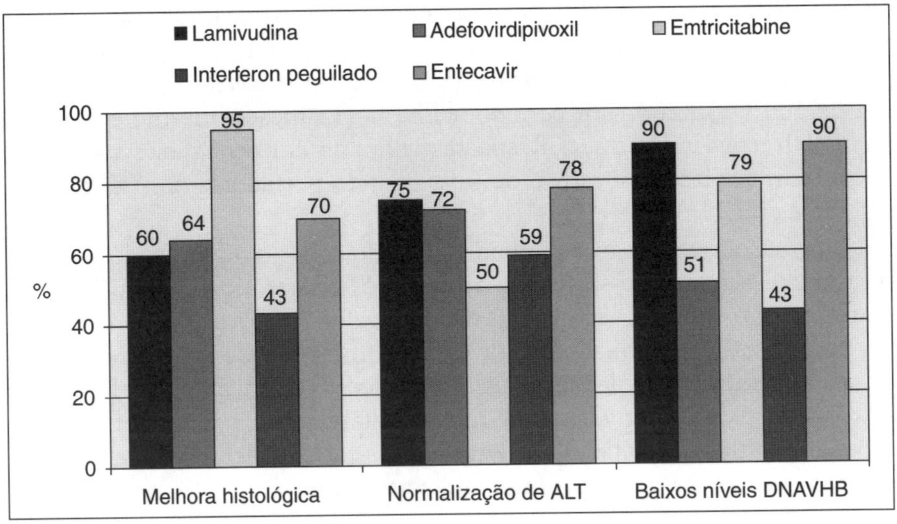

Fig. 3-6. Hepatite crônica vital B. Resultados do tratamento em pacientes AgHBe negativos.

normal de aminotransferases. É recomendável que sejam acompanhados periodicamente, na busca de emergência de substituições emergindo na polimerase VHB e no final do tratamento, submetidos à nova biópsia hepática, visando a reduzir atividade inflamatória, segundo escore de fibrose proposto por Knodell *et al.*

EXISTE INDICAÇÃO PARA QUE SEJAM CONDUZIDOS AO TRANSPLANTE DE FÍGADO?

A falência da terapêutica instituída e a evolução para cirrose com sinais de insuficiência hepatocelular, hipertensão porta ou carcinoma hepatocelular indicam que devam ser conduzidos pelo transplante de fígado, representando cerca de 5%-10% dos candidatos a serem conduzidos por esse tipo de tratamento. Importante que nesses sejam tomadas medidas terapêuticas específicas, adotadas no pré, no intra e no pós-operatório, capazes de inibir a recorrência do vírus da hepatite B, sobretudo adotadas naqueles que são DNAVHB e/ou AgHBe positivos, grupo específico de replicadores. Esses cuidados visam a evitar que cursem com hepatite lobular crônica ativa, hepatite colestática fibrosante e cirrose, evolução observada em 80% deles.

Assim, recomenda-se que no pré-operatório e no pós-operatório imediatos sejam conduzidos pela administração de lamivudina na dose de 100 mg, por via oral ao dia, reduzindo o risco de infecção do novo fígado em 80% a 90%. Essa tendência reforça-se quando conduzidos associadamente à administração no intra-operatório de gamaglobulina hiperimune (HBIg) na dose de 10.000 U, de anti-AgHBs por via endovenosa, persistindo, obrigatoriamente, nos primeiros 6 dias de pós-operatório. A manutenção dessa estratégia deverá ser adotada, buscando-se atingir níveis séricos de anti-AgHBs acima de 100 UI/ml, por um período acima de 12 meses, mesmo quando o DNAVHB esteja indetectável. Resposta melhor obtém-se naqueles que não se encontram em fase replicativa, ou seja, quando portadores do AgHBs e do AgHBe e do DNAVHB.

Opções outras buscando impedir infecção sobre o novo fígado residem na imunização, valendo-se de vacinação no pós-operatório imediato, buscando elevar logo em seguida à cirurgia títulos de anti-AgHBs acima de 10 UI/ml. Os refratários, ou opcionalmente de forma combinada, deverão ser conduzidos pela administração de outro análogo nucleosídico, tal como adefovirdipivoxil na dose de 10 mg via oral ao dia, ressaltando que, por ser nefrotóxico, mostra-se prudente evitar o seu emprego naqueles valendo-se de imunossupressores, tais como ciclosporina ou tacrolimus.

BIBLIOGRAFIA

Chang T-T, Gish RG, de Man T, et al. A comparison of entecavir and lamivudine for HbeAg-positive chronic hepatitis B. *N Engl J Med* 2006;354:1001.

Chang TT, Lai CL Chien RN, et al. Four years of lamivudine treatment in Chinese patients with chronic hepatitis B. *J Gastroenterol Hepatol* 2004;19:1276.

Cooksley WGE, Piratvisuth T, Lee SD et al. Peginterferon alpha-2a (40 kDa): an advance in the treatment of hepatitis Be antigen-positive chronic hepatitis B. *J Viral Hepat* 2003;10:298.

Di Marco V, Marzano A, Lampertico P et al. Clinical outcome of HbeAg-negative chronic hepatitis B in relation to virological response to lamivudine. *Hepatology* 2004;40:883.

Forns X. Treatment of hepatitis C virus and hepatitis B virus infection in the peritransplant period. In: Arroyo V, Forns X, Garcia-Pagán JC, Rodés J (ed.). *Progress in the Treatment of Liver Diseases.* Barcelona: Ars Medica, 2003. p. 149.

Fried MW. Controversy: treatment of the immunetolerant patients with chronic hepatitis B. In: Wright TL, Rocky DC (ed.). *Liver disease: from bench to bedside.* AASLD, 2004. p. 61.

Gish RG. Current management of HBV with pegylated interferon. In: Wright TL, Rocky DC (ed.). *Liver Disease: From Bench top Bedside.* AASLD, 2004. p. 75.

Hadziyannis SJ, Sevastiano S. Treatment of HbeAg – negative chronic hepatities B. In: Arroyo V, Navasa M, Forns X, Bataller R, Sánchez-Fueyo A, Rodés J (ed.). *Update in Treatment of Liver Disease.* Barcelona: Ars Medica, 2005. p. 235.

Knodell RG, Ishak KG, Black WC, et al. Formulation and applications of a numerical scoring system for assessing histological activity in asymptomatic chronic active hepatitis. *Hepatology* 1981;1:431.

Lai CL, Shouval D, Lok AS, et al. Entecavir versus lamivudine for patients with HbeAg-negative chronic hepatitis B. *N Engl J Med* 2006;354:1011.

Lai CL, Yuen ME. Treatment of HbeAg – positive chronic B patients. Em: Arroyo V, Navasa M, Forns X, Bataller R, Sánchez-Fueyo A, Rodés J (ed.). *Update inTtreatment of Liver Disease.* Barcelona: Ars Medica, 2005. p. 227.

Lau GK, Piratvisuth T, Luo KX, et al. Peginterferon alfa-2a, lamivudine, and the combination for HbeAg-positive chronic hepatitis B. *N Engl J Med* 2005;352:2682.

Locarnini S, Bartholomeusz A, Shaw T. Molecular antiviral targets for hepatitis B virus: Implications of escape mutants, covalently closed circular DNA and viral genotypes. In: Arroyo V, Forns X, Garcia-Pagan JC, Rodés J (ed.). *Progress in the Treatment of Liver Diseases.* Barcelona: Ars Medica, 2003. p. 81.

Locarnini S, Qi X, Arterburn S, et al. Incidence and predictors of emergence of adefovir resistant HBV during four years of adefovir dipivoxil (ADV) therapy for patients with chronic hepatitis B (CHB). *J Hepatol* 2005;41:Suppl 2:17. Abstract.

Lok ASF, McMahon BJ. Chronic hepatitis B: update of recommendations. *Hepatology* 2004;39:857.

Lok ASF. Controversy: treatment of the immune tolerant patients with chronic hepatitis B. In: Wright TL, Rocky DC (ed.). *Liver Disease: From Bench to Bedside.* AASLD, 2004. p. 61.

Lok ASF. Treatment of chronic hepatitis B – 2003. Who should be treated? With what and for how long? In: Arroyo V, Forns X, Garcia-Pagán JC, Rodés J (ed.). *Progress in the Treatment of Liver Diseases.* Barcelona: Ars Medica, 2003. p. 121.

Marcellin P, Chang TT, Lim SG, et al. Long-term efficacy and safety of adefovir dipivoxil (ADV) in HbeAg+ chronic hepatitis B patients: increasing serologic,

virologic, and biochemical response over time. *Hepatology* 2004;40:Suppl 1:665A. Abstract.
Marcellin P, Costelnau C, Boyer N. Nucleos (t) the analogues for the treatment of chronic hepatitis B. In: Arroyo V, Forns X, Garcia-Pagan JC, Rodés J (ed.). *Progress in the Treatment of Liver Diseases.* Barcelona: Ars Medica, 2003. p. 105.
Marcellin P, Martinot M, Asselaht. Combination therapy fochromic hepatics B. In: Arroyo V, Navasa M, Forns X, Bataller R, Sánchez-Fueyo A, Rodis J (ed.). *Update in Tratment of Liver Disease.* Barcelona: Ars Medica, 2005. p. 257.
Schalm SW. (Peg) Interferon therapy for chronic hepatitis B: Present and future options. In: Arroyo V, Forns X, García-Pagán JC, Rodés J (ed.). *Progress in the Treatment of Liver Diseases.* Barcelona: Ars Medica, 2003. p. 81.

CAPÍTULO 4

COMO SE COMPORTAR DIANTE DE PACIENTE COM HEPATITE CRÔNICA VIRAL C?

Adávio de Oliveira e Silva
Ana Beatriz de Vasconcelos
Betânia da Silva Rocha
Verônica Desirée Samudio Cardozo
Priscila Rodrigues Néspoli
Cristiane Maria de Freitas Ribeiro
Raul Carlos Wahle
Fabiana Silva Goulart
Luiz Augusto Carneiro D'Albuquerque

IMPORTÂNCIA

O vírus da hepatite C é um RNA vírus envelopado com genoma composto por 9.500 nucleotídeos, com 6 genótipos e mais de 50 subtipos. Representa o principal agente causal de hepatite crônica no Brasil, onde se estima sua presença entre 2%-2,5% da população. Preocupa, nesses infectados, a tendência que apresentam de evolução para cirrose ou carcinoma hepatocelular ao fim de 30-40 anos de infecção.

COMO SE DESENVOLVE A HISTÓRIA NATURAL DOS INFECTADOS?

Ela se mostra de evolução mais rápida e inexorável naqueles que apresentam carga viral elevada, em vigência de drogas ilícitas injetáveis, etilistas, co-infectados com vírus das hepatites A, B, D, G, TTV ou vírus da imunodeficiência humana adquirida, obeso-diabéticos, portadores de distúrbios do metabolismo do ferro e infectados pelo genótipo 1.

Além disso, diante da presença do vírus da hepatite C, geralmente, existe a falta de uma resposta vigorosa do hospedeiro a partir dos linfócitos T, motivada pela baixa capacidade desse agente estimular o sistema imunológico.

Por isso mesmo, embora não sendo diretamente citopático, replica preferencialmente em hepatócitos, com níveis séricos de RNAVHC encontrando-se bem elevados, chegando a ultrapassar 10^5 a 10^7 UI/ml, comportamento observado, sobretudo, naqueles com doença hepática em atividade.

Em nosso país, cerca de 60% a 70% dos portadores do vírus da hepatite C encontram-se infectados pelo genótipo 1, transmitido, em geral, após transfusões sanguíneas (realizadas antes de 1992), pelo uso de drogas injetáveis onde se compartilham seringas e agulhas infectadas. Pode, também, acometer médicos e paramédicos e/ou ser transmitido durante transplante de órgãos, sendo baixas as possibilidades de sua transmissão por via sexual ou das mães para os recém-natos, exceto naquelas que portam elevada carga viral ou apresentam, associadamente, os vírus da hepatite B ou da imunodeficiência humana adquirida.

A infecção pelo vírus da hepatite C cursa, na maioria das vezes, de forma assintomática durante longos anos, sendo clinicamente irreconhecível e assumindo, portanto, um desenvolvimento insidioso, com o aspecto clínico e a história natural podendo ser expressos através das Figuras 4-1 e 4-2.

■ COMO DIAGNOSTICAR ESSA DOENÇA?

A infecção aguda é de difícil diagnóstico, mas quando encontrada traduz-se em 80-90% dos pacientes por ausência de icterícia ou de outros sinais prodrômicos. Todos cursam com hipertransaminasemia e confirma-se a doença pela iden-

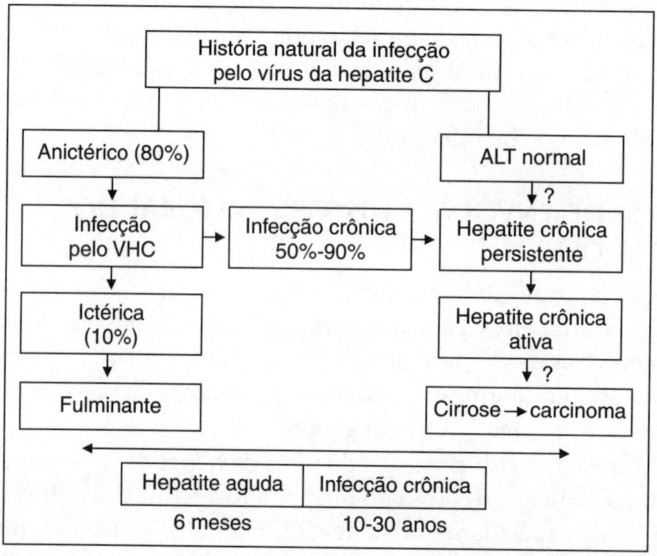

Fig. 4-1. História natural da infecção pelo vírus da hepatite C (Marcellin, 1999).

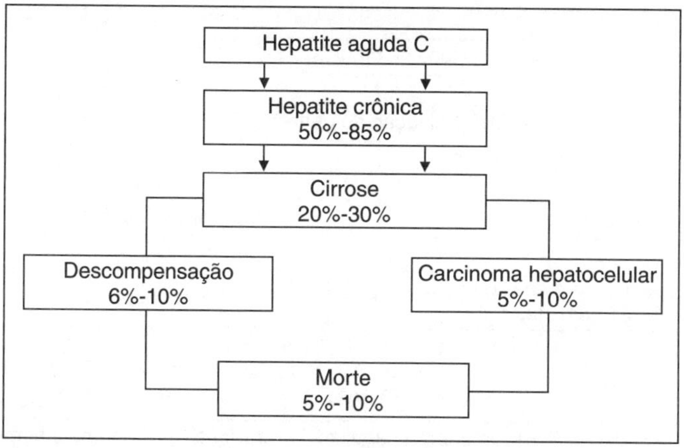

Fig. 4-2. História natural da infecção pelo vírus da hepatite C (Albert & Benvegnu, 2003).

tificação no sangue do RNAVHC, valendo-se da técnica de reação em cadeia de polimerase (PCR). Expressão do tipo hepatite crônica com ou sem cirrose mostra-se evolução inexorável para 70% a 85% daqueles que permanecem portadores do vírus da hepatite C durante mais de 6 meses, dos quais 4%-10% apresentarão ao fim de 30-40 anos carcinoma hepatocelular.

Nesses portadores crônicos exigem-se as realizações de: a) pesquisas do genótipo e da carga viral; b) de biópsia hepática, única forma de definição das presenças de esteatose, depósitos de ferro, intensidade da fibrose e regeneração micro ou macronodular. Progressão do quadro histológico pode ser identificada, uma vez que se empregue o sistema de escore Metavir traduzido por: F1: fibrose portal e periportal, F2: fibrose periportal com poucos septos; F3: fibrose septal com necrose em ponte; F4: cirrose hepática.

COMO TRATAR OS PACIENTES COM ESSA DOENÇA?

Seguramente a orientação da terapêutica a ser instituída obedece ao que se encontra disposto na Figura 4-3.

EXISTEM DIFERENTES TIPOS DE PACIENTES A SEREM TRATADOS?

Sim, constituindo-se populações diversas, comentadas logo adiante:

Pacientes nunca tratados anteriormente

Tratamento com associação interferon-α padrão 2a ou 2b, associado a 800 a 1.000 mg de ribavirina proporciona negativação definitiva do RNAVHC entre 9% a 29% dos portadores do genótipo 1 e 31% a 65% nos infectados pelos 2 ou 3. Ampliação desses resultados ocorre quando tratados pelo interferon pe-

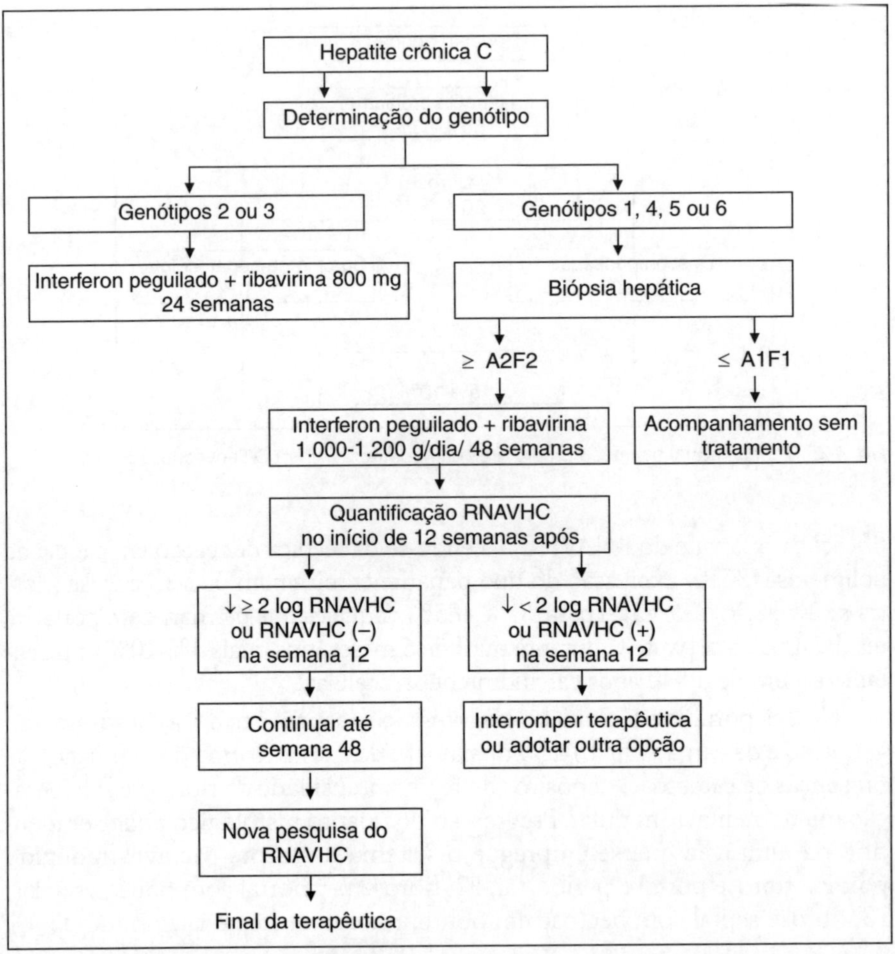

Fig. 4-3. Aspectos diagnósticos e orientação da terapêutica em pacientes com hepatite crônica C.

guilado α_{2a}, na dose de 180 μg/semana, combinado a ribavirina (1.000-1.200 mg) também por 6 a 12 meses, promovendo clareamento ou eliminação definitiva do vírus da hepatite C, em cerca de 46% daqueles com genótipo 1 e em 76% dos genótipos 2 e 3.

Pacientes não-respondedores ou recorrentes

Os primeiros são aqueles que em nenhum momento da terapêutica com interferon-α padrão 2a ou 2b, associado a ribavirina, negativaram o RNAVHC. Os outros estão representados por pacientes que chegaram a realizar o clareamento, com reaparecimento do vírus da hepatite C após interrupção da terapêutica. As opções de retratamento são: monoterapia com interferon-α_{2a} ou α_{2b} ou combinada com ribavirina, mas preferencialmente pela associação de interferon peguilado α_{2a} na dose de 180 mcg, por via subcutânea por semana, com ribavirina na dose de 1.000-1.200 mg por dia, pelo período de 24-48 semanas.

Responderão melhor, aqueles: a) que tenham mostrado eficácia terapêutica prévia; b) que são da raça branca e portadores do genótipo não 1; c) que se apresentam com pouca fibrose e baixa atividade inflamatória; d) portadores dessas características anteriores, se tratados por associação interferon peguilado α_{2a} (180 mcg/semana) e ribavirina (1.000-1.200 mg/dia) por 12 a 24 semanas. Tem sido recomendado não retratar aqueles com fibrose leve, que certamente exibem tendência de evolução longa e que poderão aguardar o desenvolvimento de novos fármacos.

Pacientes etilistas

Dados epidemiológicos revelam que: a) cerca de 11-46% dos pacientes com hepatite alcoólica estão infectados pelo vírus da hepatite C; b) tudo indica que, nessa população, a principal rota de infecção seja a injeção parenteral de drogas (narcoadictos); c) nessas condições existe uma tendência maior à progressão histológica lesiva do fígado, sendo mais acentuada e acelerada quando na presença do vírus da imunodeficiência humana adquirida. Essa tendência tem sido a tônica, mesmo quando existe uma ingesta de etanol de menos de 40 g/dia, lembrando que aqueles que têm mais fibrose ou cirrose hepática, apresentam índice baixo de resposta à terapêutica baseada na administração de interferon padrão α_{2a} ou α_{2b} e ribavirina e, possivelmente, também, de interferon peguilado α_{2a} ou α_{2b} e ribavirina.

Embora de patogênese não totalmente reconhecida, é aceito que nesses pacientes existam: a) reduções das funções de células apresentadoras de antígenos e das células T específicas do vírus da hepatite C; b) aumento intra-hepático de IL-2, IFN-γ, de IL-4 e IL-10 no soro; c) recrutamento intra-hepático de células inflamatórias com expressão acentuada de IL-6, IL-8, IL-10, IL-1β, TN-F-α; d) aumento de apoptose de hepatócitos infectados; e) ativação de células estreladas (Ito) com precipitação mais rápida de fibrose e cirrose hepática. Além disso, em conseqüência dessas ações sinérgicas, são maiores as chances de evolução para o carcinoma hepatocelular, tendência que se relaciona a: a) desenvolvimento de lesões histológicas mais graves, acompanhadas de fenômenos repetidos de reparação celular; b) ampliação da replicação tecidual do vírus da hepatite C, com valores reduzidos de neopterina e CD4; c) desenvolvimento de deleções e mutações alélicas, com inativação do gene supressor tumoral p53, fenômenos que se desenvolvem em cerca de 30% deles; d) mutações em genes de β-catenina e ativação da ciclina D1 e ruptura da via Rb; e) ativação do NFKβ pela proteína nuclear do vírus da hepatite C e pelo acetaldeído e também da proteína ativadora 1 (AP-1) complexo que encerra produtos das famílias dos oncogenes *jus* e *fos*, todos voltados a hepatocarcinogênese.

Pacientes com esteato-hepatite não-alcoólica superimposta

São pacientes que, em geral, encontram-se com IMC $\geq$ 30 kg/m^2 e com *diabetes mellitus*, fatores predisponentes a que cursem com fibrose hepática mais acentuada, sobretudo quando portadores do genótipo 3, nos quais a esteatose pode representar um efeito citopático viral. Esses deverão ser conduzidos buscando-se promover redução acentuada do peso corpóreo, atitude importante na estratégia de condução terapêutica desses pacientes, aos quais se recomenda que: a) procurem comer devagar e mastiguem bem os alimentos; b) procurem caminhar, em passos rápidos, 3 a 4 km/dia; c) evitem doces, massas e açucarados em geral; d) usem adoçante artificial dos tipos Suita, Doce Menor ou Assugrin; e) evitem frituras e gorduras, inclusive os alimentos que contenham amêndoa, amendoim, nozes, castanha, chocolate e gema de ovo; f) evitem comer picanha, cupim, costela, presunto, salsicha, lingüiça ou embutidos em geral; g) ingiram apenas carnes magras, como frangos e peixes preparados sem a pele; h) não usem manteiga, substituindo-a por margarina Becel Pro-Activ; i) preparem os alimentos com azeite de oliva extravirgem ou óleos de canola ou girassol; j) ingiram apenas leites magros, dos tipos Molico, Silhoutte ou Parmalat dieta e queijos brancos, evitando totalmente os amarelos; k) se possível, comam apenas macarrão de glúten ou arroz integral; l) troquem o pão de trigo por pão de centeio ou preto; m) ingiram, livremente, legumes e verduras, exceto batata e beterraba; n) ingiram, livremente, frutas, exceto manga, abacate e banana; o) usem apenas sobremesas e refrigerantes dietéticos; p) não tomem qualquer tipo de bebida alcoólica.

Pacientes com manifestações extra-hepáticas

São pacientes que cursam com crioglobulinemia mista, porfiria cutânea tarda, glomerulonefrite membranosa, síndrome *sicca,* tireoidite e elevada prevalência de auto-anticorpos e com intensa astenia. Resposta virológica sustentada após tratamento com interferon-α_{2a} ou α_{2b} associado a ribavirina, beneficia tais pacientes, não existindo ainda definições sobre eficácia do interferon peguilado α_{2a} e α_{2b}.

Pacientes com níveis séricos normais de aminotransferases

Cerca de 25% a 30% dos pacientes com vírus da hepatite C têm níveis séricos normais de aminotransferases, enquanto 40% exibem discretas elevações desses valores. Quando biopsiados, 16% têm fígado histologicamente normal, 34% cursam com alterações histológicas discretas, enquanto 53% têm quadro mais avançado de hepatite crônica, e cerca de 1% cirrose hepática. Tratados com interferon peguilado α_{2a} na dose 180 mcg por semana associado a 800 mg ao da ribavirina por 24 a 48 semanas, cerca de 65% evoluem para a cura, sem causar elevações nos valores das enzimas, sobretudo, de alanina-aminotransferase, durante o período do tratamento.

Pacientes com infecção recorrente pós-transplante de fígado

São mais graves aqueles pacientes que, no pré-operatório, portavam genótipo 1b e carga viral elevada, os que recebem fígado de doador idoso, os submetidos no intra-operatório a longo tempo de isquemia fria, ou cursam, no pós, com rejeição celular e que foram conduzidos pela administração de OKT3, corticosteróides e desenvolveram infecção por citomegalovírus. Nesses, a sobrevida do novo fígado e dos pacientes revela-se mais curta quando comparados aos transplantados que assim foram conduzidos visando tratar cirrose de qualquer outra causa. Assim é que, visando impedir tal evolução, adotam-se certas estratégias que, assim, podem ser resumidas:

- No pré-operatório, quando a carga viral mostra-se mais baixa, a terapêutica de longo prazo com interferon-α padrão não se revela necessária, pois a principal fonte de vírus, o fígado, será removida, ocasião em que os títulos do agente tornam-se extremamente baixos e até indetectáveis no pós-operatório imediato. Essa recomendação relaciona-se, também, com o advento de efeitos colaterais que são mais freqüentes e graves. Nesse período, o índice de tolerância é mais baixo, sobretudo aqueles portadores do genótipo 1, todos cursando com leucopenia, neutropenia e plaquetopenia.
- No pós-operatório tem sido indicado o tratamento, sobretudo porque, nessa ocasião, acentua-se a carga viral, conseqüente à imunossupressão. Alguns autores recomendam que tal atitude, voltada à administração de interferon-α_{2a} ou α_{2b} padrão associado à ribavirina, seja apenas adotada naqueles cujas biópsias hepáticas revelem tendência para doença em progressão, perspectiva que poderá ser modificada após avaliação da eficácia do interferon peguilado ou de drogas inibidoras de protease, essas administradas por via oral, ainda em experimentação.

Co-infectados com vírus da imunodeficiência humana adquirida

Essa eventualidade representa um grande problema de saúde pública. Seu índice de prevalência situa-se entre 7% e 57%, ultrapassando a 80% nos usuários de drogas ilícitas, 2% nos homossexuais e 15,2% nos bissexuais, sendo que 98% dos infectados são hemofílicos. Nesses, é maior o risco de evolução para cirrose, com índice de mortalidade 17,5% maior para co-infectados, mais elevados naqueles com contagem de CD4 menor do que 500 células x 10^9/l, idosos, alcoolistas e com carga viral elevada do vírus da hepatite C. Esses cursam com perspectiva maior de evoluírem para o carcinoma hepatocelular, em idade mais tenra. São de risco maior para progressão mais rápida de infecção pelo HIV-1 aqueles com elevadas concentrações de IgA e β_2 microglobulina e baixa contagem de CD8, bem como baixas concentrações de albumina no sangue periférico.

Tais pacientes deverão ser tratados desde que tenham determinações da carga viral definida e com contagem de CD4 maior do que 200 μL. Não deverão ser conduzidos dessa maneira aqueles com doença hepática descompensada, portando infecções oportunísticas ou com comprometimentos psiquiátricos ou neurológicos, pulmonar, cardíaco, tireoidite ou retinopatia e mulheres grávidas. Conduzidos pela administração de interferon peguilado α_{2a} (40 kDa), na dose de 180 mcg por semana e 800 mg de ribavirina ao dia, promove-se negativação do vírus da hepatite C em cerca de 40% com eficácia para genótipos 1 em 29% e 2 e 3 atingindo 62%. Reações colaterais adversas são observadas em 8% a 17% deles.

A terapêutica desses pacientes envolvendo o transplante de fígado encontra-se em análise.

■ EXISTEM RISCOS PARA ESSES PACIENTES TRATADOS?

Administração de interferon-padrão ou peguilado associado a ribavirina se acompanha de alguns riscos, com algumas recomendações e contra-indicações estando dispostas nos Quadros 4-1 e 4-2.

■ EXISTE INDICAÇÃO PARA QUE SEJAM CONDUZIDOS AO TRANSPLANTE DE FÍGADO?

Essa doença representa uma indicação mais comum de transplante de fígado, voltado àqueles não respondedores ao tratamento com interferon padrão ou peguilado associado à ribavirina. Mas também para aqueles que nunca foram tratados e evoluem com sinais de insuficiência hepática, hipertensão portal ou

***Quadro 4-1.* Recomendações e contra-indicações ao uso combinado do peguilado e ribavirina**

1. Pacientes com reconhecida hipersensibilidade ao interferon-α, aos produtos derivados de *E. coli,* ao polietilenoglicol, ribavirina ou qualquer componente envolvido na sua manufaturação
2. Pacientes com hepatite auto-imune
3. Pacientes cirróticos descompensados
4. Mulheres grávidas ou homens cujas parceiras sexuais estão grávidas
5. Recém-natos e crianças antes dos 3 anos de idade

Quadro 4-2. **Cuidados ou vigilância maiores durante uso combinado de peguilado e ribavirina**

1. Presença de reações psiquiátricas, como depressão, idéias ou tentativas de suicídio pretéritas ou na vigência do tratamento
2. Presença de elevações progressivas dos níveis séricos de alanina-aminotransferase
3. Presença de infiltrado pulmonar, pneumonite, pneumonia ou dispnéia
4. Presença de distúrbios endócrinos, como hiper ou hipoglicemia, hipercolesterolemia ou hipertrigliceridemia, hiper ou hipotireoidismo
5. Exacerbação de doença auto-imune e da psoríase
6. Presença de fenômenos de hipersensibilidade como urticária, angioedema, broncoespasmo e anafilaxia
7. Presença de eventos cardiovasculares como hipertensão, arritmias, insuficiência cardíaca congestiva, infarto do miocárdio
8. Presença de mielossupressão, com valores de neutrófilos, plaquetas e hemoglobina abaixo, respectivamente, de 1.500 células/mm^3, 90.000 células/mm^3 e 12 g/dL
9. Presença de distúrbios oftalmológicos como lesões hemorrágicas e algodonosas da retina, edema de papila, perda da visão
10. Presença de efeitos teratogênicos pertencentes à atuação da ribavirina. Não tratar grávidas, pois não há definição sobre esse fármaco ser eliminado pelo leite materno. Também deve ser administrada com cuidado naqueles com *clearance* de creatinina < 50 ml/minuto ou quando creatinina sérica > 2 mg/dL

carcinoma hepatocelular. Chega a constituir essa população cerca de 40-50% daqueles que se encontram em lista de espera para assim serem conduzidos, sob risco de recorrência secundária da infecção pelo vírus da hepatite C, causa mais comum de falência do enxerto, retransplante e morte. Visando evitar essa tendência deverão ser adotadas algumas medidas já explicitadas no item 6 (Pacientes com Infecção Recorrente Pós-Transplante de Fígado).

■ BIBLIOGRAFIA

Asselah J. Treatment of hepatitis C. In: Wright TL, Rocky DC (ed.). *Liver Disease: From Bench to Bedside.* AASLD, 2004. p. 21.

Cacoub P, Ratziu V, Meyers RP et al. Impact of treatment on extra-hepatic manifestations in pacients with chronic hepatitis C. *J Hepatol* 2002;36:812.

Charlton M. Strategies for the prevention and treatment of recurrent hepatitis C infection. In: Arroyo V, Forns X, Garcia-Pagán JC, Rodés J. *Progress in the Treatment of Liver Diseases.* Barcelona: Ars Medica, 2003. p. 139.

Dietrich DT. Final results of APRICOT: a randomized, partially blinded, international trial evaluating peginterferon-alfa-2a + ribavirin vs interferon-alfa-2a + ribavirin in the treatment of HCV in HIV/HCV co-infection. *Program and abstracts of the 11th Conference on Retroviruses and Opportunistic Infections*; February 8-11, 2004; San Francisco, California. Abstract 112.

Heathcote J. Treatment of hepatitis C. In: Wright TL, Rocky DC (ed.). *Liver Disease: From Beach to Bedside.* AASLD, 2004. p. 21.

Hickman IJ, Clouston AD, Macdonald GA et al. Effect of weight reduction on liver histology and biochemistry in patients with chronic hepatitis *C. Gut* 2002;51:89.

Mc Hutchinson JG. Future therapies for hepatitis C including small molecule inhibitors and ribavirin analogs. In: Wright TL, Rocky DC (ed.). *Liver Disease: From Beach to Bedside.* AASLD, 2004. p. 21.

Pawlotsky JM. New drug targets and the challenger of new hepatitis C virus therapies. In: Arroyo V, Navasa M, Forns X, Bataller R, Sánchez-Fueyo A, Rodés J (ed.). *Update in Treatment of Liver Disease.* Barcelona: Ars Medica, 2005. p. 207.

Wright TL. Combination pegylated interferon and ribavirin therapy for hepatitis C virus in 2003. In: Arroyo V, Forns X, Garcia-Pagán JC, Rodés J. *Progress in the Treatment of Liver Diseases.* Barcelona: Ars Medica, 2003. p. 121.

Younossi OJP, Olano SC, Gramlich T, Boparai N. Chronic hepatitis C and superimposed nonalcoholic fatty liver disease. *Liver* 2001;21:266.

CAPÍTULO 5

COMO SE COMPORTAR DIANTE DE PACIENTE COM LESÃO HEPÁTICA INDUZIDA POR MEDICAMENTOS?

Adávio de Oliveira e Silva
Verônica Desirée Samudio Cardozo
Betânia da Silva Rocha
Evandro de Oliveira Souza
Cristiane Maria de Freitas Ribeiro
Luiz Augusto Carneiro D'Albuquerque

IMPORTÂNCIA

A lesão hepática induzida por medicamentos tem diferentes formas de expressões clínicas, estendendo-se desde a evolução assintomática, detectada apenas durante exames laboratoriais rotineiros, ou por ocasião de avaliação médica quando se busca explicação sobre a presença de sintomas inespecíficos, como astenia, náuseas, vômitos ou icterícia. Cerca de 600 a 1.000 medicamentos têm sido implicados na etiologia de várias doenças hepáticas, sendo responsável nos hospitais americanos por 2-3% de todas as internações hospitalares, ocasionadas pelos efeitos adversos que desencadeiam.

COMO SE INSTALA ESSA DOENÇA?

Essa forma da lesão hepatocelular pode instalar-se poucos dias pós-início do uso dos medicamentos ou por longo prazo, traduzida, em geral, pela elevação do nível sérico de aminotransferase. Alguns pacientes exibem sinais clínicos e laboratoriais de hipersensibilidade, como febre, erupção cutânea, artralgias, hipereosinofilia, anemia hemolítica e/ou plaquetopenia. Quadros mais graves traduzem-se pela instalação de necrose hepática fulminante, traduzida pelas existências de sinais e sintomas típicos de insuficiência hepática expressos por sonolência, confusão mental, ascite, profunda icterícia e redução dos valores séricos do tempo e atividade da protrombina e do fator V, além de alargamento do valor do INR.

■ COMO DIAGNOSTICAR ESSA DOENÇA?

Em qualquer dessas situações, exige-se interrupção do uso do medicamento e tomadas das seguintes medidas:

- Afastar presença de infecção pelos vírus das hepatites A, B ou C, citomegalovírus ou Epstein-Barr vírus, valendo-se de testes sorológicos específicos.
- Definir tipos de agressões, conforme exposto no Quadro 5-1.
- Nesses exige-se a realização de ultra-sonografia de fígado, visando eliminar existência de neoplasia, doença biliar, trombose de veia porta ou veias hepáticas, ou doença hepática crônica.
- Obrigatório afastar possibilidade de isquemia hepática, mais comumente observada entre idosos portadores de insuficiência cardíaca, arritmias, ou cursando com episódio recente, mesmo transitório, de hipotensão arterial, ou insuficiência renal. Caracteristicamente desenvolvem elevação dos valores séricos de desidrogenase lática, existindo melhora rápida dos valores séricos de aminotransferase e fosfatase alcalina, uma vez suspensa a administração do medicamento agressor, ou corrigido o distúrbio hemodinâmico.
- Procurar definir a gravidade da lesão hepatocelular, através da determinação de valores séricos de protrombina e fator V que, nos casos mais graves, encontram-se sempre abaixo de 40% e 50% respectivamente.

***Quadro 5-1.* Tipos de agressões ao fígado pelos medicamentos**

Tipos	*Expressões bioquímicas*
Citolítica	Relação ALT: FA < 5 vezes LSN
Colestática pura	Relação ALT: FA < 2 vezes LSN
Hepatite colestática	Relação ALT: FA < 2 vezes LSN
	ALT e AST pouco elevadas
Hepatite mista	ALT > 2 vezes LSN
	FA < 5 vezes LSN

ALT = alanina-aminotransferase; AST = aspartato-aminotransferase; FA = fosfatase alcalina; LSN = limite superior normal.

■ QUAIS SÃO OS MEDICAMENTOS RESPONSÁVEIS POR ESSA DOENÇA?

Podem ser vistos nos Quadros 5-2 e 5-3, segundo expressões histológicas.

Quadro 5-2. **Medicamentos e expressões histológicas das alterações**

Expressões histológicas	*Medicamentos*
Citólises agudas	Acetaminofen, CCl4, halotano, metotrexato, tetraciclina, α-metildopa
Colestase crônica	α-metildopa, dantrolene, sulfas, diclofenaco, amiodarona, isoniazida, halotano, aspirina
Colestase pura	Floxuridina, antidepressivos tricíclicos, clorpramazina, barbitúricos, fenitoína, penicilina, nitrofurantoína, quinidina, isoniazida
Hepatite mista	Etanol, agentes antineoplásicos, paracetamol

Quadro 5-3. **Medicamentos e expressões histológicas das alterações**

Expressões histológicas	*Medicamentos*
Fosfolipidose	Amiodarona, maleato de perexilene
Vascular	Azatioprina, 6-tioguanina, cloreto de vinila, azatioprina, estrógenos, esteróides, anabolizantes
Adenomas	Estrógenos
Carcinoma hepatocelular	Estrógenos, esteróides anabolizantes
Angiossarcoma	Cloreto de vinila, torotraste
Fibrose	Metotrexato, cloreto de vinila, vitamina A

■ COMO TRATAR OS PACIENTES COM ESSA DOENÇA?

A principal forma de condução dos pacientes com qualquer dessas agressões, reside na interrupção da administração dos medicamentos agressores. A maioria deles evolui para cura, no entanto, alguns desenvolvem hepatite crônica e cirrose. O prurido deve ser combatido com colestiramina, anti-histamínico e antagonistas opióides. Intoxicações pelo paracetamol e CCl4 deverão ser tratados com administração endovenosa de N-acetilcisteína visando repor estoques de glutationa, e casos mais graves, através de câmara hiperbárica. Os com carcinoma hepatocelular preferencialmente tratados segundo o número e disposição dos nódulos tumorais sobre o fígado envolvendo, preferencialmente, ressecção cirúrgica ou transplante de fígado e/ou radioablação, alcoolização percutânea ou quimioembolização intra-artéria hepática.

■ EXISTE INDICAÇÃO PARA QUE SEJAM CONDUZIDOS AO TRANSPLANTE DE FÍGADO?

Sim, naqueles casos que evoluírem com cirrose hepática descompensada ou necrose maciça do parênquima. Não infreqüentemente também os que cursam com colestase crônica, não responsiva à administração de ácido ursodesoxicólico, acentuando-se icterícia e prurido incoercível não responsivo às medidas clássicas. É também fator determinante o aparecimento de sinais da reduzida síntese hepatocelular.

■ BIBLIOGRAFIA

Dahm LJ, Jones DP. Mechanisms of chemically induced liver disease. In: Zakim D, Boyer TD (ed.). *Hepatology. A Textbook of Liver Diseases.* Filadélfia: WB Saunders Company, 1996. p. 875.

Farrell GC. Management of drug-induced liver disease. In: Farrell GC (ed.). *Drug Induced Liver Disease.* Edimburgo: Churchill Livingstone, 1994. p. 163.

Farrell GC. The clinicopathological spectrum of drug-induced disease. In: Farrell GC (ed.). *Drug Induced Liver Disease.* Edimburgo: Churchill Livingstone, 1994. p. 101.

Gunawan B, Kaplowitz N. Clinical perspectives on xenobiotic-induced hepatotoxicity *Drug-Metab* Rev 2004;36:301.

Kaplowitz N. Idiosyncratic drug hepatotoxicity. *Nat Rev Drug Discover* 2005;4:480.

Kaplowitz N. Immunemechanisms in drug-induced hepatotoxicity: Therapeutic impliactions. In: Vierling JM, Peters MS, Howell CD (ed.). *Acute and Chronic Liver Diseases. Immunologic Mechanis and Therapy.* AASLD 2005. p. 186.

Mallat A. Hépatities médicamenteuses: diagnostic et prise en charge. *Gastroenterol Clin Biol* 1999;23:906.

Norris S. Drug - and toxin - induced liver disease. In: O'Grady JG, Lake JR, Howdle PD (ed.). *Comprehensive Clinical Hepatology.* Londres: Mosby, 2000. p. 29.1.

Zimmerman HJ, Ishak KG. Hepatic injury due to drugs and toxins. In: MacSween RNM, Anthony PJ, Scheuer PJ, Burt AD, Portmann BC (ed.). *Pathology of the Liver.* Edimburgo: Churchill Livingstone, 1994. p. 573.

CAPÍTULO 6

COMO SE COMPORTAR DIANTE DE PACIENTE COM HEPATITE AUTO-IMUNE?

Adávio de Oliveira e Silva
Betânia da Silva Rocha
Verônica Desirée Samudio Cardozo
Raul Carlos Wahle
Cristiane Maria de Freitas Ribeiro
Priscila Rodrigues Néspoli
Luiz Augusto Carneiro D'Albuquerque

■ IMPORTÂNCIA

Trata-se de uma doença hepática crônica de etiologia desconhecida, predominante entre mulheres, com tendência à evolução para cirrose e insuficiência hepatocelular, quando não corretamente tratada. Cerca de 10-50% desses pacientes cursam com doença auto-imune da tireóide, colite ulcerativa, sinovite e menos freqüentemente com artrite reumatóide, líquen *planus*, síndrome CREST, púrpura auto-imune, vitiligo, alopecia, *diabetes mellitus* e/ou hipertensão arterial.

■ COMO DIAGNOSTICAR ESSA DOENÇA?

Caracteristicamente, esses são pacientes que se queixam de astenia ou dores articulares e, algumas vezes, icterícia. Fisicamente podem exibir, já ao primeiro exame físico, sinais típicos de insuficiência hepática (*spiders,* icterícia, ascite e edema de membros inferiores), associados ou não à presença de estrias. São comuns hipergamaglobulinemia, hipertransaminasemia e níveis séricos também anormais de fosfatase alcalina e gamaglutamiltransferase, sobretudo quando existe colestase. Métodos de imagens como ultra-sonografia e/ou tomografia computadorizada costumam evidenciar hepatomegalia, com fígado de textura heterogênea e esplenomegalia. Fases mais avançadas expressam-se pelas presenças de redução do volume do parênquima hepático, de ascite e sinais de hipertensão portal, sem dilatação intra-hepática de vias biliares. A confirmação diagnóstica processa-se através da videolaparoscopia e da biópsia hepática, identificando-se inflamação periportal e necrose periférica com ou sem regeneração nodular.

COMO CLASSIFICAR AS DIVERSAS FORMAS DESSA DOENÇA?

Baseando-se na presença de auto-anticorpos séricos, os quais permitem classificar essa doença em: *Tipo I* – quando se identifica a presença do anticorpo antimúsculo liso, com especificidade para antiactina e ou antinúcleo; *Tipo II* – pela presença do anticorpo anti-LKM1, caracteristicamente presente em pacientes jovens, com tendência a cursarem com níveis séricos mais elevados de gamaglobulina e exibindo maior freqüência de insuficiência hepática aguda e com baixos valores séricos de IgA; *Tipo III* – traduzido pela presença sérica do anticorpo anticitosol hepático. Merece ser lembrado que os títulos dos auto-anticorpos séricos à apresentação ou seu comportamento observado durante terapêutica não representam índices fiéis que definem gravidade ou prognóstico da doença.

POR QUE ESSA DOENÇA OCORRE?

O sistema imunológico normal visando evitar efeitos adversos reconhece os antígenos e as proteínas próprios dos seres humanos. Para isso adota 2 posições:

1. De seleção negativa, deletando células T próprio-reativas.
2. De seleção positiva, promovendo controle e restrição do sistema HLA às células T ativadas, gerando um estado de não resposta. Distúrbios nesses mecanismos de autotolerância geram uma resposta auto-imune, que localizada no fígado causa hepatite aguda, hepatite crônica e cirrose compensada ou descompensada. No Brasil, essa susceptibilidade genética é mais observada, sobretudo, nos tipos 1 e 2, ligada aos alelos DrB1*13 e Drb2*03.

COMO SE COMPORTA A HISTÓRIA NATURAL E O PROGNÓSTICO DESSES PACIENTES?

Cirrose, em 5 anos, observa-se em 17% daqueles com hepatite periportal e 82% daqueles com necrose em ponte ou portando múltiplos nódulos à primeira biópsia. Cerca de 58% daqueles já com cirrose vêm a falecer, respectivamente, em 5 a 10 anos, mesmo quando corretamente conduzidos do ponto de vista terapêutico.

■ COMO DEVERÃO SER TRATADOS ESSES PACIENTES?

Deve-se buscar a remissão do processo inflamatório, valendo-se da administração de prednisona, na dose de 60 mg/dia, reduzindo, progressivamente, para 20 mg/dia ao fim de 4 semanas. Outra opção reside na administração de azatioprina de forma contínua na dose de 50 mg/dia, associada à prednisona na dose de 30-40 mg/dia, com manutenção de 10 mg/dia, ou menos ao dia. De forma prática podemos nos valer do explicitado no Quadro 6-1.

Define-se que houve remissão da doença quando o nível sérico de aspartato-aminotransferase encontra-se abaixo ou menor do que 2 vezes o valor normal, ao mesmo tempo em que valores de bilirrubina e gamaglobulina são normais, e a histologia de controle se apresenta normal ou próxima ao normal, ou se traduz pela inatividade da cirrose mantida em sua forma compensada.

Falência da terapêutica define-se quando: a) níveis séricos de aminotransferases e de bilirrubina encontram-se acima dos valores do pré-tratamento; b) atividade histológica apresenta-se mais acentuada; c) existe desenvolvimento de sinais de descompensação, como ruptura de varizes esofagogástricas, ascite, encefalopatia e/ou carcinoma hepatocelular.

Recorrência ou relapso define-se quando: a) nível sérico de aspartato-aminotransferase encontra-se maior do que 3 vezes o valor normal, associado à acentuação da hipergamaglobulinemia; b) comprova-se que a hepatite de interface e a fibrose são mais intensas que a inicial.

Em virtude dessas limitações torna-se recomendável que sejam manuseados, indefinidamente, com prednisona nas doses de 7,5 a 10 mg/dia, associada à azatioprina na dose de 50-75 mg/kg/dia. Em casos nos quais inexista resposta bioquímica ou diante da existência de efeitos colaterais graves com uso

***Quadro 6-1.* Aspectos terapêuticos iniciais da hepatite auto-imune**

Intervalos (semanas)	*Prednisona isolada (mg/dia)*	*Prednisona e azatioprina*	
		Prednisona	*Azatioprina*
1	60	30	50
2	40	20	50
3	30	15	50
4	20	10	50
Uso perene e contínuo	20	10	50
Contra-indicações relativas	Doença óssea Psicose Obesidade Diabetes Hipertensão arterial	Leucopenia Anemia Plaquetopenia Gravidez Malignidade	

desses fármacos, deve-se valer do emprego de drogas opcionais no tratamento da hepatite auto-imune, conforme disposto no Quadro 6-2.

Quadro 6-2. **Drogas opcionais no tratamento da hepatite auto-imune**

Drogas	*Doses*	*Ações*
Ciclosporina	5-6 mg/kg/dia	Inibe liberação de linfocinas Suprime expansão clonal de linfócitos T *helper* e expressão de receptores de IL-2
Tacrolimus	3 mg (2 vezes/dia)	Inibe geração de linfócitos T citotóxicos e síntese de ácidos nucleicos
Micofenolato mofetil	1 g (2 vezes/dia)	Reduz a proliferação de linfócitos T citotóxicos
6-mercaptopurina	1,5 mg/kg/dia	Metabólito ativo da azatioprina, que inibe sínteses do DNA e da inosina monofosfato-desidrogenase
Ácido ursodesoxicólico	13-15 mg/kg/dia	Altera expressão HLA-I, inibe, IL2 e 4 e interferon-γ e reduz a produção de óxido nítrico
Budesonida	3 mg (3 vezes/dia)	Segunda geração de corticosteróides, com baixa disponibilidade sistêmica

■ EXISTE INDICAÇÃO PARA QUE SEJAM CONDUZIDOS AO TRANSPLANTE DE FÍGADO?

Falência dessas medidas terapêuticas significa evolução para insuficiência hepatocelular e/ou hipertensão portal, o que torna necessário conduzi-los pelo transplante de fígado. Essa forma definitiva de tratamento deverá ser adotada inclusive naqueles pacientes com apresentação de insuficiência hepática fulminante, seguindo-se a presença de cirrose. A sobrevida de 5 anos chega a ultrapassar a 90%, descrevendo-se risco maior de evoluírem com surtos de rejeição ou de recorrência da doença, facilmente controlada pela administração de corticosteróides. Essa última tendência pode ocorrer em 20% a 30% deles traduzida por elevações dos níveis séricos de aminotransferases e de gamaglobulina e positivação de auto-anticorpos. Confirma-se pelo encontro de aspectos histológicos, como hepatite portal com plasmócitos e acentuada atividade inflamatória de interface. Tem sido relacionada essa tendência à imunossupressão inadequada, mais comum entre receptores HLADR3 positivos recebendo fígado de doador HLADR3 negativo, sobretudo naqueles com hepatite auto-imune do tipo I, ou que estavam evoluindo no pré-operatório com atividade necroinflamatória intensa ou expressavam, no fígado, a forma fulminante da doença. Naqueles que exibem essas características específicas, mostra-se maior o retorno da doença após retransplante.

■ BIBLIOGRAFIA

Alexander G, Johnson P. Autoimmune chronic hepatitis, cryptogenic cirrhosis and chronic viral hepatitis. In: Williams R, Portmann B, Tan KC (ed.). *The Practice of Liver Transplantation*. Edimburgo: Churchill Livingstone, 1995. p. 35.

Bittencourt PL, Goldberg AC, Cançado ELR et al. Genetic heterogeneity in susceptibility to autoimune hepatitis types 1 and 2. *Am J Gastroenterol* 1999;94:1907.

Czaja AJ, Carpenter HA. Decreased fibrosis during corticosteroid therapy of autoimmune hepatitis. *J Hepatol* 2004;40:646.

Czaja AJ, Carpenter HA. Progressive fibrosis during corticosteroid therapy of autoimmune hepatitis. *Hepatology* 2004;39:1631.

Czaja AJ. Autoimmune hepatitis: Progress in more rational therapies. In: Vierlang JM, Peters MG, Howell CD (ed.). *Acute and Chronic Liver Disease. Immunologic Mechanisms and Therapy*. AASLD 2005. p. 139.

Czaja AJ. Autoimmune liver diseases. In: Zakim D, Boyer TD (ed.). *Hepatology. A Textbook of Liver Disease*. Filadelfia: WB Saunders Company, 1996. p. 1759.

Czaja AJ. Treatment of autoimmune hepatitis. In: Arroyo V, Bosch J, Bruix J, Ginés P, Navasa M, Rodés J (ed). *Therapy in Hepatology*. Barcelona: Ars Medica, 2001. p. 99.

Devlin SM, Swain MG, Urbanski SJ, Burak KW. Mycophenolate mofetil for the treatment of autoimmune hepatitis refractory to standard therapy. *Can J Gastroenterol* 2004;18:321.

Heathcote J. Treatment of autoimmune hepatitis. In: Arroyo V, Navasa M, Forns X, Bataller R, Sánchez-Fueyo A, Rodés J (ed.). *Update in Treatment of Liver Disease*. Barcelona: Ars Medica 2005. p. 439.

Manns MD, Strassburg CP. Autoimmune hepatitis: Clinical challenges. *Gastroenterology* 2001;120:1502.

Manns MP, Strassburg C. Autoimmune hepatitis. In: O'Grady JG, Lake JR, Howdle PDC (ed.). *Comprehensive Clinical Hepatology*. Londres: Mosby, 2000. p. 16.1.

CAPÍTULO 7

COMO SE COMPORTAR DIANTE DE PACIENTE COM HEPATITE ALCOÓLICA?

Adávio de Oliveira e Silva
Verônica Desirée Samudio Cardozo
Betânia da Silva Rocha
Francisco Leôncio Dazzi
Raul Carlos Wahle
Ana Beatriz de Vasconcelos
Luiz Augusto Carneiro D'Albuquerque

IMPORTÂNCIA

O fígado, sendo o principal responsável pela oxidação do etanol (80% a 90%) em sua primeira passagem, mostra-se como o órgão mais sensível à ação lesiva exercida pelo acetaldeído, produto de sua oxidação. Como conseqüência do acúmulo excessivo desse subproduto, lesam-se, sobretudo, mitocôndrias e microtúbulos, promovendo-se modificações energéticas e interrupção de transporte e exportação de proteínas pelo fígado, comportamento relacionado à ação destrutiva peroxidativa das membranas biológicas dessas organelas. A progressão evolutiva, inclusive, dependerá da participação associada de fatores nutricionais, genéticos, imunológicos, distúrbios do metabolismo do ferro e agressões pelos vírus B ou C das hepatites e da imunodeficiência humana adquirida.

MAS POR QUE EVOLUEM COM HEPATITE ALCOÓLICA?

A média de ingesta de álcool para instalação de hepatite alcoólica atinge 250 g/dia, estendendo-se por um período de pelo menos 25 anos. Lesões típicas dessa intensidade instalam-se na dependência da ativação de cascata pró-inflamatória, determinada por moduladores originários de neutrófilos e macrófagos. São esses que cursam com elevações séricas de citocinas, como interleucinas 1, 6, 8 e, sobretudo, fator α de necrose tumoral. Associam-se geração de radicais livres de oxigênio e de fator β_1 de transformação do crescimento, identificados, sobretudo, naqueles geneticamente marcados para também cursarem com hiperexpressão sérica de IgA, ativando-se linfócitos B com geração de auto-anticorpos e hipergamaglobulinemia.

■ COMO TAIS MODIFICAÇÕES HUMORAIS E CELULARES SE TRADUZEM HISTOLOGICAMENTE NO FÍGADO?

Inicia-se pela mobilização e infiltração linfocítica nas vizinhanças de hepatócitos necróticos, juntamente com anticorpos circulantes e células *Killer*. Seguem-se: a) formações dos corpúsculos de Mallory, resultante da atuação do etanol e seus metabólitos sobre filamentos intermediários do citoesqueleto das células parenquimatosas do fígado; b) colagenização do espaço de Disse, com conseqüente fibrose perissinusoidal, resultante do estímulo pró-inflamatório exercido sobre células de Ito, armazenadoras de gorduras e nos sinusóides, transformando-as em transacionais, fibroblastos produtores de colágeno e, finalmente, em miofibroblastos. Esses últimos são constituídos por colágenos dos tipos I, III e IV e laminina presente em áreas perivenulares, induzindo desenvolvimento de necrose hialina e esclerose de veias centrolobulares.

■ SERÁ POSSÍVEL DEFINIR FATORES PROGNÓSTICOS?

Sim, lembrando-se que: a) hepatite alcoólica é mais grave nos pacientes que apresentam maior quantidade de corpúsculos de Mallory; b) cirróticos que cursam com hepatite alcoólica têm sobrevida menor do que aqueles que evoluem sem cirrose (1 ano = 7,1 ± 4,0% *versus* 26,6 ± 4,5%: 5 anos = 31 ± 7,0% *versus* 47 ± 5%); c) a hepatite alcoólica pode ser definida como *moderada*, quando o nível sérico de bilirrubina ultrapassa 5 mg/dL e o tempo de protrombina está aumentando em mais de 4 segundos em relação ao controle. Cerca de 13% desses doentes vêm a falecer dentro de 30 dias. Pode ser caracterizada como grave, quando estão mais alterados ainda os parâmetros bioquímicos expressos no item c. Nessa situação, 29% vêm a falecer dentro de 30 dias; d) o índice de mortalidade atinge 50%, quando existem encefalopatia, evidência de insuficiência renal, nível sérico de bilirrubina acima de 10 mg/dL e o tempo de protrombina ultrapassa 5 segundos em relação ao controle, sobretudo entre as mulheres; e) ocorre melhora histológica nos pacientes que interrompem a ingesta alcoólica (afirmação que não é aceita por todos), com evolução no sentido da cirrose, sobretudo nos pacientes do sexo feminino, se o etilismo não for suspenso; f) o desenvolvimento de uma fórmula de função discriminante (4,6 × tempo de protrombina avaliado em segundos + nível sérico de bilirrubina em mg/dL) definiu que o escore acima de 32 pontos indicará sempre doença grave, com todas as mortes ocorrendo entre aqueles com valores superiores a 93.

COMO SE EXPRESSA CLÍNICA E LABORATORIALMENTE ESSA DOENÇA?

Um grupo de pacientes revela-se pouco sintomático, ou assintomático, mesmo referindo história de ingesta alcoólica excessiva, exibindo hepatomegalia e níveis séricos de aminotransferases elevados (AST, ALT). A forma mais grave da doença se expressa pelo aparecimento de icterícia, ascite, sinais de coagulopatia e, até mesmo, encefalopatia. Esses doentes cursam, ainda, com dor surda e suportável no hipocôndrio direito, fígado de consistência aumentada, febre e leucocitose. A mortalidade, nessa situação, é elevada, todos evoluindo com neutrofilia, metabolismo alterado de hidratos de carbono, de lipídios e de minerais, ou de elementos-traços. Apresentam, ainda, síntese aumentada de proteínas de fase aguda, como a proteína C reativa, β-amilóide e α_1-antitripsina, comportamento mediado pelas linfocinas FNT-α, IL-1 e IL-6.

Do ponto de vista laboratorial, as formas mais graves traduzem-se por: a) níveis séricos de bilirrubina total sempre acima de 5 mg/dL, não raro ultrapassando 25-30 mg/dL; b) níveis séricos de AST situados entre 100-400UI/l. Cerca de 80% dos pacientes com doença hepática alcoólica têm a proporção AST: ALT em torno de 2, ou mais. Esse comportamento bioquímico depende de: I, menor concentração citosólica dessas enzimas nos alcoólatras crônicos; II, maior liberação de AST de fontes não-hepáticas, como músculos e eritrócitos; III, menor concentração hepática de coenzimas, limitando a capacidade de correção quantitativa dessas enzimas no soro. Não há correlação entre níveis de aminotransferases e extensão da agressão necroinflamatória; c) a fosfatase alcalina assume um comportamento variável, com tendência a níveis séricos elevados, quando há colestase; d) a gamaglutamiltransferase comporta-se como o melhor marcador bioquímico, ao lado do volume corpuscular médio das hemácias. Indica sempre indução enzimática microssomal, determinada pelo etanol e seus metabólitos. Não tem valor prognóstico, mas revela-se útil na monitorização da ingesta alcoólica; e) menor reserva hepatocitária, conseqüente à maior agressão tecidual, revela-se por níveis séricos de albumina baixos, alargamento do tempo de protrombina e redução do Fator V; f) a progressão para cirrose define-se também pela elevação do nível sérico de pró-colágeno tipo III. Histologicamente, a hepatite alcoólica se traduz, fundamentalmente, por instalação de inflamação, além de necrose hepatocelular focal e difusa, mais acentuada na zona 3 de Rapapport. Faz parte do quadro a presença de *hepatócitos aumentados de volume*, em decorrência do acúmulo de água, lipídios e proteínas, normalmente excretados pelo plasma, tornando-os freqüentemente balonizados, aspecto observado, sobretudo, na região centrolobular. Todos esses hepatócitos apresentam seus citoplasmas vesiculares ou granulares com o núcleo permanecendo em posição central, além de esteatose, geralmente microgoticular.

■ COMO DEVERÃO SER TRATADOS TAIS PACIENTES?

A melhor terapêutica para um alcoolista é a abstinência. Não há remédios que possam reverter a progressão da doença se o paciente não interromper o hábito etílico. O bloqueio dessa compulsão pode-se obter adotando-se: a) terapêutica comportamental e de suporte emocional, valendo-se para tal da Associação dos Alcoólicos Anônimos; b) administração de agentes serotonérgicos e antagonistas opióides, como naltrexona; c) uso de oligonucleotídeos helicais, alteradores da função do acetaldeído, responsável pela acentuação das reações colaterais desagradáveis dependentes da ingesta do álcool.

Cerca de 25-50% dos pacientes hospitalizados por hepatite alcoólica encontram-se desnutridos, geralmente ingerindo menos de 200 kcal por dia. Isso ocorre pois, em geral, se encontram anoréticos, valendo-se de dieta com baixo valor calórico, ou cursando com aumentada demanda metabólica induzida pelo álcool. A esses fatores associa-se síndrome de má-absorção, na dependência de agressão direta da mucosa intestinal pelo álcool e de eventual insuficiência pancreática. A reposição nutricional adequada proporcionará redução da morbidade e melhorará a atividade funcional do parênquima hepático.

Experimentalmente, em ratos, têm sido observados efeitos benéficos quando são nutridos com óleos vegetais poliinsaturados (soja, girassol, milho e caroço de algodão). Teriam função na promoção de dessaturação e transformação de ácido araquidônico, predominantemente entre os fosfolipídios das membranas plasmáticas. No que diz respeito à cirrose, nota-se efeito adverso quando o consumo é maior em poliinsaturados. Estes são responsáveis pela hiperprodução de radicais livres, que estão implicados no fenômeno de lipoperoxidação. Em tal situação, torna-se necessária suplementação de S-adenosil-L-metionina, através do uso de proteínas do ovo, carne e queijos. Promove-se, assim, maior oferta de glutationa, capaz de proteger o hepatócito de produtos tóxicos exógenos ou endógenos. Desse modo, interfere-se nas reações de transmetilação, protegendo as mitocôndrias da agressão exercida pelo etanol e seus metabólitos. As reduções nas produções de IL-1 e FNT são obtidas através da administração de ácido linoleico, abundante em peixes.

A administração de medicamentos deve voltar-se àqueles que controlam ou suprimem a inflamação do fígado, reduzindo a formação de colágenos, estimulando a regeneração hepatocitária e interrompendo o processo de agressão imunologicamente mediada. Para tal deve-se valer de:

- *Corticosteróides*: empregados visando suprimir a inflamação tecidual e bloquear os mecanismos imunológicos de perpetuação da doença, reduzir a formação de colágeno do tipo I, melhorar o apetite e estimular a síntese de albumina. Para tal, administra-se *prednisona* (40-60 mg/dia) por 2 a 4 semanas, com progressiva redução em outras 2 semanas, ou *metilprednisona* (32 mg/dia) ou *prednisolona* (60 mg/dia/30 dias), baixando-se as doses de forma gradual, até ser alcançada a dose de manutenção, com 5 mg nas 24 horas. Existem alguns critérios que permitem identificar os doentes que responderão melhor a essa atitude terapêutica, sendo aqueles: a) sem encefalopatia hepática espontânea, hemorragia digestiva ou insuficiência renal à admissão; b) à histologia apresentam significativo infiltrado hepático por neutrófilos polimorfonucleares; c) são mais grandes os que desenvolvem contagem elevada de neutrófilos segmentados no sangue periférico, sobretudo sendo pacientes jovens, evoluindo com complicações como sepse, hemorragia gastrointestinal, ulcerações de mucosas, pancreatite aguda, hiperglicemia e psicoses.
- *Propiltiouracil (PTU)*: o metabolismo oxidativo do etanol induz a acentuada hipoxia centrolobular, em conseqüência do maior consumo de oxigênio. Esse quadro hipermetabólico é mais acentuado nos hepatopatas com anemia ou com insuficiência pulmonar. Busca-se bloquear e reverter esse processo, valendo-se da administração de *propiltiouracil* em diferentes esquemas: como 300 mg/dia por 46 ou até 180 dias, sendo inútil seu emprego naqueles pacientes que continuam a ingerir álcool.
- *Esteróides anabolizantes androgênicos*: seu emprego visa estimular o anabolismo, promovendo regeneração hepatocelular. São administrados sob forma de *oxandrolona* (80 mg/dia por 30 dias), ou *testosterona micronisada*, também por via oral (200 mg, 3 vezes por semana), com a sobrevida aos 6 meses sendo maior entre aqueles portadores de hepatite alcoólica de moderada intensidade. Reações adversas traduzem-se por elevações dos níveis séricos de α-fetoproteína e instalação de trombose portal, existindo dúvidas quanto à possibilidade de desenvolvimento de carcinoma hepatocelular.
- *Aminoácidos de cadeia ramificada*: sua administração visa reverter o estado de desnutrição que apresentam, bloqueando o consumo de massa muscular e proporcionando o estabelecimento de um balanço nitrogenado positivo. Devem ser infundidos por via endovenosa, na dose de 70-85 g/dia por 30 dias, ou por via oral, oferecendo 1.800-2.000 kcal/dia e 70-100 g de proteínas/dia, reduzindo índices de mortalidade, acelerando o tempo de recuperação nutricional e diminuindo o período da encefalopatia que por acaso apresentem.
- *Medicamentos alternativos*: incluem o emprego de D-penicilamina, cianidanol-3 e óxido tiótico, não se encontrando ainda bem definida a eficácia des-

ses fármacos em melhorar a qualidade de vida e/ou ampliar a sobrevida. Alguns autores definem que tais benefícios ocorrem com administração de polienilfosfatidilcolina poliinsaturada (PCP), capaz de promover: a) reconstituição e estabilização da membrana plasmática dos hepatócitos; b) atividade antioxidante, prevenindo a peroxidação lipídica; c) atenuação da depleção de glutationa; d) bloqueio da instalação da fibrose, ao mesmo tempo em que acentua a atividade de colagenase.

Com esses mesmos objetivos tem-se buscado tratá-los valendo-se dos antioxidantes baseando-se na administração de 600-1.000 mg de vitamina E associada a 200 μg de selênio e 12 mg de zinco. Assim conduzidos promove-se melhora dos valores séricos de bilirrubina, albumina e ácido hialurônico, além de reduzir estresse oxidativo.

A busca de novas opções terapêuticas encontra-se em investigação relacionada com bloqueio de produção de fator α de necrose tumoral, citocina envolvida na patogênese da doença, baseando-se em: a) administração de 400 mg de pentoxifilina/dia por 4 semanas, capaz de reduzir índices de instalação de síndrome hepatorrenal, causa de elevada mortalidade desses pacientes; b) associação de prednisolona na dose de 40 mg/dia por 28 dias e administração de 5 mg/kg de peso de infliximab, um anticorpo específico antifator α de necrose tumoral; c) mais recentemente, experimentalmente, têm sido conduzidos através do sistema de reciclagem e absorção de moléculas (MARS) tóxicas, como bilirrubinas e sais biliares, resultando em melhora de condições hemodinâmicas e renais, da bioquímica hepatocelular, bloqueando advento de encefalopatia e melhorando a mortalidade desses assim conduzidos.

■ EXISTE INDICAÇÃO PARA QUE SEJAM CONDUZIDOS AO TRANSPLANTE DE FÍGADO?

Devem ser conduzidos pelo transplante de fígado os pacientes que não responderam às opções terapêuticas expostas. Alguns autores acreditam que as limitações do sucesso terapêutico com essa medida, nesse tipo de pacientes, baseiam-se nos seguintes motivos: a) eles sofrem não apenas da doença hepática, mas também cursam com comprometimento cerebral, miocardiopatia, deficiências vitamínicas múltiplas e anormalidades da musculatura. Caso essas alterações estejam presentes e sejam clinicamente significantes, devem contra-indicar o procedimento; b) cerca de 50%-75% dos pacientes não conseguem interromper definitivamente a ingesta de álcool, lembrando que para aqueles compensados que permanecem abstinentes, a sobrevida, ao fim de 5 anos, é de 90%, reduzindo-se para 70% nos que continuam bebendo, sendo de 30% a 60% quando assim tratados aqueles mais graves, cursando com surtos de infecção, encefalopatia hepática e/ou síndrome hepatorrenal.

Assim, a realização do transplante de fígado deve ser reservada para aqueles: a) que evoluem com doença hepática alcoólica descompensada, sobretudo quando já se encontram abstêmios pelo período de 6-12 meses; b) que nunca se submeteram a tratamento antialcoolismo e apresentam surtos de hemorragia digestiva alta, ascite refratária, síndrome hepatorrenal, síndrome hepatopulmonar, peritonite bacteriana espontânea e/ou encefalopatia; c) os residentes em regiões, onde há maior disponibilidade de órgãos e não existam, na fila, candidatos portadores de doenças com melhor prognóstico pós-operatório, como cirrose biliar primária ou colangite esclerosante primária, por ocasião da doação do fígado; d) que desenvolvem carcinoma hepatocelular, ressaltando-se que se busque impedir a recidiva de alcoolismo, conduzindo-os através da assistência emocional e de apoio de medidas que deverão ser empregadas no pré-operatório, associado agora ao uso de fármacos como naltrexona e outras ainda em avaliação, visando reduzir-se ou inibir a compulsão que apresentam.

BIBLIOGRAFIA

Akriviadis E, Botla R, Briggs W et al. Pentoxifylline improves short -term survival in severe acute alcoholic hepatitis: a double-blind, placebo-controlled trial. *Gastroenterology* 2000;119:1637.

Akriviadis EA. Treatment of acute alcoholic hepatitis. In: Arroyo V, Navasa M, Forns X, Bataller R, Sánchez-Fueyo A, Rodés J (ed.). *Update in Treatment of Liver Disease.* Barcelona: Ars Medica, 2005. p. 439.

Bode JC. Assessment of the reversibility and treatments of alcoholic liver disease. In: Tsuji T, Hegashi T, Zeniya M, Meyer zum Büschenfelde KH (ed.). *Molecular Biology and Immunology in Hepatology.* Elsevier: Amsterdam, 2002. p. 183.

Diehl AM. Nonalcoholic steatohepatitis and alcoholic steatohepatitis: same fundamental disease. In: Wright TL, Rocky DC (ed.). *Liver Disease: From Bench to Bedside.* AASLD, 2004. p. 112.

Jalan R. Sen S, Steiner C et al. Extracorporeal liver support with molecular adsorbents recirculating system in patients with severe acute alcoholic hepatitis. *J Hepatol* 2003;38:24.

Oliveira e Silva A de, Santos TE, Amaral DD et al. Doença hepática alcoólica. In: Dani R (ed.). *Gastroenterologia Essencial.* Rio de Janeiro: Editora Guanabara, 2001. p. 559.

Parés A, Caballeria J. Treatment of alcoholic hepatitis. In: Arroyo V, Forns X, Garcia-Pagan JC, Rodés J (ed.). *Progress in the Treatment of Liver Disease.* Barcelona: Ars Medica, 2004. p. 265.

Sheron N. Alcoholic liver disease. In: O'Grady JG, Lake JR, Howdle PD (ed.). *Comprehensive Clinical Hepatology.* Londres: Mosby, 2000. p. 19.1.

Spahr L, Rubra-Brandt L, Frossard GL et al. Combination of steroids with infliximab or placebo in severe alcoholic hepatitis: a randomized controlled pilot study. *J Hepatol* 2002;37:448.

CAPÍTULO 8

COMO SE COMPORTAR DIANTE DE PACIENTE COM COLANGITE ESCLEROSANTE PRIMÁRIA?

Adávio de Oliveira e Silva
Verônica Desirée Samudio Cardozo
Frans Ivan Serpa Larrea
Betânia da Silva Rocha
Gilberto Peron Júnior
Raul Carlos Wahle
Evandro de Oliveira Souza
Luiz Augusto Carneiro D'Albuquerque

IMPORTÂNCIA

Trata-se de doença colestática crônica, de etiologia incerta, freqüentemente associada à doença inflamatória intestinal e expressa por inflamação fibrosante da árvore biliar intra e extra-hepática, evoluindo para cirrose com complicações próprias dessa fase evolutiva sendo observadas entre esses pacientes. Mostra-se preocupante o risco maior de desenvolvimento de câncer de cólon, sobretudo naqueles com retocolite ulcerativa inespecífica e/ou instalação de colangiocarcinoma.

COMO DIAGNOSTICAR ESSA DOENÇA?

Pacientes podem cursar assintomáticos durante vários anos, ou manifestar a doença através das presenças de astenia, dor abdominal (hipocôndrio direito), icterícia, febre ou calafrios. Cerca de 60-70% relatam diarréias e perdas sanguíneas, conseqüentes a colite ulcerativa que apresentam. Evolução para cirrose, hipertensão portal ou insuficiência hepatocelular traduz-se pelas presenças de acentuação da icterícia, ascite, edema de membros inferiores, hemorragia digestiva alta ou baixa e distúrbios da síntese hepatocelular (hipoalbuminemia, alargamentos do tempo de protrombina e INR, plaquetopenia e baixos valores do Fator V). Paralelamente evoluem com elevação significativa dos valores de bilirrubina total e da fração direta, gamaglutamiltransferase e fosfatase alcalina, e baixos de aminotransferases, com cerca de 50-60% deles portando o auto-anticorpo p-ANCA. Neles, os aspectos histológicos são típicos e expressam-se sob forma de: *Estádio I* – hepatite portal; *Estádio II* – fibrose periportal ou necrose periférica, com graus de fibrose mensurados de 0-4 representando respectivamente, 0 = ausente, 1-2 = leve, 3 = moderada, 4 = intensa; *Estádio III* – fibrose septal; *Estádio IV* – cirrose biliar.

Caracteristicamente exibem sinais colangiográficos definidos pela colangiorressonância magnética ou endoscópica. Traduzem-se por estenoses e dilatações biliares isoladas ou preponderantemente multifocais intra ou extra-hepáticas. Quando tais modificações são difusas significam prognóstico reservado, preocupando quando se identifica massa polipóide ou ocorre progressiva estenose, definidas em colangiografias seriadas, significando a presença de um colangiocarcinoma.

■ ESSES PACIENTES COSTUMAM EVOLUIR, COM DOENÇAS ASSOCIADAS?

Sim, e encontram-se representadas no Quadro 8-1.

Nesses, a doença inflamatória intestinal representa preocupação maior, pois quando diagnosticada em conjunto com a colangite esclerosante primária levará a que, pelo menos, dentro de 6 anos devam ser conduzidos pelo transplante de fígado. Preocupa quando presente colite ulcerativa, pois existe potencial elevado de evoluírem com instalação de adenocarcinoma de cólon. Rastreamento dessa neoplasia exige feitura de colonoscopia anual particularmente entre aqueles em uso de imunossupressores, ocasião em que a realização de biópsias seriadas definindo displasia celular de grau elevado exige a execução de proctocolectomia total como medida profilática.

***Quadro 8-1.* Doenças associadas à colangite esclerosante primária**

• Doença inflamatória intestinal	• Doença de Peyronie
• Doença celíaca	• Bronquiectasias
• Fibrose retroperitoneal	• Esclerose sistêmica
• Tireoidite	• Nefropatia membranosa
• Síndrome de Sjögren	• Pseudotumor da órbita
• Hepatite auto-imune	• Anemia hemolítica
• Lúpus eritematoso	• Linfadenopatia angioblástica
• Vasculite	• Fibrose cística
• Púrpura trombocitopênica	• Eosinofilia
• Histiocitose X	• Sarcoidose
• Doença da vesícula biliar	• Nefropatia
• Pancreatite crônica	• Mastocitose
• Artrite reumatóide	

■ COMO DEVERÃO SER TRATADOS ESSES PACIENTES?

Diferentes medicamentos, como d-penicilamina, metotrexato, colchicina, budesonida, nicotina e pentoxifilina, têm sido utilizados, mostrando-se pouco convincentes no que diz respeito ao desencadeamento de benefícios em curto e longo prazo. Preferencialmente, deverão ser tratados pela administração de ácido ursodesoxicólico (Ursacol®) na dose de 13-15 mg/kg/dia, por via oral, disponível em comprimidos de 150 e 300 mg, visando restaurar o *pool* de ácidos biliares não hepatotóxicos e atuando na preservação da integridade de membranas plasmáticas de hepatócitos e colangiócitos, ao mesmo tempo em que exerce atividade hipercolerética e imunomoduladora. Estudos de longo prazo mostram incapacidade de involução de parâmetros bioquímicos e histológicos, com tendência progressiva a evolução da doença. Alguns desses têm sido manipulados valendo-se das vias endoscópica ou radiológica, com implante de próteses em nível das zonas localizadas de subestenose ou estenose biliar, tanto intra quanto extra-hepática.

■ EXISTE INDICAÇÃO PARA QUE SEJAM CONDUZIDOS AO TRANSPLANTE DE FÍGADO?

Na falência dessas medidas terapêuticas, alternativamente, têm sido conduzidos pela anastomose biliodigestiva, recomendada apenas para aqueles não cirróticos e com estenose restrita ao colédoco, causas de elevados índices de morbidade e mortalidade pós-operatórias. Outro inconveniente resultante dessa forma de tratamento reside na violação da cavidade peritoneal, dificultando a execução do intra-operatório do transplante de fígado, a forma de tratamento definitiva da doença. A sobrevida desses transplantados no pós-operatório é menor, desde que exista doença inflamatória intestinal, cirurgia abdominal prévia, ascite, elevação do nível sérico de creatinina ou presença de colangiocarcinoma, sendo melhor ao fim de 2 a 5 anos, naqueles classificados como Child A.

Recorrência da doença em curto e longo prazo pode ser observada entre 5,6% a 41% daqueles, avaliados através de colangiografia ou biópsia hepática. Os aspectos anatomopatológicos típicos são: obstrução biliar, colangite fibrótica e lesões obliterativas, as quais traduzem a existência de área de estenose de ductos biliares intra-hepáticos. Mesmo com essas características, alguns autores relutam em aceitar que tais sinais signifiquem recorrência da doença, procurando defini-las como sinais de oclusão da artéria hepática, incompatibilidade ABO, tempo prolongado de isquemia fria, ou infecção pelo citomegalovírus. Independente desses aspectos, torna-se recomendável que todos, no pós-operatório, sejam submetidos à colonoscopia a cada 1 a 2 anos, visando detectar a presença de adenocarcinoma colônico.

BIBLIOGRAFIA

Al-Kawas FH. Endoscopic management of primary sclerosing cholangitis: Less is better! *Am J Gastroenterol* 1999;94:2335.

Angulo P, Batts KP, Jorgensen RA et al. Oral budesonide in the treatment of primary sclerosing cholangitis. *Am J Gastroenterol* 2000;95:2333.

Bharucha AE, Jorgensen R, Lichtman SN et al. A pilot study of pentoxifylline for the treatment of primary sclerosing cholangitis. *Am J Gastroenterol* 2000;95:2338.

Boberg KM. Immunology and inflammation in primary sclerosing cholangitis: terapeutic prospects. In: Vierlang JM, Peters MG, Howell CD. *Acute and Chronic Liver Diseases: Immunologic Mechanisms and Therapy,* 2005. AASLD. p. 147.

Broomé U. Controversy: ursodeoxycholic acid for primary sclerosinf cholangitis. In: Vierlang JM, Peters MG, Howell CD. *Acute and Chronic Liver Diseases: Immunologic Mechanisms and Therapy,* 2005. AASLD. p. 164.

Epstein MO, Kaplan MM. A pilot study of etanercept in the treatment of primary sclerosing cholangitis. *Dig Dis Sci* 2004;49:1.

Lindor KD. Controversy: ursodeoxycholic acid for primary sclerosing cholangitis? In: Vierlang JM, Peters MG, Howell CD. *Acute and Chronic Liver Diseases: Immunologic Mechanisms and Therapy,* 2005. AASLD. p. 162.

Ludwig J, La Russo NF, Wiesner RH. Primary sclerosing cholangitis. In: Peters RL, Craig JR (ed.). *Liver Pathology. Contemporary Issues in Surgical Pathology.* Nova Iorque: Churchill Livingstone, 1986. p. 193.

Weisner RM. Liver transplantation for primary biliary cirrhosis and primary sclerosing cholangitis: predicting outcomes with natural history models. *Mayo Clin Proc* 1998;73:575.

Wiesner RH. Primary sclerosing cholangitis. In: O'Grady JH, lake JR, Howdle PD (ed.). *Comprehensive Clinical Hepatology.* Londres: Mosby, 2000. p. 18.1.

CAPÍTULO 9

COMO SE COMPORTAR DIANTE DE PACIENTE COM CIRROSE BILIAR PRIMÁRIA?

Adávio de Oliveira e Silva
Verônica Desirée Samudio Cardozo
Raul Carlos Wahle
Priscila Rodrigues Néspoli
Gilberto Peron Júnior
Luiz Augusto Carneiro D'Albuquerque

■ IMPORTÂNCIA

Trata-se de uma doença auto-imune que se caracteriza, histopatologicamente, pela destruição de pequenos ductos biliares intra-hepáticos, levando à instalação de fibrose e cirrose, acompanhada de sinais colestáticos e progressiva redução da reserva parenquimatosa do fígado. Essa evolução é a conseqüência direta da lesão de células epiteliais biliares, que funcionam como alvo da resposta efetora desenvolvida por linfócitos T, que se dirigem contra a expressão maior de complexos de antígenos de histocompatibilidade HLA, presentes em suas membranas, onde também é maior a presença de moléculas de adesão intercelular e de interferon-γ, uma linfocina pró-inflamatória.

■ COMO DIAGNOSTICAR ESSA DOENÇA?

Mais freqüentemente identificada entre mulheres, com idades em torno ou acima dos 50 anos, que referem, em geral, o aparecimento de prurido predominantemente noturno, que precede o aparecimento da icterícia. Ao exame físico, identificam-se hepatomegalia e, às vezes, esplenomegalia, lesões cutâneas próprias do ato de coçar, pele seca e nas fases mais adiantadas xantomas e xanteslasmas, que podem ser dolorosos. Laboratorialmente, são significativas as elevações de níveis séricos de fosfatase alcalina, gamaglutamiltransferase e pouco representativas de aminotransferases. Confirmação ocorre com identificação do anticorpo antimitocôndria, sobretudo de sua fração M2, representação de antígenos que se dirigem contra componentes mitocondriais, que pertencem ao complexo de enzima piruvato desidrogenase. Nesses, são sinais prognósticos graves a idade elevada, hiperbilirrubinemia, hipoalbuminemia, alargamento do tempo de protrombina e existência de ascite ou edema. Confirmação da doença ocorre através da biópsia hepática, com aspectos anatomopatológicos típicos e assim classificados: *Estádio I* – presença de inflamação principalmente confinada aos espaços portais; *Estádio II* – comprovação de inflamação difusa periportal e portal com fibrose; *Estádio III* – identificação de fibrose lobular em ponte; *Estádio IV* – evidências de cirrose macronodular.

ESSES PACIENTES COSTUMAM EVOLUIR COM DOENÇAS ASSOCIADAS?

Sim, e encontram-se representadas no Quadro 9-1.

Quadro 9-1. **Doenças associadas à cirrose biliar primária (Neuberger, 2000)**

• Doença tireoidiana	• Glomerulonefrite
• Síndrome *sicca*	• Acidose tubular renal
• Artralgia	• Miastenia *gravis*
• Síndrome de Raynaud	• Vitiligo
• Esclerodactilia	• Púrpura trombocitopênica
• Alveolite fibrosante	• Lúpus eritematoso sistêmico
• Doença de Addison	• Osteoartropatia hipertrófica pulmonar

COMO DEVERÃO SER TRATADOS ESSES PACIENTES?

O ácido ursodesoxicólico (Ursacol®) representa a única droga que se mostra capaz de controlar e retardar a evolução da cirrose biliar primária. Deve ser administrado na dose de 13-15 mg/kg/dia, dividida em 3 tomadas. Outras medidas farmacológicas são de eficácia indefinida, sobretudo quando nos valemos de imunossupressores, que merecem comentários em separado: a) corticosteróides devem ser evitados, pois acentuam a osteoporose que esses pacientes apresentam; b) azatioprina, sem eficácia definida; c) metotrexato, causa de toxicidade pulmonar grave e baixa influência na sobrevida; d) ciclosporina e tacrolimus podem melhorar sintomas, mas ambos exercem ação lesiva renal traduzida pelo aparecimento de hipertensão arterial e elevação dos níveis séricos de uréia e creatinina.

Desagradável nesses pacientes é a evolução do prurido cutâneo observado durante o dia ou apenas à noite, ou presente em qualquer horário do dia, que estrategicamente deverá ser conduzido segundo exposto na Figura 9-1.

As observações sobre estratégia expostas na Figura 9-1 merecem ser feitas e estão dispostas no Quadro 9-2.

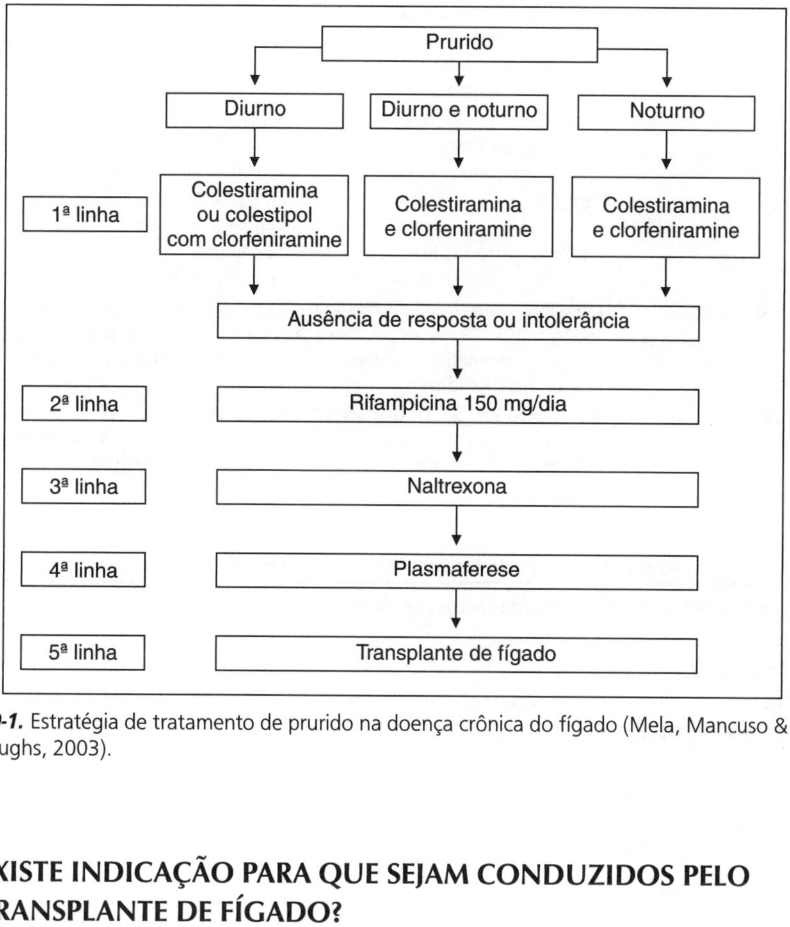

Fig. 9-1. Estratégia de tratamento de prurido na doença crônica do fígado (Mela, Mancuso & Burroughs, 2003).

■ EXISTE INDICAÇÃO PARA QUE SEJAM CONDUZIDOS PELO TRANSPLANTE DE FÍGADO?

Falência dessas atitudes traduz-se pelo agravamento do prurido, instalação de osteopenia, deficiências de vitaminas lipossolúveis, desnutrição e evolução com hipertensão portal e sinais de insuficiência hepática grave. Esses deverão ser conduzidos pelo transplante de fígado empregado, sobretudo naqueles que, no índice proposto pela Clínica Mayo, já atingiram o escore de 5,0 pontos, quando a expectativa de vida é de 1 ano ou menos, conforme disposto no Quadro 9-3.

Assim conduzidos, cerca de 10% apresentarão sinais de recorrência da doença ao fim de 5 anos, histologicamente comprovada, traduzida por inflamação portal, agregados linfóides, granulomas epitelióides, colangite destru-

Quadro 9-2. **Comentários sobre farmacoterapia do prurido**

Fármacos	*Comentários*
Colestiramina	Agente não absorvível, solúvel em água que se liga a ácidos biliares bloqueando sua circulação enteroepática administrado por via oral na dose de 2 a 4 g até 16 g/dia (envelopes com 4 g) diluídos em água e suco, reações colaterais envolvem síndrome hipostênica, constipação, anorexia e esteatorréia, interferindo na indisponibilidade de fármacos como ácido ursodesoxicólico, tiroxina, digoxina e anticoncepcionais orais
Colestipol	Outra resina trocadora de ânions, polímero que também se liga a ácidos biliares. Bem tolerado na dose de 5 a 30 g/dia, sem efeitos colaterais gastrointestinais
Rifampicina	Indutor junto com fenobarbital do sistema metabolizador de drogas, promovendo o metabolismo de composto pruritogênico, modifica a síntese de ácidos biliares no intestino, sobretudo de litocólico. Empregado em dose variável de 300-600 mg (2 a 3 comprimidos), via oral ao dia
Naltrexona e outros antagonistas opiosos	Naltrexona deve ser administrado na dose diária de 50 mg/dia, e nalmefene 4-10 mg/dia. Reações colaterais são exacerbações dos sintomas iniciais com aparecimento de anorexia, náuseas, cólicas, palidez, sudorese, hipertensão arterial
Ondansetron	Experiências pequenas, sem efeitos adversos importantes propostos na administração endovenosa (4-8 mg) ou via oral (24 mg/5 semanas)

Quadro 9-3. **Indicações do transplante de fígado na cirrose biliar primária**

- Icterícia acentuada, com bilirrubina sérica além de 10 mg/dL
- Ascite intratável
- Encefalopatia hepática
- Valor sérico de albumina abaixo de 3 g/dL
- Consumo muscular
- Peritonite bacteriana espontânea de repetição
- Osteoporose em progressão
- Síndrome hepatopulmonar
- Ruptura de varizes esofagogástricas
- Carcinoma hepatocelular
- Prurido intratável
- Letargia acentuada

tiva não supurativa e ductopenia. Mais recentemente tem-se definido que 28% a 78% desses avaliados do ponto de vista imunoistoquímico, expressam coloração epitelial apical intensa do anticorpo monoclonal murino C 355.1, advogando-se que essa expressão defina uma tendência de recorrência mais precoce. Outros negam que tal correlação exista, lembrando que alguns passam no pós-operatório a desenvolver prurido, fenômeno de Raynaud, síndrome Sicca e esclerodactilia, nem sempre presentes no pré-operatório.

■ BIBLIOGRAFIA

Gershwin ME. Primary biliary cirrhosis. In: Vierling JM, Peters MG, Howell CD (ed.). Acute and chronic liver diseases: immunologic mechanisms and therapy. *AASLD*. 2005. p. 154.

Gluud C, Christensen E. Ursodeoxycholic acid for primary biliary cirrhosis. *Cochrane Database Syst Rev* 2002;1:CD 000 551.

Kita H, He XS, Gershwin ME. Autoimmunity and enviromental factros in the pathogenesis of primary biliary cirrhosis. *Ann Med* 2004;36:72.

Leon MP, Bassendine MF, Wilson JL et al. Immunogenicity of biliary epithelium: investigation of antigen presentation to CD4+ T cells. *Hepatology* 1996;24:561.

Mela M, Mancuso A, Burroughs AK. Review article: pruritus in cholestatic and other liver diseases. *Aliment Pharmacol Ther* 2003;19:857.

Murtagh PA, Dickson ER, van Dam GM et al. Primary biliary cirrhosis prediction of short-term survival based on repeated visits. *Hepatology* 1994;20:126.

Neuberger J. Primary biliary cirrhosis. In: O Grady JG, Lake JR, Howdle PD (ed.). *Comprehensive Clinical Hepatology*. Londres: Mosby, 2000. p. 17.1.

Poupon RE, Bonnand AM, Chrétien Y et al. Ten-year survival ursodeoxycholic acid-treated patients with primary biliary cirrhosis. *Hepatology* 1999;29:1668.

Selmi C, Invernizzi P, Keefe EB et al. Epidemiology and pathogenesis of primary biliary cirrhosis. *J Clin Gastroetnerol* 2004;38:264.

Yamamoto K, Gershwin ME. Primary biliary cirrhosis: solving the enigma. In: Tsuji T, Higashi T, Zeniya M, Meyer zum Büschenfelde KH (ed.). *Molecular Biology and Immunology in Hepatology*. Amsterdan: Elsevier, 2002. p. 239.

CAPÍTULO 10

COMO SE COMPORTAR DIANTE DE PACIENTE COM SÍNDROME AUTO-IMUNE HÍBRIDA?

Adávio de Oliveira e Silva
Betânia da Silva Rocha
Verônica Desirée Samudio Cardozo
Priscila Rodrigues Néspoli
Cristiane Maria de Freitas Ribeiro
Luiz Augusto Carneiro D'Albuquerque

■ IMPORTÂNCIA

Existe uma síndrome auto-imune que se caracteriza pelos acometimentos simultâneos de hepatócitos (hepatite auto-imune) e dos pequenos ductos biliares intra-hepáticos (cirrose biliar primária) instalados de forma simultânea em um mesmo paciente, por isso denominada de colangite auto-imune ou colangiopatia auto-imune. Exibe características típicas: 1. colestase intrahepática semelhante à da cirrose biliar primária; 2. resposta à combinação corticoideterapia e ácido ursodesoxicólico; 3. representa uma doença autoimune independente, constituindo 20%-30% dessas entidades.

■ COMO DIAGNOSTICAR ESSA DOENÇA?

Reconhecida como entidade clínica desde 1897, com o acometimento sendo predominante entre os pacientes do sexo feminino, com idade entre 50 e 58 anos, todos sendo anticorpos antimitocôndria, geralmente dos tipos 2 e 4, com o antígeno alvo sendo a sulfiteoxidase, localizada na membrana externa da mitocôndria, antinúcleo e antimúsculo liso positivos. O padrão bioquímico mostra-se colestático com elevações dos níveis séricos de fosfatase alcalina e gamaglutamiltransferase, evolução possivelmente relacionada à existência de 2 tipos de linfócitos T citotóxicos, um que se dirige contra hepatócitos e outro que lesa e destrói os ductos biliares.

Os critérios diagnósticos estão definidos no Quadro 10-1.

***Quadro 10-1.* Colangite auto-imune ou síndrome auto-imune híbrida (cirrose biliar primária – hepatite auto-imune). Como diagnosticar**

Aspectos de cirrose biliar primária
1. Elevação do valor sérico de fosfatase alcalina acima de 1,5 vez o limite superior normal ou gamaglutamiltransferase pelo menos 3 vezes o limite superior normal
2. Anticorpo antimitocondrial positivo
3. Aspectos histológicos de ductopenia
Aspectos de hepatite auto-imune
1. Elevação de valor sérico de alanina-aminotransferase acima de 3 vezes o limite superior normal e de IgG pelo menos 1,5 vez o limite superior normal
2. HLA tipos B8, DR3 ou DR4 positivo para M2 e M4
3. Aspectos histológicos de hepatite crônica florida

Deve-se frisar que, recentemente, em crianças, tem sido descrita como colangite esclerosante auto-imune, com prevalência nessa faixa etária entre 1,8% a 7,1%, amplo leque das síndromes auto-imunes híbridas. Histologicamente, a doença se traduz pelo encontro de espaços portais densamente expandidos por linfócitos e plasmócitos, acompanhados de sinais de colangite, com presenças de agregados linfóides e granulomas epiteliais.

■ ESSES PACIENTES DEVERÃO SER TRATADOS?

Tais alterações não revertem com a administração isolada de corticosteróides na dose de 10-20 mg/dia, exigindo-se que sejam conduzidos pelo uso associado de 450-600 mg de ácido ursodesoxicólico ao dia.

■ EXISTE INDICAÇÃO PARA QUE SEJAM TRATADOS PELO TRANSPLANTE DE FÍGADO?

A falência terapêutica traduz-se por exacerbação de sintomas e sinais laboratoriais, com precipitações de insuficiência hepatocelular e hipertensão portal, tornando-se necessário o transplante de fígado.

■ BIBLIOGRAFIA

Ben-Ari Z, Dhillon AP, Sherlock S, Autoimmune cholangiopathy: part of the spectrum of autoimmune chronic active hepatitis. *Hepatology* 1993;18:10.

Brunner G. Klinge O. A cholangitis with antinuclear antibodies (immunocholangitis) resembling chronic non-suppurative destructive cholangitis. *Dsch Med Wochanschr* 1987;112:1454.

Chazouillères O, Wendem D, Serfaty L, Montembault S, Rosmordua O, Poupon R. Primary biliary cirrhosis – autoimmune hepatitis overlap syndrome: clinical features and response to therapy. *Hepatology* 1998;28:296.

Czaja AJ. Autoimmune liver disease. In: Zakim D, Boyer TD (ed.). *Hepatology. A Textbook of Liver Disease.* Filadelfia: WB Saunders Company, 1996. p. 1259.

Heathcote J. Management of overlap syndrome. In: Arroyo V, Bosch J, Bruix J, Ginés P, Navasa M, Rodés J (ed.). *Therapy in Hepatology.* Barcelona: Ars Medica, 2001. p. 127.

Onji M, Yamamoto K. Putative mechanism of overlap syndrome: what is the entity? In: Tsuji T, Higashi T, Zeniya M, Meyer zum Büschenfelde JH, *Molecular Biology and Immunology in Hepatology. Advances in the Treatment of Intractable Liver Disease.* Amsterdam: Elsevier Science, 2002. p. 263.

CAPÍTULO 11

COMO SE COMPORTAR DIANTE DE PACIENTE COM DOENÇAS DO TECIDO CONJUNTIVO E DO FÍGADO?

Adávio de Oliveira e Silva
Betânia da Silva Rocha
Verônica Desirée Samudio Cardozo
Raul Carlos Wahle
Cristiane Maria de Freitas Ribeiro
Luiz Augusto Carneiro D'Albuquerque

IMPORTÂNCIA

As doenças do tecido conjuntivo são imunologicamente mediadas e se caracterizam pelo envolvimento simultâneo de múltiplos órgãos e sistemas. A representação da agressão hepatocelular nesses pacientes é ampla e múltipla, sendo de ocorrência rara, podendo traduzir-se desde a detecção de leves expressões bioquímicas até aqueles que apresentam sinais histológicos de esteatose, necrose hepatocelular, hiperplasia nodular regenerativa, fibrose, cirrose e comprometimento vascular que se assemelha ao identificado na síndrome de Budd-Chiari. Elas merecerão, nesse capítulo, comunicações em separado.

COMO DIAGNOSTICAR ESSAS DOENÇAS?

Lúpus eritematoso sistêmico

Essa forma de doença imunológica produz anormalidades de pele, rins, coração, sistema nervoso central e fígado. Desses, cerca de 25%-50%, cursam com elevações dos valores séricos de aminotransferases e fosfatase alcalina, não ultrapassando em 4 vezes o limite superior normal. Nas formas mais graves existem hiperbilirrubinemia e hipoprotrombinemia identificadas em 25% desses pacientes. São esses que portam auto-anticorpo antinuclear, antimúsculo liso, anticardiolipina e antifosfolípides e têm risco maior de apresentarem-se com lesão hepatocelular quando em uso de salicilatos. Não infreqüentemente desenvolvem síndrome de Budd-Chiari ou infarto hepático.

Cerca de 40% deles têm hepatomegalia, 6% esplenomegalia e 24% icterícia, 73% úlceras mucosas, 24% envolvimento de tireóide e 30% artrite associada, por ocasião do diagnóstico, sendo acometidos pacientes com idade entre 12 a 70 e média de 37 anos. O achado histológico mais freqüente é a esteatose hepática relacionada, em geral, ao uso de corticosteróides ou outros fármacos. São comuns os encontros de inflamação portal inespecífica, necrose centrolobular e periférica, colestase, granuloma, rarefação de ductos biliares, fibrose, cirrose biliar e não infreqüentemente folículos linfóides, infiltrados por plasmócitos, corpúsculos acidofílicos e hiperplasia nodular regenerativa.

Artrite reumatóide

Doença auto-imune, identificada desde os 5 até os 74 e média de 52 anos, que se caracteriza por envolvimento articular e manifestações extra-articulares. Cerca de 18%-50% exibem elevações dos valores séricos de fosfatase alcalina e gamaglutamiltransferase. Em torno de 10%-20% dos pacientes têm hepatomegalia, sem que outros sinais físicos de doença hepática sejam normalmente identificados. Histologicamente, 43% têm um quadro de hepatite reativa inespecífica e 22% cursam com esteatose. Alguns evoluem com hiperplasia nodular regenerativa expressa por fibrose obliterativa de pequenos ramos portais, atrofia hepatocelular e regeneração nodular causados pela deposição de imunocomplexos, ou hepatotoxicidade dependentes da administração de salicilatos, sobretudo aspirina, sais de ouro e metotrexato. Nesses, não se mostra incomum a evolução para hipertensão portal.

Esclerose sistêmica progressiva

O acometimento hepático, nesses pacientes, tem sido identificado em apenas 1%-2% dos pacientes, mas tem sido caracterizado em 3%-7% daqueles com cirrose biliar primária, síndromes de CREST e Sjögren, esclerodermia e colangite esclerosante primária. Geralmente, identificada em pacientes com idades entre 49-89 e média de 54 anos, que cursam com fibrose de pele, vasos sanguíneos, coração, rins pulmões e trato digestivo.

Sarcoidose

Doença crônica de comprometimento multissistêmico, caracterizada pelo acúmulo de linfócitos T e macrófagos, em órgãos comprometidos. De etiologia desconhecida leva à disfunção e distorção da arquitetura com desenvolvimento de inflamação hepática crônica. Cursam com elevações dos níveis séricos de IgG, bilirrubina e fosfatase alcalina, com 50% apresentando anticorpo antimitocondrial positivo, possível superposição com cirrose biliar primária, hepatomegalia, esplenomegalia e sinais de hipertensão portal. Essa última eventualidade relaciona-se à flebite granulomatosa de vênulas hepáticas e portais, fibrose hialina avascular e lesão de ductos biliares, com progressiva rarefação fazendo com que tais pacientes desenvolvam cirrose e sejam conduzidos, futuramente, para o transplante de fígado. São comuns os encontros de granulomas epitelióides compostos por macrófagos e células gigantes. Recomendável serem assim conduzidos antes que cursem com sinais graves, como ascite secundária à insuficiência cardíaca congestiva e hipertensão pulmonar.

Síndrome de Sjögren

Doença auto-imune conseqüente à lesão imunomediada das glândulas lacrimais e salivares, gerando olhos secos e ausência de salivação. Identificada em pacientes que apresentam artrite reumatóide, fenômeno de Raynaud, acloridria (conseqüentes à gastrite atrófica), alopecia, lúpus eritematoso sistêmico, esclerose sistêmica, polimiosite, cirrose biliar primária, colangite esclerosante e/ou pancreatite crônica. Identificadas naqueles com mais de 50 anos de idade, 25% cursando com hepatoesplenomegalia e elevação dos níveis séricos de aminotransferases, enquanto 11% a 42% apresentam anticorpo antimitocôndria positivo. A biópsia hepática revela, histologicamente, extremos entre fígado reacional até sinais típicos de cirrose biliar primária no Estádio I.

Hiperplasia nodular regenerativa

Ocorre, em geral, associada a diversas doenças auto-imunes, como, artrite reumatóide, esclerodermia, síndrome CREST e cirrose biliar primária. Identificada também em alguns pacientes com distúrbios vasculares ou circulatórios. Os sintomáticos cursam com elevação dos níveis séricos de fosfatase alcalina, esplenomegalia e varizes esofagogástricas. Não infreqüentemente o início do quadro clínico se expressa por mal-estar, fadiga e dor abdominal em pacientes com elevação dos níveis séricos de fosfatase alcalina e com doenças multissistêmicas, culminando com esplenomegalia, hipertensão portal, ascite e hemorragia digestiva alta. Tal evolução decorre de modificações histológicas do fígado expressas pelas presenças de nódulos entre 0,1-1,0 cm, mas que excepcionalmente atingem 10 cm de diâmetro, com fibrose de permeio. A modificação arquitetural do órgão observa-se a ultrasonografia, à tomografia computadorizada e à angiorressonância magnética do sistema venoso portal.

■ BIBLIOGRAFIA

Anthony PP, Bannasch P. Tumours and tumour-like lesions of the liver and biliary tract. In: MacSween RNM, Anthony PP, Scheuer PJ, Burt AD, Portmann BC (ed.). *Pathology of the Liver.* Edimburgo: Churchill Livingstone, 1994. p. 635.

Bonaani M. Liver in systemic diseases. In: Kaplowitz N (ed.). *Liver and Biliary Diseases.* Baltimore: William & Wilkins, 1996. p. 439.

Dickson RC. The liver in systemic disease. In: O'Grady JG, Lake JR, Howdle PD (ed.). *Compreehensive Clinical Hepatology.* Londres: Mosby, 2000. p. 3321.

Mac Sween RNM, Burt AD. Liver pathology associated with diseases of other organs. In: MacSween RNM, Anthony PP, Scheuer PJ, Burt AD, Portmann BC (ed.). *Pathology of the Liver.* Edimburgo: Churchill Livingstone, 1994. p. 713.

Matsumoto T, Kobayashi S, Shimizu H et al. The liver collagen disease: pathologic study of 160 cases with particular reference to hepatic arterites, primary biliary cirrhosis, autoimmune hepatitis and nodular regenerative hiperplasia of the liver. *Liver* 2000;20:366.

Youssef WI, Tavill AS. Connective tissue diseases and the liver. *J Clin Gastroenterol* 2001;35:345.

CAPÍTULO 12

COMO SE COMPORTAR DIANTE DE PACIENTE COM HEMOCROMATOSE GENÉTICA?

Adávio de Oliveira e Silva
Verônica Desirée Samudio Cardozo
Betânia da Silva Rocha
Priscila Rodrigues Néspoli
Cristiane Maria de Freitas Ribeiro
Luiz Augusto Carneiro D'Albuquerque

IMPORTÂNCIA

Doença genética com caráter autossômico recessivo, caracterizada pela excessiva absorção intestinal e deposição hepatocelular de ferro. A presença desse metal no fígado também pode ocorrer na doença alcoólica, hepatite crônica viral, esteato-hepatite não-alcoólica, cirrose de etiologia não viral e em certas doenças sistêmicas. Por esse motivo, deverão ser incluídas no rol do diagnóstico diferencial da hemocromatose genética, observada, sobretudo, entre habitantes do norte europeu, com prevalência variando entre 0,1% a 0,5% dependendo do critério diagnóstico empregado. Tais números inexistem no Brasil, porém a prevalência é importante nos Serviços de hepatologia.

COMO ESSA DOENÇA SE INSTALA?

Determinada pelo gene HFE, situado sobre cromossomo 6, próximo do *locus* A do sistema HLA. Esse comportamento se traduz pelas mutações C 282γ presentes em mais de 85% a 90% dos pacientes típicos, homozigóticos, ou H63D entre heterozigóticos, representando 10% a 15% dessa população. Homozigóticos com essa última mutação são raros e têm, geralmente, uma forma de expressão leve. Quando qualquer dessas não se encontra presente, outras, sobretudo do S65C, podem ser identificadas, com papel patogenético encontrando-se incerto. Têm sido detectadas tais mutações genéticas através de técnica de extração do DNA dos leucócitos sanguíneos. São esses que cursam com modificações da homeostase do ferro corpóreo, que depende da sua absorção no nível da superfície apical do enterócito, no duodeno, onde atinge 1-2 mg/dia, metal apresentado sob forma iônica (não heme) e não iônica (heme). Nessa região atua uma proteína denominada Dcytb, com condução intracelular sendo realizada por um transportador DNT1 ligado a ferroportina (MTP1 ou IREG1).

COMO DIAGNOSTICAR ESSA DOENÇA?

A evolução clínica da hemocromatose genética processa-se após longo período em que ocorre sobrecarga significativa corpórea e hepatocelular de ferro. Pacientes cursam no início de forma assintomática, até que, finalmente, ocorram instalações de cirrose e/ou carcinoma hepatocelular. Essa progressão é mais observada entre pacientes do sexo masculino, com idade acima de 50 anos, que revelam história de alcoolismo ou tabagismo crônico, com alto percentual portando vírus B ou C da hepatite. São comuns as queixas de astenia, aspecto cutâneo bronzeado, de dores articulares e ósseas (desmineralização óssea), com alguns cursando com diabetes, hipogonadismo, alterações eletrocardiográficas e insuficiência cardíaca congestiva, entre os quais são mais freqüentes os quadros infecciosos graves.

Confirmação processa-se através de: 1. emprego de métodos indiretos, tais como: a) dosagem do ferro sérico, geralmente entre 22-35 µmol/l (normal, respectivamente, de 22 a 20 µmol/l para homens e mulheres); b) elevado índice de saturação de transferrina, sempre acima de 45% (normal, respectivamente, 32% e 26% para homens e mulheres); c) acentuados valores de ferritina, sempre acima de 800-1.000 µmol/l (normal respectivamente de 300 e 200 µg/l para homens e mulheres) ou; 2. valendo-se de métodos indiretos, como biópsia hepática, quando os fragmentos devem ser estudados através da coloração específica para ferro (técnica de Perls), identificando-se padrão típico de deposição do metal preferencialmente periportal (Zona 1) e com gradiente proporcionalmente menor em zonas 2 e 3. São comuns encontros de agregados do metal em células de Kupffer (nódulos sideróticos) e no epitélio dos ductos biliares, levando às instalações de fibrose tecidual e dos espaços porta, com formação de septos. Tal estadiamento também pode se valer da técnica de coloração pelo azul da Prússia, sendo que em outras doenças em que há sobrecarga de ferro no fígado a distribuição mostra-se preferencial entre células sinusoidais.

Nesses pacientes com essas características devem ser pesquisadas presenças das mutações C282Y e H63D, realizada por digestão por enzimas de restrição Rsa1 e nos homozigóticos pelo seqüenciamento direto do DNA, enquanto a mutação S65C, valendo-se da reação em cadeia de polimerase seguida por enzima de restrição Hinf1.

COMO SE DESENVOLVE A HISTÓRIA NATURAL DESSA DOENÇA?

Ela é variável, com agressão tecidual apenas ocorrendo quando depósitos de ferro ultrapassem pelo menos 5 g de ferro, ou seja, 5 vezes o normal. Esse comportamento faz com que a hemocromatose genética seja histologicamente classificada em *Estádio I* – quando o acúmulo do metal é insignificante observado naqueles com até 20 anos de idade; *Estádio II* – quando o acúmulo do metal é significativo, mas incapaz de produzir doença observada naqueles com 20-40 anos de idade; *Estádio III* – definido como irreversível quando já existe lesão de pâncreas, fígado, coração, observado sempre naqueles com mais de 40 anos de idade, portando fibrose significativa ou cirrose.

Essa múltipla forma de apresentação exige que populações-alvo sejam rastreadas na busca de identificação de portadores de hemocromatose genética, conforme discriminado na Figura 12-1, ainda em fase em que existam pequenos depósitos teciduais de ferro.

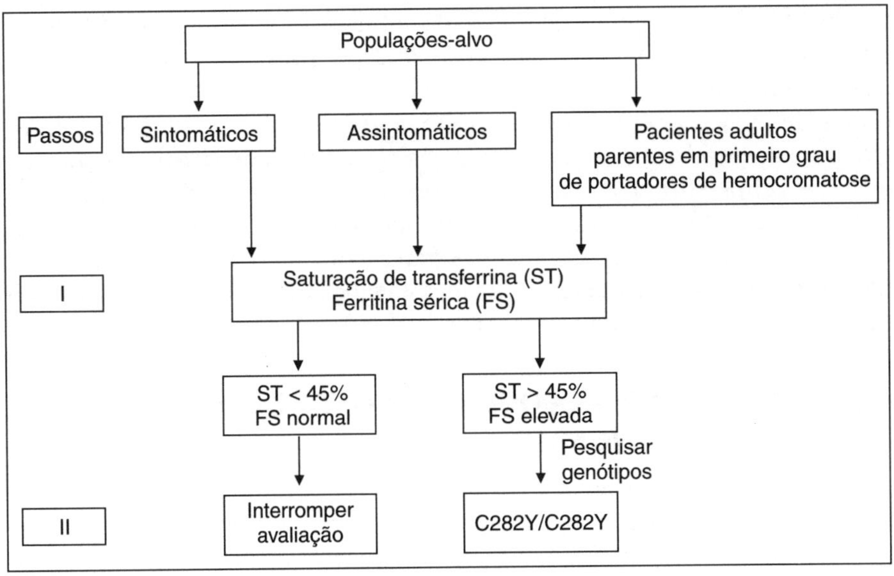

Fig. 12-1. Estratégia de pesquisa da hemocromatose genética em populações-alvo.

COMO ESSES PACIENTES DEVERÃO SER TRATADOS?

Uma vez estabelecido o diagnóstico de hemocromatose genética, devem ser iniciadas as flebotomias terapêuticas, conforme disposto na Figura 12-2.

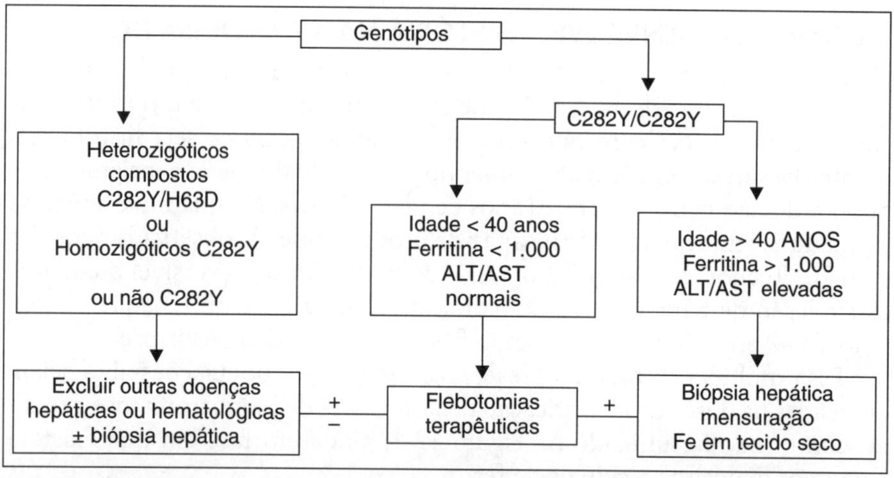

Fig. 12-2. Manipulação terapêutica de pacientes com hemocromatose genética.

Assim, a cada sangria em volume de 400-500 ml removem-se 250 mg de ferro, devendo-se levar em consideração que, por ocasião da identificação da doença, a sobrecarga do metal corpóreo já se situa entre 15-30 g. A programação da freqüência a ser executada relaciona-se com a concentração da hemoglobina que deve situar-se entre 10-11 g e nível sérico de ferritina. Uma vez que esse último encontre-se normal, deve-se adotar uma atitude de manutenção envolvendo 3-4 venissecções ao ano por toda a existência do paciente, visando manter índice de saturação de transferrina menor que 50%. Quando tal atitude é tomada naqueles já cirróticos avançados, a chance de involução mostra-se baixa, observada em apenas 15%-30% dos pacientes.

■ EXISTE INDICAÇÃO PARA QUE SEJAM CONDUZIDOS AO TRANSPLANTE DE FÍGADO?

Falência dessas atitudes terapêuticas implica que devam ser conduzidos pelo transplante de fígado, com resultados precários observados em curto e longo prazo, com sobrevida de 1 e 5 anos sendo, respectivamente, de 54% e 43%, baixos índices que se relacionam com as maiores incidências de sepse (53%) e complicações cardíacas (50%) no pós-operatório.

Naqueles com boa evolução pós-transplante de fígado, normalização dos valores séricos de ferritina e índice de saturação de transferrina, ocorre dentro de 6 meses. Deposição recorrente de ferro pode ser observada afetando, principalmente, células de Kupffer sem relação com volume de transfusão ou regime de imunossupressão.

BIBLIOGRAFIA

Brunt EM, Olynyk JK, Britton RS et al. Histological evaluation of iron in liver biopsies: relationship to HFE mutations. *Am J Gastroenterol* 2000;95:1788.

Hezode C, Dhumeaux D. Fer et hepatopathies chroniques (in de hors de l'hemocromatose génétique et de l'hépatosiderose dysmétabolique). *Gastroenterol Clin Biol* 2000;24:882.

Moirand R. Hémochromatose. *Gastroenterol Clin Biol* 2000;24:B68.

Pietrangelo A. Hémochromatose. In: Arroyo V, Navasa M, Forns X, Batallec R. Sánchez-Fuezo A, Rodés J (ed.) *Update in Treatment of Liver Disease,* 2005. p. 289.

Piperno A, Arosio C, Fossati L et al. Two novel nonsense mutations of HFE gene in five unrelated italian patients with hemochromatosis. *Gastroenterology* 2000;119:441.

Tavilla A. Diagnosis and management of hemochromatosis. *Hepatology* 2001;33:1321.

Wallace DF, Dooley JS, Walker AP. A novel mutations of HFE explains the classical phenotype of genetic hemochromatosis in a C282y heterozygote. *Gastroenterology* 1999;116:1409.

Wallace DF, Walker DP, Pietrangelo A et al. Frequency of the S65C mutation of HFE and iron overload in 309 subjects heterozygous for C282y. *J Hepatol* 2002;36:474.

CAPÍTULO 13

COMO SE COMPORTAR DIANTE DE PACIENTE COM ESTEATO-HEPATITE NÃO-ALCOÓLICA?

Adávio de Oliveira e Silva
Betânia da Silva Rocha
Verônica Desirée Samudio Cardozo
Evandro de Oliveira Souza
Raul Carlos Wahle
Cristiane Maria de Freitas Ribeiro
Francisco Leôncio Dazzi
Luiz Augusto Carneiro D'Albuquerque

IMPORTÂNCIA

A esteato-hepatite não-alcoólica tem características típicas que podem ser assim resumidas: 1. responsável por cerca de 60%-80% dos casos de níveis séricos elevados de aminotransferases e gamaglutamiltransferases nos pacientes atendidos em ambulatórios e clínicas privadas; 2. mais observada entre obesos, mas sobretudo naqueles com hipertensão arterial, que cursam com hiperglicemia, hipertrigliceridemia (> 150 mg/dL) e com valores de HDL abaixo de 40 e de 50 mg/dL, respectivamente, para homens e mulheres. São esses que mostram risco maior de desenvolver esta síndrome plurimetabólica que traduz resistência à insulina.

PODE SER IDENTIFICADA EM OUTRAS SITUAÇÕES CLÍNICAS?

Tem sido também denominada de doença hepática pseudo-alcoólica, hepatite do fígado gordo, hepatite diabética, esteatonecrose ou cirrose de Laennec não-alcoólica, cujo grau de lesão hepatocelular não pode ser identificado pela ultra-sonografia, tomografia computadorizada e/ou ressonância magnética. A confirmação da doença e a classificação obedece às presenças de certos sinais histológicos, que também podem ocorrer naqueles expostos a certas drogas e toxinas, conforme exposto no Quadro 13-1, e a desordens metabólicas genéticas ou adquiridas discriminadas no Quadro 13-2.

***Quadro 13-1.* Drogas e toxinas associadas à esteato-hepatite não-alcoólica**

Metais	*Antibióticos*
• Antimônio • Sais de bário • Boratos • Cromatos • Fósforo • Compostos de tálio e urânio	• Azaserina • Bleomicina • Puromicina • Tetraciclina
Drogas citotóxicas/citostáticas	***Outras drogas***
• L-Asparginase • Azacitidina • Azamridina • Metotrexato	• Amiodarona • Cumadin • Dicloroetileno • Etionina • Etilbrometo • Estrógenos • Fletoest • Glicocorticóides • Hidrazida • Hipoglicina • Orotato • Maleato de perexilene • Safrol

***Quadro 13-2.* Desordens metabólicas associadas à esteato-hepatite não-alcoólica**

Genéticas	*Adquiridas*
• Abetalipoproteína • Hepatoesteatose familiar • Galactosemia • Glicogenose • Intolerância à frutose • Homocistinúria • Deficiência sistêmica de carnitina • Tirosinemia • Doença de Restun • Síndrome de Schwachman • Síndrome de Weber-Christian • Doença de Wilson	• *Diabetes mellitus* • Doença inflamatória intestinal • Desvio jejunoileal • Kwashiorkor • Marasmo • Obesidade • Hiperlipidemia • Jejum e caquexia • Anemia acentuada • Nutrição parenteral total

ESSA DOENÇA COMO SE INSTALA?

De mecanismo patogenético complexo instala-se em conseqüência de: 1. redução de oxidação mitocondrial de triglicérides; 2. baixa exportação hepática de ácidos graxos e lipídios; 3. síntese hepática maior de fosfolipídios e ésteres de colesterol, fenômenos observados tanto em ratos quanto humanos obesos, que associadamente apresentam supercrescimento bacteriano. São esses que evoluem com acentuadas produções de radicais livres de O_2, hipersecreção de leptina e grelina ampliadores da ingesta e do hiperestímulo exercido sobre células estelares do fígado e da matriz extracelular, levando ao aparecimento, nesses pacientes, de esteatose, fibrose hepática, cirrose e até carcinoma hepatocelular, em pacientes cursando com síndrome de resistência à insulina.

COMO A HISTÓRIA NATURAL DESSA DOENÇA SE DESENVOLVE?

Tem prevalência geográfica variável, sendo observada entre 2% a 3% da população e entre 7% a 11% das biópsias hepáticas. Predomina no sexo feminino com os pacientes apresentando hepatomegalia, elevações dos níveis séricos de aminotransferases e gamaglutamiltransferase, ferritina e índice de saturação de transferrina, com baixos títulos de fator antinuclear e valores séricos normais de albumina e atividade de protrombina, exceto naqueles que apresentam cirrose hepática e cursam com baixa reserva parenquimatosa.

Tem história natural indefinida, com estabilidade histológica entre 1 a 9 anos de evolução ocorrendo em 54% dos pacientes. A cirrose é mais freqüentemente observada naqueles que apresentam intenso infiltrado inflamatório, com sobrevida de 5 a 10 anos desses pacientes sendo, respectivamente, de 67% e 59%, mostrando tendência à evolução para o carcinoma hepatocelular.

COMO DIAGNOSTICAR ESSA DOENÇA?

Baseando-se em aspectos clínicos, que são múltiplos e podem ser vistos no Quadro 13-3.

Complementa-se o diagnóstico caracterizando os parâmetros histológicos que incluem: esteatose, inflamação lobular e portal, constituída por leucócitos polimorfonucleares. São comuns ocorrências de balonização hepatocelular, presença de corpúsculos hialinos de Mallory e núcleos glicogenados. Evolução traduz-se pelas presenças de fibrose perissinusoidal, periportal ou em ponte seguida da instalação de cirrose, segundo proposto por Brunt que para isso construiu um escore, explicitado no Quadro 13-4.

Quadro 13-3. **Aspectos clínicos de esteato-hepatite não-alcoólica**

Sintomas
- Curso assintomático
- Variáveis, vagos (astenia, mal-estar, desconforto no quadrante superior direito)

Sinais
- Hepatomegalia (75%)
- Esplenomegalia (25%)
- Insuficiência hepática fulminante relacionada ao uso de antimicóticos, tetraciclinas e análogos nucleosídeos
- Carcinoma hepatocelular relacionado à tiroxinemia

Aspectos laboratoriais
- Elevação de AST e ALT (típico)
- Proporção AST/ALT < 1
- Elevação de FA e GGT (comuns)
- Presença de ferritina e ferro sérico elevados e índice baixo de saturação de transferrina
- Mutação Cys 282t yr (gene HFE) = 30%
- Marcadores virais e auto-anticorpos (negativos)

Métodos de imagens
- Pouco sensíveis e inespecíficos

Biópsia hepática
- Padrão-ouro

Quadro 13-4. **Parâmetros histológicos, estádios e escores**

Parâmetros	*Estádios*	*Aspectos Histológicos*
Esteatose		Células repletas de gordura
	1	0%-33%
	2	34%-66%
	3	67%-100%
Necroinflamatório	0	Ausente
	1	Hepatócitos balonizados sem inflamação
	2	Hepatócitos balonizados com inflamação lobular
	3	Inflamação intra-acinar e portal
Fibrose	0	Ausente
	1	Perissinusoidal – pericelular
	2	Periportal
	3	Em ponte
	4	Cirrose

COMO ESSES PACIENTES DEVERÃO SER TRATADOS?

Opções terapêuticas são múltiplas e, na maioria das vezes, geradoras de resultados frustrantes. Assim, esses pacientes têm sido conduzidos através de:

1. Orientação para perda sustentada e progressiva de peso corpóreo, buscando realizar exercícios físicos diários visando reduzir a intensa resistência à insulina que apresentam com resultados nem sempre gratificantes, associando-se medidas dietéticas rígidas, conforme disposto nos Quadros 13-5 e 13-6.
2. Medicamentos que são administrados de forma isolada ou combinada, visando: a) ação citoprotetora e antioxidante, exercida pela ingesta de ácido ursodesoxicólico (dose de 13-15 mg/kg/dia, por tempo indeterminado), associado à vitamina E (uma cápsula de 400 mg/dia), promotores de melhora discreta na intensidade da esteatose avaliada através da ultra-sonografia. Alternativas baseiam-se no uso de S-adenosilmetionina, n-acetilcisteína ou betaína, com resultados dúbios, mesmo quando administrados por longo prazo; b) ação antidiabetogênica e sensibilizadora da insulina exercida por

Quadro 13-5. **Cardápio-base de 1.200 calorias**

Café da manhã
- 1 copo (200 ml) de leite desnatado com café e adoçante
- 2 bolachas tipo *cream cracker*
- 1 colher (sopa) de requeijão *light*
- 1 laranja inteira

Lanche
- 1 iogurte *light* com sabor fruta

Almoço
- Salada de rúcula + pepino + 2 colheres (sopa) de cenoura + 1 colher (sobremesa) de tempero (azeite, limão e sal)
- 100 g de filé de frango grelhado com ervas aromáticas (salsinha, manjericão ou sálvia)
- 2 colheres (sopa) de arroz
- 2 colheres (sopa) de feijão
- 1 kiwi

Lanche
- 1 fatia de pão integral *light* com 1 fatia fina de queijo branco e 1 rodela de tomate salpicado com orégano

Jantar
- Salada de alface crespa + repolho roxo + 4 buquês de couve-flor + aceto balsâmico (ou vinagre, à vontade) e sal a gosto
- 3 almôndegas de carne cozidas no molho de tomate
- 2 colheres (sopa) de arroz à grega
- Taça de gelatina *diet* com pedaços de maçã

***Quadro 13-6.* Cardápio-base de 1.500 calorias**

Café da manhã

- 1 fatia de pão integral *light*
- 1 fatia de ricota
- 1 colher (chá) de geléia sem açúcar ou 1 colher (chá) de farelo de aveia
- Papaia
- 1 copo de leite desnatado com café e adoçante

Lanche

- 1 torrada de pão *light* sem casca
- 1 colher (sopa) de requeijão *light*
- Chá com adoçante

Almoço

- Salada de alface com agrião, tomate cereja, 1 noz, pepino + 1 colher (chá) de azeite + aceto balsâmico ou vinagre
- 100 g de *paillard* (filé fininho) de filé *mignon*
- 3 colheres (sopa) de arroz com brócolis
- 1 taça de salada de frutas (com frutas variadas, sem restrição)

Lanche (pós-atividade física)

- 2 colheres (sopa) de cereal
- 1 iogurte *light* ou desnatado, com adoçante e canela (opcional)
- 1 banana maçã

Jantar

- Salada de rúcula + beterraba ralada + cenoura ralada + 1 mussarela de búfala pequena + 1 colher (chá) de azeite + limão
- 150 g de linguado cozido no vapor
- 1 batata cozida
- 2 colheres (sopa) de creme de espinafre (preparado com creme de leite *light*)

agentes como metformina e troglitazona, administrados durante 3 a 6 meses, sem evidentes benefícios no que diz respeito à redução na atividade inflamatória ou na fibrose; c) ação anti-hipertrigliceridêmica, valendo-se de clofibrate, genfibrosil ou probucol, mostra-se efetiva ao promover reduções nos valores séricos de aminotransferases; d) exige-se redução do hipercolesterolemia valendo-se das estatinas.

3. Falência das atitudes anteriores tem feito com que sejam conduzidos pela administração de drogas antiobesidade, visando suprimir apetite excessivo, estimular a termogênese ou reduzir absorção intestinal de gorduras.

Para tal tem-se valido do uso isolado ou combinado de fenfluramina ou seu d-isômero, a dexfenfluramina e/ou sibutramina, e até o orlistat, um inibidor da lipase pancreática. Tudo indica que a adoção de qualquer dessas medidas farmacológicas não se mostra capaz de impedir a evolução inexorável que apresenta para cirrose, insuficiência hepatocelular e carcinoma hepatocelular.

O QUE SE BUSCA COM ESSA ESTRATÉGIA TERAPÊUTICA?

Fundamentalmente: a) redução nos índices e gravidade das comorbidades; b) redução ou remoção dos depósitos de gordura ou fibrose intra-hepática; c) atuar valendo-se da capacidade antioxidante, estabilizadora de membrana de hepatócitos, redução da agressão do endotélio vascular e controle das situações pró-trombóticas que apresentam e, sobretudo, efeitos imunológicos, conforme explicitado no Quadro 13-7.

Quadro 13-7. **Estratégias terapêuticas na esteato-hepatite não-alcoólica**

Estratégias terapêuticas	*Mecanismos de ações*	*Efeitos imunológicos*
Perda de peso	Menor acesso de triglicérides e ácidos graxos ao fígado	< de leptina e TNF-α
Exercício físico	Perda de peso e modificação do padrão de citocinas	< expressão de TNF-α > regulação de IL-6
Estatinas	Inibidores de HMG-CoA	< MCP-1
Metformina	Sensibilizador de insulina	< TNF-α intra-hepática
Tiazolidenidionas	Sensibilizadores de insulina	Ativação de PPAR-gama
Vitamina E	Antioxidante	< TGF-β
Pentoxifilina	Altera padrões de citocinas	< TNF-α
Probióticos/Antibióticos	< endotoxemia portal	< TNF-α
Orlistat	Inibe lipases gástrica e pancreática	?
Ácido ursodesoxicólico	Estabilizador de membranas de hepatócitos refaz o *pool* de ácidos biliares	< NF-KappaB

HMG-CoA = hidroximetil coenzima A redutase; MCP-1 = proteína 1 quimioatraente inibidora de monócitos; PPAR-gama = gama-receptor ativado proliferador de peroxisomo; NF-KappaB = fator de transcrição de proteínas de fosforilação; < = menor; > = maior.

DOSES DE FÁRMACOS VOLTADOS AO CONTROLE DAS CO-MORBIDADES APRESENTADAS ENCONTRAM-SE DEFINIDAS, NA LITERATURA?

Sim, e merecerão considerações em separado:

Dislipidemias (Quadro 13-8)

Quadro 13-8. **Fármacos empregados e doses no controle da dislipidemia encontrada nos pacientes com esteato-hepatite não-alcoólica**

Fármacos empregados	*Doses (mg/dia)*	*Objetivos*
Estatinas		
Sinvastatina	10-40	< Triglicerídios para < 150 mg/dL
Pravastatina	20-40	LDL < 100 mg/dL e > HDL > 40 mg/dL
Fluvastatina	20-40	
Atorvastatina	10-40	
Rosuvastatina	10-40	
Outros redutores de lípides		
Colestipol	625 µg/dia (SC)	Ligam-se a ácidos biliares no intestino, aumento na captação hepática de LDL, com baixa nos níveis plasmáticos
Colestiramina	12-36 g/dia	
Ezetimibe	10 mg/dia	Bloqueia absorção de colesterol no intestino, baixando fração LDL sérica associada a estatinas
Ácido nicotínico	3-4,5 g/dia	Aumenta HDL colesterol e baixa as taxas de triglicerídios
Bezafibrato	400 mg/dia	Aumenta HDL colesterol e baixa as taxas de triglicerídios
Genfibrozila	1.200 mg/dia	Reduz LDL naqueles com baixo HDL e triglicerídios elevado

Diabetes mellitus (Quadro 13-9)

Quadro 13-9. **Fármacos empregados e doses no controle da hiperglicemia encontrada nos pacientes com esteato-hepatite não-alcoólica**

Fármacos empregados	*Doses (mg/dia)*	*Objetivos*
Sensibilizadores de insulina		
Metformina	850	Reduz ingesta alimentar e calórica. Sensação de fome e emagrecimento
Troglitazona		< níveis de PCR de alta sensibilidade
Pioglitazona	15-45	Solúvel de ligante CD40, baixar influxo de glicerol para o fígado
Rosiglitazona	4-8	Redução em ácidos graxos livres. Aumenta colesterol
Miglitol	75-300	Inibidores de glicoamilase, α-amilase e sucras, e retardando absorção de carboidratos
Acarbose	100-300	

Hipertensão arterial (Quadro 13-10)

Quadro 13-10. **Fármacos empregados e doses no controle da hipertensão arterial nos pacientes com esteato-hepatite não-alcoólica**

Hipertensão arterial	*mg/dia*	*Objetivos*
Diuréticos		
Hidroclorotiazida	12,5-25	Promovem redução do volume plasmático, bloqueando reabsorção renal de sódio e aumenta o débito cardíaco
Clortalidona	12,5-15	
Furosemida	40	
Ácido etacrínico	50	
Bumetanida	0,50	
Espironolactona	25	
Amilorida	5	
Bloqueadores β-adrenergérgicos	**mg/dia**	
Atenolol	25-200	Reduções de índice e débito cardíaco, da resistência vascular sistêmica e secreção de renina
Carvedilol	6,25-12,5	
Labetalol	100-200	
Metoprolol	50-100	
Nadolol	20-80	
Pindolol	10-60	
Propranolol	40-320	
Timolol	10-40	
Inibidores da enzima conversora de angiotensina II		
Captopril	50-300	Inibição do sistema renina-angiotensina-aldosterona e estímulo da síntese de prostaglandina com redução da atividade do sistema nervoso simpático
Enalapril	5-40	
Lisinopril	5-40	
Bloqueadores dos receptores de angiotensina II		
Candasertan	8-32	Bloqueio do sistema renina-angiotensina-aldosterona, úteis naqueles com insuficiência cardíaca, *diabetes mellitus* e nefropatias
Irbesartan	150-300	
Losartan	25-100	
Olmesartan	20-40	
Telmisartan	20-80	
Valsartan	80-320	
Bloqueadores do canal de cálcio		
Diltiazem	180-360	Promovem vasodilatação periférica, com menos taquicardia e retenção hídrica
Verapamil	180-480	
Amlodipina	5-20	
Nifedipina	30-120	

Redução do peso corpóreo (Quadro 13-11)

Quadro 13-11. **Fármacos empregados e doses no controle do excesso de peso corpóreo encontrado nos pacientes com esteato-hepatite não-alcoólica**

Fármacos empregados	*Dose (mg/dia)*	*Objetivos*
Agentes pré-absortivos		
Derivados β-fenitilamínicos e fenilpropranolamínicos		Bloqueio da liberação ou receptação noradrenérgica e dopaminérgica
Dietilpropiona	75	
Fentetramina	30	
Fenfluramina	60-80	
Dexfenfluramina	30	
Sibutramina	5	
Inibidor de recaptação		
Fluoxetina	60	
Agentes pós-absortivos	**mg/dia**	
Orlistate	120	Inibidor das lipases gástricas e pancreáticas, removendo ácidos graxos dos triglicerídios, gerando-os livres e monoglicerídioss

■ EXISTEM INDICAÇÕES PARA QUE SEJAM CONDUZIDOS À CIRURGIA BARIÁTRICA?

A manutenção ou exacerbação do peso corpóreo ou da lesão hepatocelular definida através de métodos bioquímicos, histológicos ou de imagens tem levado a que sejam conduzidos pela cirurgia bariátrica, valendo-se de técnicas que promovem: a) rearranjo da arquitetura e redução de extensão da mucosa intestinal absortiva, pela criação de anastomoses jejunoileal ou diversão pancreática, bem como *switch* duodenal; b) formação de pequenas bolsas gástricas restritivas, valendo-se de gastroplastias. Tais medidas deverão estar voltadas para aqueles com IMC > 40 ou > 35 kg/m^2, nesse caso quando existam co-morbidades.

Adota-se tal opção porque esses pacientes cursam com síndrome metabólica de resistência à insulina traduzida por obesidade central, hiperlipidemia, hiperglicemia e hipertensão arterial. Complementa-se esse cenário pela presença da esteato-hepatite não-alcoólica, responsável pelas instalações de fibrose, cirrose e até carcinoma hepatocelular. Diante dessa perspectiva alarmante, na falência da terapêutica farmacológica e comportamental e, diante do risco de morte prematura, devem ser tratados pela cirurgia bariátrica. Vantagens e desvantagens desse procedimento encontram-se expressas no Quadro 13-12.

Quadro 13-12. **Vantagens e desvantagens da cirurgia bariátrica no tratamento da esteato-hepatite não-alcoólica**

Vantagens

1. Redução significativa do peso corpóreo no primeiro, mais lento no segundo e estável no terceiro ano de pós-operatório
2. Redução nos índices de co-morbidades que apresentam, como *diabetes mellitus*, hiperlipidemia, hipertensão arterial, apnéia obstrutiva do sono em, respectivamente, 86%, 70%, 75% e 84%
3. Significativa melhora das lesões hepáticas degenerativas e inflamatórias histológicas do fígado e das provas bioquímicas que definem a agressão hepatocelular

Desvantagens

1. Risco maior de desenvolvimento de necrose maciça ou submaciça de fígado no pós-operatório daqueles com perdas excessivas de peso corpóreo seguindo-se a cirurgias disabsortivas (Scopinaro)
2. Limitada sua aplicação apenas para obesos mórbidos (IMC > 40 kg/m^2) ou com co-morbidades graves, o que amplia o risco de complicações pós-operatórias
3. Persistência no pós-operatório (até 2 anos) de: a) complicações da obesidade (osteoartrite, celulite de extremidades, infecções); b) necessidade de cirurgias eletivas (histerectomias, colecistectomias, colectomias); c) próprias da intervenção cirúrgica (reparo de hérnias ventrais ou revisões de anastomoses)

EXISTEM CONTRA-INDICAÇÕES PARA TRATAMENTO COM CIRURGIA BARIÁTRICA?

Embora não exista uniformidade a propósito de certos critérios de seleção, deve-se procurar guiar-se pelo proposto no Quadro 13-13.

Quadro 13-13. **Contra-indicações para tratamento pela cirurgia bariátrica**

Contra-indicações	
Formais	***Relativas***
Pressão portal > 10 mmHg	Idade avançada
Varizes esofagogástricas de grande calibre	Cirurgia intestinal prévia
Varizes intra-abdominais	Co-morbidades de pior prognóstico
Ascite	Cirrose*
Bilirrubina total ≥ 2 mg/dL	
INR > 1,0	
Insuficiência cardíaca direita	
Distúrbio psiquiátrico sem controle	

*Prudente tentar defini-la através de biópsia hepática no pré-operatório.

EXISTE INDICAÇÃO PARA QUE SEJAM CONDUZIDOS AO TRANSPLANTE DE FÍGADO?

A incapacidade dessas opções em impedir essa tendência evolutiva inexorável, tem levado a que cursem com sinais de insuficiência hepática com baixa capacidade de síntese, sinais de hipertensão portal ou, até, carcinoma hepatocelular. Por isso, nesse momento têm que ser conduzidos pelo transplante de fígado.

Nesses deverão ser levados em consideração alguns aspectos que são típicos do procedimento quando são conduzidos os obesos mórbidos, pois tais pacientes, quando cirurgicamente tratados, têm maior número de complicações cardíacas, pulmonares, endócrinas e vasculares. Além do mais, apresentam anormalidades farmacocinéticas e farmacodinâmicas com relação a antibióticos e outros fármacos. Tipicamente são hiperlipidêmicos, com hipertensão arterial, coronariopatias, portando *diabetes mellitus*, artropatias e doença restritiva pulmonar. As características desses assim conduzidos estão expressas no Quadro 13-14.

Quadro 13-14. **Limitações e inconvenientes do transplante de fígado em obesos mórbidos**

1. Significante aumento na mortalidade por longo prazo, sobretudo resultante de eventos cardiovasculares
2. Complicações pós-operatórias vasculares e respiratórias, tempo de hospitalização e custos maiores
3. Persistência da síndrome metabólica de resistência à insulina acompanhada de resistência à insulina, dislipidemia, hipertensão arterial, doença cardiovascular, nefropatia e ganho de peso
4. Reinstalação das agressões sobre o novo fígado implantado, traduzidas por esteatose, hepatite crônica, fibrose e cirrose
5. Diante dessa última limitação e inconveniente, têm sido conduzidos no pós-operatório através de desvio gástrico com reconstrução em Y de Roux, passível de ser realizada por via laparoscópica

BIBLIOGRAFIA

Adams LA, Angulo P, Linder KD. Non alcoholic fatty liver disease. *CMAJ* 2005;17:899.

Baron RB. Lipid abnormalities. In: Tierney Jr LM, McPhee SJ, Papadakis MA (ed.). *Current Medical Diagnosis and Treatment*. Nova Iorque: Mc Graw-Hill, 2006. p. 1240.

Braunfeld MY, Chan S, Pregler J et al. Liver transplantation in the morbidly obese. *J Clin Annesth* 1996;8:585-590.

Brunt EM, Janney CG, Di Bisceglie AM et al. Nonalcoholic steatohepatitis: a proposal for grading and staging the histological lesions. *Am J Gastroenterol* 1999;94:2467.

Day CP. Mechanism of progression in non-alcoholic fatty liver disease. In: Arroyo V, Navasa M, Forns X, Bataller R, Sánchez-Fueyo A, Rodés J (ed.). *Updates in Treatment of Liver Disease*. Barcelona: Ars Medica, 2005. p. 289.

De Wald T, Khaodhiar L, Donahue M, Blackburn G. Pharmacological and surgical treatment for obesity. *Am Heart J* 2006;151:604.

Diehl AM. Nonalcoholic steatohepatitis. *Sem Liver Dis* 1999;19:221.

Ducloux D, Kazory A, Simula-Faivre D, Chalogin JM. One year post-transplant weight gain is a risk factor for graft loss. *Am J Transplant* 2005;5:2922.

Eckel RH, Grundy SM, Zimmet PZ. The metabolic syndrome. *Lancet* 2005;365:1415.

Hellingso JG, Wettergren A, Hyouda M, Kirkegaard P. Obesity incraeses mortality in liver transplantation the Danish experience. *Transplant Intern* 2005;18:1231-1235.

Jaskiewicz K, Raczynska S, Rzepko R, Sledzinski Z. Nonalcoholic fatty liver disease treated by gastroplasty. *Dig Dis Sci* 2006;51:21.

Kelley M, Jain A, Kashyap R et al. Change in oral absorption of tracrolimus in a liver transplant recipient after reversal of jejunoileal bypass: case report. *Transplant Proc* 2005;37:3165-3167.

Lindor KD, Adams L, Targets for therapy and currente status of treatment for NAFL. In: Arroyo V, Navasa M, Forns X, Bataller R, Sánchez-Fueyo A, Rodés J (ed.). *Updates in Treatment of Liver Disease.* Barcelona: Ars Medica, 2005. p. 311.

Macharani V. Diabetes mellitus & hyperglycemia. In: Tierney Jr LM, Mc Phee SJ, Papadakis MA (ed.). *Current Medical Diagnosis and Treatment.* Nova Iorque: Mc Graw-Hill, 2006. p. 1194.

Mancini MC, Halpern A. Obesidade. *Rev Brasil Med* 2006;63:132.

Marchesini G, Bugianesi E, Forlani G et al. Nonalcoholic fatty liver, steatohepatitis, and the metabolic syndrome. *Hepatology* 2003;37:917.

Mc Phee SJ, Massie BM. Systemic hypertension. In: Tierney Jr LM, Mc Phee SJ, Papadakis MA (ed.). *Current Medical. Diagnosis and Treatment.* Nova Iorque: Mc Graw-Hill, 2006. p. 419.

Mun EC, Blackburn GL, Matthews JB. Current status of medical surgical therapy for obesity. *Gastroenterology* 2001;120:669.

Poordad FF. Therapeutic options in non-alcoholic fatty liver disease. In: Vierling JM, Peters MG, Howell CD (ed.). *Acute and Chronic Liver Disease. Immunologic Mechanisms and Therapy.* ASSLD, 2005. p. 109.

Powell EE, Cooksley WGE, Hanson E et al. The natural history of nonalcoholic steatohepatitis. A follow-up study of forty-two patients for up to 21 years. *Hepatology* 1990;11:74.

Powell EE, Jonsson JR, Clouston AD. The clinical spectrum and natural history of nonalcoholic fatty liver disease. In: Arroyo V, Navasa M, Forns X, Bataller R, Sánchez-Fueyo A, Rodés J (ed.). *Updates in Treatment of Liver Disease.* Barcelona: Ars Medica, 2005. p. 297.

Quist RG, Baker AJ, Dhawan A, Bass NM. Metabolic diseases of the liver. In: O'Grady JG. Lake JR, Howdle PD (ed.). *Comprehensive Clinical Hepatology.* Edimburgo: Mosby, 2000. p. 22.1.

Tschansky DS, Madan AK. Laparoscopic Roux-en-Y gastric bypass is safe and feasible after orthotopic liver transplantation. *Obes Surg* 2005;15:1481-1486.

CAPÍTULO 14

COMO SE COMPORTAR DIANTE DE PACIENTE COM COLESTASE INTRA-HEPÁTICA?

Adávio de Oliveira e Silva
Verônica Desirée Samudio Cardozo
Betânia da Silva Rocha
Raul Carlos Wahle
Evandro de Oliveira Souza
Priscila Rodrigues Néspoli
Luiz Augusto Carneiro D'Albuquerque

■ IMPORTÂNCIA

O termo colestase traduz interrupção do fluxo biliar, sendo definida como intra-hepática quando a doença ou o distúrbio funcional situam-se no território compreendido entre a membrana sinusoidal do hepatócito até a emergência do ducto biliar.

■ ESSA DOENÇA COMO SE INSTALA?

Normalmente, ao final de 120 dias, as hemácias senis são fagocitadas pelo sistema reticuloendotelial, principalmente do baço, sendo a hemoglobina, então, degradada em heme, monóxido de carbono e bilirrubina sob ação da enzima hemioxigenase. Essa bilirrubina formada é dita indireta ou não-conjugada e tem como propriedades ser lipossolúvel, atravessar facilmente as membranas lipoprotéicas (em particular, a barreira hematoliquórica) e não ser excretada pelos rins. Sob essa forma, a sua produção diária atinge 300 mg, sendo 70%-75% provenientes do sistema reticuloendotelial e os restantes 25%-30% do heme hepático e de hemoproteínas, sobretudo do citocromo P450. Ela se liga fortemente à albumina plasmática, sendo assim conduzida à membrana sinusoidal do hepatócito, estrutura que representa cerca de 70% da superfície hepatocitária, responsável pelo transporte bidirecional de várias outras moléculas, como sais biliares, colesterol e outros ânions orgânicos.

Mas para executar tais funções, depende da presença em sua superfície de receptores para a enzima Na^+, K^+-ATPase, que tem composição lipídica, o que a torna resistente à ação detergente exercida pelos ácidos biliares, sendo sua superfície de absorção ampliada pela presença dos microvilos. Além dessa, outras estruturas importantes encontram-se voltadas ao metabolismo e transporte da bilirrubina, a saber: complexo juncional, retículo endoplasmático liso, citoesqueleto, vesículas de membranas, complexo de Golgi e os pequenos canais biliares lobulares (com 1-2 μm de diâmetro). Distúrbios nesses elementos levam à retenção sérica de bilirrubina na dependência de causas metabólicas e mecânicas, conforme exposto no Quadro 14-1.

***Quadro 14-1.* Principais causas de colestase intra-hepática**

Metabólicas
- Com lesão hepatocelular
  - Hepatite por vírus
  - Hepatite auto-imune
  - Hepatite alcoólica
  - Hepatite por drogas
  - Cirrose biliar primária
  - Colangite auto-imune
  - Colangite esclerosante primária
  - Após transplante de fígado
- Sem lesão hepatocitária
  - Gravidez
  - Transinfecciosa
  - Período pós-operatório
  - Recorrente benigna

Mecânicas
- Doenças infiltrativas malignas

COMO DIAGNOSTICAR ESSA DOENÇA?

Clinicamente, traduz-se pelos aparecimentos de icterícia, hipocolia e acolia fecal. O prurido também faz parte do quadro, estando relacionado à retenção de sais biliares, às presenças de opiáceos endógenos e de compostos que se assemelham, estruturalmente, à serotonina no sangue dos acometidos. Quando presente, o prurido predomina nas palmas das mãos e plantas dos pés, sendo mais intenso no período noturno, podendo tornar-se incontrolável, contínuo, levando à instalação de escoriações cutâneas, com infecção secundária e assumir caráter desesperador gerando quadros de depressão, angústia e até tentativas de suicídio. A dor abdominal, por sua vez, praticamente inexiste na colestase intra-hepática, mas quando presente é do tipo surda, em peso e constante, localizada preferencialmente em hipocôndrio direito, podendo irradiar-se para dorso, ombro direito e epigástrio. Quando se associam as presenças de febre e calafrios representam, em geral, sinais patognomônicos de colangite, lembrando que também podem ser observados durante o quadro prodrômico das hepatites virais, associados, nesse caso, à astenia, anorexia e mal-estar geral. A hepatomegalia pode ser encontrada com o fígado tendo consistência normal ou pouco aumentada, superfície lisa e margens rombas. Esplenomegalia ocorre apenas nos casos decorrentes de doenças colestáticas crônicas, como conseqüência da hipertensão portal, mas também nos pacientes em fase aguda das hepatites virais.

Nas formas crônicas de colestase intra-hepática ocorre má absorção de vitaminas A, D, E e K, totalmente dependente dos sais biliares, levando a déficits nutricionais, gerando osteodistrofia, osteoporose, pele seca e sinais que indicam distúrbios da coagulação. Nesses ocorre associadamente esteatorréia, resultante da deficiente digestão das gorduras, modificação que se mostra proporcional ao grau de icterícia. Alguns cursam com hipercolesterolemia e hipertrigliceridemia, levando à formação de xantomas principalmente localizados na região palmar, abaixo dos seios, no tórax, dorso, pescoço e ao redor dos olhos, quando é denominado xantelasma. Lesões tuberosas dolorosas aparecem mais tardiamente, dispostas nas superfícies extensoras e pontos do corpo submetidos a pressões maiores, como cotovelos e joelhos. O desenvolvimento de insuficiência hepática é insidioso, ocorrendo cerca de 3 a 5 anos após o início da icterícia, acompanhada dos aparecimentos de aranhas vasculares, ascite e edema de membros inferiores. A intensidade do prurido tende a aumentar, associado ou não aos distúrbios da coagulação, que se tornam cada vez mais vitamina K-dependentes e exteriorizam-se sob forma de gengivorragia, epistaxes e hematomas subcutâneos, não infreqüentemente associados à encefalopatia hepática.

Do ponto de vista laboratorial há hiperbilirrubinemia à custa da fração direta, sendo esta acompanhada de aumento dos níveis séricos das enzimas canaliculares, fosfatase alcalina, gamaglutamiltransferase e 5-nucleotidase. Na presença de lesão hepatocelular, há elevação das aminotransferases, diminuição da atividade de protrombina e hipoalbuminemia. A leucocitose é freqüente quando existe colangite ou infiltração do parênquima hepático por lesões neoplásicas. O colesterol sérico total está elevado, comportamento também observado com triglicérides. As doenças virais diagnosticam-se ao serem identificados marcadores sorológicos específicos para vírus das hepatites A, B, C, D, E ou outros. Por sua vez, a caracterização das auto-imunes, pela positividade de auto-anticorpos não organoespecíficos, como fator antinuclear, antimúsculo liso, antiactina e anti LKM1 na hepatite auto-imune, p-ANCA na colangite esclerosante primária e antimitocôndria na cirrose biliar primária.

No que diz respeito aos métodos de imagens, a ultra-sonografia é o primeiro exame a ser solicitado, visando esclarecer topograficamente a sede das lesões nas icterícias colestáticas. Trata-se de método não invasivo, de fácil execução e ausente de complicações. Orienta a seqüência diagnóstica e terapêutica. Na colestase intra-hepática, define hepatomegalia como tradução da textura normal presente nas doenças agudas, ou aumentada pela existência de fibrose ou de nódulos de regeneração, nas crônicas. As vias biliares intra-hepáticas são normais, não dilatadas, morfologicamente diferentes do observado na colangite esclerosante primária expressa sob a forma de dilatações e áreas de estenoses.

A tomografia computadorizada tem a mesma eficácia na detecção das colestases intra-hepáticas que o observado na ultra-sonografia. Assim mantém-se precisa na identificação de lesões tumorais intra-hepáticas de pequeno diâmetro (1,0 cm) ou de sinais típicos de colangite esclerosante primária. A complementação dessa pesquisa pode-se fazer valendo-se do emprego da colangiorressonância magnética, método não invasivo que fornece imagens similares às que são obtidas pela colangiografia endoscópica retrógrada ou transparieto-hepática, sem que seja necessário o emprego de punções da via biliar e de injeção de meio de contraste.

A colangiografia retrógrada é realizada através da injeção de contraste na via biliar após cateterização da papila de Vater por via endoscópica. Tem indicação no diagnóstico diferencial da colestase, da dor abdominal alta de origem desconhecida, da síndrome pós-colecistectomia e no estudo das pancreatites agudas e crônicas. Sua indicação torna-se cada vez menor, suplantada pela acurácia e ausência da invasividade da colangiorressonância magnética. Mostra-se, no entanto, útil para tomada de atitudes terapêuticas como papilotomias, retirada de cálculos, implante de dreno nasobiliar ou de próteses metálicas auto-expansíveis.

Colangiografia transparieto-hepática representa método invasivo, não isento de risco, voltado à punção percutânea da árvore biliar, através de agulha de Chiba, com injeção de contraste. Indicada nos casos em que há dilatação das vias biliares intra-hepáticas, sobretudo quando dispostas acima do hilo hepático, permitindo definir o local e a natureza da obstrução. A realização desse método exige antibioticoterapia prévia e adequadas condições de coagulação, lembrando que a equipe cirúrgica deverá estar pronta para execução de qualquer medida terapêutica que, logo após, se faça necessária. Através desse método, nas doenças malignas irressecáveis, é possível o estabelecimento de drenagem interna-externa e implante de próteses metálicas auto-expansíveis.

Pode ser necessário complementar-se o diagnóstico baseando-se em certos parâmetros histológicos que incluem: acúmulo de bile dentro do parênquima hepático resultante de disfunção hepotocelular ou de obstrução da árvore biliar. A morfologia está diretamente relacionada com a intensidade, duração e a origem do processo. À microscopia óptica, o pigmento biliar pode ser visualizado nos hepatócitos, células de Kupffer, interstício e árvore biliar, enquanto o pigmento se acumula no citoplasma dos hepatócitos assumindo aspecto plumoso (degeneração plumosa). Os canalículos repletos de bile tornam-se dilatados e, às vezes, rompem-se, ocorrendo extravasamento para o interstício sendo então fagocitados pelas células de Kupffer, com aumento da pressão retrógrada nos ductos, resultando em distensão dos espaços porta, proliferação de ductos, edema e presença de neutrófilos periductais. A obstrução crônica prolongada, por sua vez, produz fibrose dos espaços porta, que se estende ao parênquima subdividindo-o, fenômeno que se acompanha de regeneração celular, terminando pela instalação de cirrose biliar.

COMO ESSES PACIENTES DEVERÃO SER TRATADOS?

O tratamento sempre deverá ser dirigido à causa da instalação da doença, podendo então envolver interrupção da ingesta alcoólica, ou do fármaco lesivo, combate aos agentes virais, emprego de corticosteróides ou azatioprina para tratamento de hepatite auto-imune, ácido ursodesoxicólico para cirrose biliar primária ou colangite esclerosante primária. Fundamental a revisão do

***Quadro 14-2.* Terapêutica para prurido da colestase intra-hepática**

Fármacos	*Doses*	*Eficácia*	*Efeitos colaterais*
Colestiramana	4-6 g antes das refeições	Benéfico na maioria	Prisões de ventre Esteatorréia Redução da absorção de outros medicamentos
Ácido ursodesoxicólico	13-15 mg/kg/dia	Na CBP, CEP e colestase da gravidez	Inexistentes Diarréia
Rifampicina	300 mg em 2 tomadas ao dia	Útil na maioria das doenças	Elevação de Gama GT
Naltrexona	50 mg/dia	Útil na CBP	Sinais de intoxicação por opióides
Naloxona	0,2 μg/kg/IV contínuo antecedido por 0,4 mg/IV em *bolus*	Útil na CBP, CEP e colestase da gravidez	Síndrome semelhante à abstinência de opióide

CBP = cirrose biliar primária; CEP = colangite esclerosante primária; Gama GT = gamaglutamiltransferase.

esquema de imunossupressão, quando é observada no pós-transplante de fígado e adoção de quimioterapia nos casos de doenças infiltrativas malignas. Em qualquer desses deve ser fundamental o combate ao prurido que alguns apresentam, baseando-se em medidas expostas no Quadro 14-2 e associada à suplementação de vitaminas lipossolúveis como A, D, E, K e cálcio.

▪ EXISTE INDICAÇÃO PARA QUE SEJAM CONDUZIDOS AO TRANSPLANTE DE FÍGADO?

Falência dessas medidas e tendência evolutiva para insuficiência hepática e ou hipertensão porta exigem a realização do transplante de fígado.

▪ BIBLIOGRAFIA

Crawford JM. O fígado e o trato biliar. In: Cotran RS, Kumar V, Collins T, Robbins P (ed.). *Patologia Estrutural e Funcional*. Rio de Janeiro: Guanabara Koogan, 2000. p. 759.

Lidofsky SD. Jaundice. In: O'Grady JG, Lake JR, Howdle DD (ed.). *Comprehensive Clinical Hepatology*. Londres: Mosby, 2000. p. 4.1.

Mela M, Mancuso A, Burroughs AK. Review article: pruritus in cholestatic and other liver diseases. *Aliment Pharmacol Ther* 2003;77:857.

Oliveira e Silva A de, Ribeiro CMF, D'Albuquerque LAC. In: J Galvão Alves (ed.). *Temas de Atualização em Gastroenterologia*. Rio de Janeiro, 2003. p. 97.

Portmann BC, Nakamura Y. Diseases of the bile ducts. In: MacSween RNM, Anthony PP, Scheuer PJ, Burt AD, Portmann BC (ed.). *Pathology of the Liver*. Edimburgo: Churchill Livingstone, 2002. p. 435.

Sá Teixeira AC, Jatobá CA, Oliveira e Silva A de. A icterícia como síndrome: Não colestática e colestática. In: Dani R (ed.). *Gastroenterologia Essencial*. Rio de Janeiro: Guanabara Koogan, 2001. p. 429.

CAPÍTULO 15

COMO SE COMPORTAR DIANTE DE PACIENTE COM HIPERTENSÃO PORTAL?

Adávio de Oliveira e Silva
Guilherme Souza Mourão
José Luiz Magalhães Copstein
Jorge Marcelo Padilla Mancero
Marcelo Augusto Ribeiro Fontenelle Júnior
Gilberto Peron Júnior
Adriano Miziara Gonzalez
Luiz Augusto Carneiro D'Albuquerque

■ IMPORTÂNCIA

O sistema venoso portal drena sangue do trato gastrointestinal, pâncreas, vesícula biliar e baço, em direção ao fígado. Mensurações definem que o fluxo sanguíneo portal é de aproximadamente 1 litro por minuto, com a pressão média sendo de 7 mmHg facilitando o afluxo de cerca de 70% do oxigênio e da totalidade de fatores hepatotróficos necessários ao perfeito funcionamento do parênquima hepático.

■ POR QUE SE INSTALA HIPERTENSÃO PORTAL?

Hepatites crônicas e fibrose precedem o aparecimento de cirrose, a principal causa de elevação pressórica no sistema venoso portal. Esse distúrbio hemodinâmico resulta da acentuada resistência intra-hepática que apresentam esses pacientes e do fluxo sanguíneo aumentado processando-se pelo território esplâncnico, cuja intensidade e magnitude dependem do balanceamento entre potentes vasoconstritores, como endotelina-1 ou prostanóides, e moléculas vasodilatadoras, como óxido nítrico, anandamida ou monóxido de carbono, atuantes sobre microvasculaturas hepática, esplâncnica e sistêmica, conforme disposto na Figura 15-1.

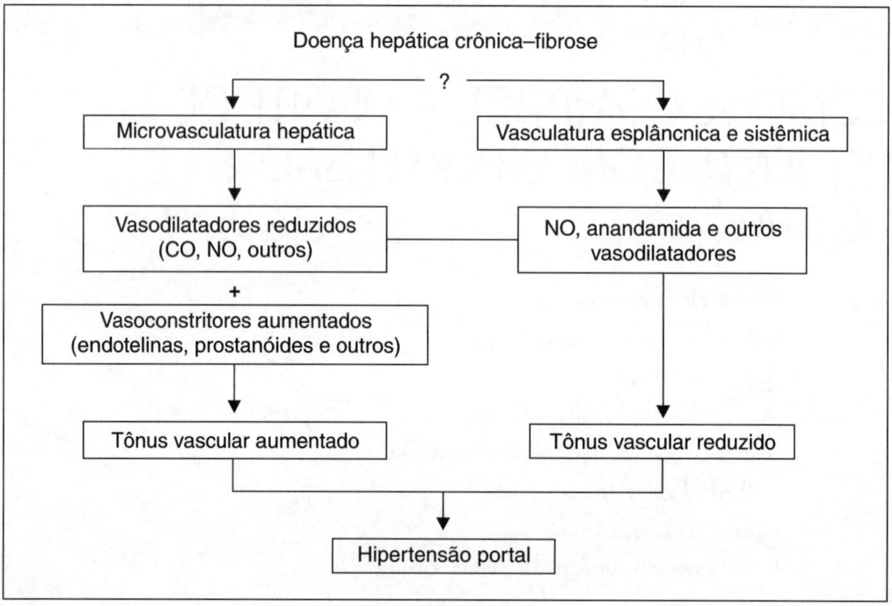

Fig. 15-1. Eventos seqüenciais precipitando hipertensão portal (Groszmann, 2002).

■ QUANDO OCORRERÃO AS COMPLICAÇÕES?

Complicações próprias desse distúrbio apenas instalar-se-ão, uma vez que a pressão portal, mensurável por cateterismo de veias hepáticas, ultrapasse a 10-12 mmHg. Nessa ocasião, desenvolverão varizes esofagogástricas e ascite de pequeno ou grande volume, resistente ou não ao tratamento com diuréticos isolados ou associados às paracenteses. Cada uma dessas formas de apresentação tem características próprias comentadas logo adiante em outros capítulos, sempre instaladas e mais graves naqueles com baixa reserva parenquimatosa de fígado, classificados como Child B ou C.

Com ênfase pode-se definir que com o desenvolvimento de hipertensão portal ocorre abertura de microvasos e de colaterais venosas que visam descomprimir o território hipertenso para a circulação sistêmica, hipotensa. As colaterais mais comuns que se formam são varizes esofagogástricas e ectasias venosas dispostas também no duodeno, cólon, reto, parede abdominal e retroperitônio. Tais modificações também têm sido descritas naqueles com forma leve de cirrose, fibrose não cirrótica (esquistossomose mansônica) e fibrose congênita hepática ou naqueles com trombose venosa portal com conseqüente transformação cavernomatosa da porta. Também se formam colaterais em torno da vesícula biliar e ductos biliares, as quais podem causar necrose de ductos biliares, formação de áreas de estenose, com dilatações colangiectásicas semelhantes às observadas na colangite esclerosante primária. Toda essa evolução gera fenômenos hemodinâmicos, conforme exposto na Figura 15-2.

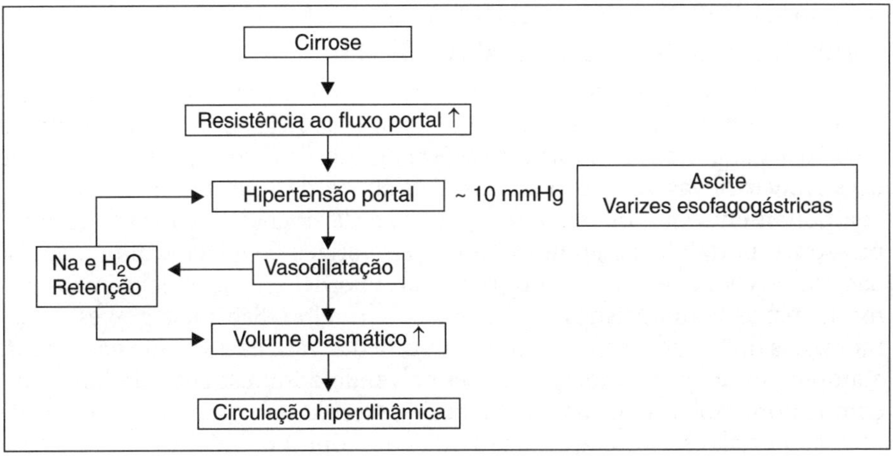

Fig. 15-2. Eventos seqüenciais observados na instalação da hipertensão portal (Groszmann, 2002).

■ COMO DIAGNOSTICAR ESSA DOENÇA?

A endoscopia constitui-se no método responsável, geralmente, pela primeira caracterização de hipertensão portal. Através desse método identificam-se varizes esofágicas de pequeno, médio e grande calibre, lisas ou retilíneas. Preocupa quando se evidenciam tortuosidade e sinais que indicam risco maior de sangramento, como manchas hematocísticas, ou sinais de cor vermelha. Varizes subcárdicas, em geral, comportam-se como as esofágicas, porém aquelas de fundo cursam com mais episódios hemorrágicos, mesmo naqueles com baixa pressão portal, com índice maior de episódios de ressangramentos. Gastropatia hipertensiva portal traduz-se pela presença do padrão em mosaico da mucosa gástrica.

Vasos intra-abdominais, como veia esplênica, mesentérica superior e inferior, além do tronco e ramos venosos portais direito e esquerdo, são identificados através da angiorressonância magnética ou tomografia computadorizada, valendo-se da técnica, sobretudo em "multi-*slices*". São métodos capazes de identificar também circulação colateral, perviedade de veias gástricas e de umbilical, além de anastomoses espontâneas ou cirurgicamente construídas, descompressivas.

Mensuração de gradiente pressórico portal, definindo verdadeira pressão portal, obtém-se através de angiografia invasiva, valendo-se do acesso pela veia jugular com definição de valores obtidos em veia hepática ocluída e livre.

A diferenciação do valor entre as 2 deve atingir, no máximo, 7-10 mmHg. Risco maior de cursarem com ascite e ruptura de varizes esofagogástricas observa-se quando a pressão ultrapassa 12 mmHg.

■ QUAL A IMPORTÂNCIA CLÍNICA DESSES ACHADOS HEMODINÂMICOS E MORFOLÓGICOS?

Clinicamente, pode-se definir com bastante certeza que: 1. 30% daqueles com cirrose compensada têm varizes esofagogástricas, índice que se amplia para 60% naqueles com a forma descompensada da doença; 2. risco anual de desenvolver novas ectasias venosas é de 8% e de ruptura entre 2%-70%, comportamento que depende da gravidade da doença hepática e do nível pressórico portal; 3. sangram mais aquelas varizes de grosso calibre, azuladas, tortuosas e que apresentam sobre sua superfície sinais endoscópicos, como manchas hematocísticas e do vergão vermelho. São mais graves as hemorragias desencadeadas a partir da ruptura das varizes de fundo gástrico; 4. a ampliação do arsenal terapêutico envolvendo administração de fármacos, como propranolol associado ou não a isosorbidemonitratos redutores da pressão portal, escleroterapia, ligadura endoscópica ou injeção intravaricosa de cola biológica ou implante do TIPS, tem reduzido a mortalidade em 12 meses desses pacientes de 50% para 20%. Por sua vez, tais pacientes cursam com vasodilatação esplâncnica e sistêmica, com hiperatividade do sistema nervoso simpático e vasoconstricção renal, promotores de retenção acentuada de sódio e água. Essas modificações estão, também, relacionadas com as expressões de certas moléculas, como peptídeos natriuréticos atrial e cerebral, urodilatina, peptídeo C natriurético, prostanóides, endotelina-1 e óxido nítrico.

Como conseqüência dessas modificações hemodinâmicas, cursarão também com ascite e com sobrevida de um e 5 anos sendo, respectivamente, de 50% e 20%, enquanto que a daqueles com fluxo urinário normal após sobrecarga hídrica ou quando se apresenta abaixo de 8 ml/min ou encontra-se ainda mais reduzido, por exemplo, entre 3-8 ml/min, sendo respectivamente de 48, 18 e 6 meses. Tentando evitar essa evolução, deverão ser conduzidos adotando-se medidas terapêuticas que promovam redução da pressão portal e redistribuição de líquido corpóreo, como implante do TIPS ou anastomoses cirúrgicas, descompressivas, qualquer delas servindo como ponte para o transplante de fígado. Todos esses pacientes antes da adoção de qualquer dessas medidas terão que ser avaliados valendo-se das realizações de eletrocardiograma, ecocardiograma com injeção de microbolhas e de provas funcionais respiratórias, visando afastar possibilidades de cursarem com insuficiência cardíaca ou doença conseqüente à hipertensão pulmonar ou síndrome portopulmonar por acaso existentes, capazes de descompensarem após o procedimento terapêutico invasivo instituído, gerando morbidades graves e acentuando risco de mortalidade.

■ BIBLIOGRAFIA

Groszmann RJ. Progression of portal hypertension: an analysis of variants. Em Arroyo V, Forns X, Garcia-Pagán JC, Rodés J (ed.). *Progress in the Treatment of Liver Diseases.* Barcelona: Ars Medica, 2001. p. 3.

Lake JR, Howdle PD. Gastrointestinal hemorrhage and portal hypertension. In: O'Grady JG, Lake JR, Howdle PD (ed.). *Comprehensive Clinical Hepatology.* Londres: Mosby, 2000. p. 6.1.

Oliveira e Silva A de, Maluf Filho F, Moura EH et al. Hemorragia digestiva alta no cirrótico. In: Dani R (ed.). *Gastroenterologia Essencial.* Rio de Janeiro: Guanabara Koogan, 2001. p. 525.

Oliveira e Silva A de, Santos TE, Melo CRR et al. Transplante de fígado. In: Dani R (ed.). *Gastroenterologia Essencial.* Rio de Janeiro: Guanabara Koogan, 2001. p. 660.

Uflacker R. Anastomose portossistêmica intra-hepática transjugular (TIPS). In: Oliveira e Silva A de, D'Albuquerque LAC (ed.). *Doenças do Fígado.* Rio de Janeiro: Editora Revinter, 2001. p. 599.

Wiest R, Groszmann R. The paradox of nitric oxide in cirrhosis and portal hypertension, too much, not enough. *Hepatology* 2002;35:478.

CAPÍTULO 16

COMO SE COMPORTAR DIANTE DE PACIENTE CIRRÓTICO COM VARIZES ESOFAGOGÁSTRICAS SANGRANTES?

Adávio de Oliveira e Silva
Fauze Maluf Filho
André Lopes de Farias e Silva
Marcelo Augusto Ribeiro Fontenelle Júnior
Frans Ivan Serpa Larrea
Jorge Marcelo Padilla Mancero
José Luiz Magalhães Copstein
Adriano Miziara Gonzalez
Luiz Augusto Carneiro D'Albuquerque

■ IMPORTÂNCIA

Varizes esofagogástricas sangrantes representam a mais grave complicação da hipertensão portal devido à cirrose, levando à morte cerca de 30% a 40% dos pacientes já no primeiro episódio. Ressalte-se, no entanto, que em cerca de 40% dos casos a hemorragia cessa espontaneamente, sendo mais grave nos idosos, nos pacientes com hepatite alcoólica e carcinoma hepatocelular e, sobretudo, naqueles em que o gradiente hepático venoso portal ultrapasse a 20 mmHg.

■ COMO ESSES PACIENTES DEVERÃO SER TRATADOS?

Deve-se buscar inicialmente realizar avaliação clínica e tomar medidas de ressuscitação e reequilíbrio hemodinâmico conforme exposto no Quadro 16-1. É recomendável que sejam conduzidos antes da escleroterapia ou ligadura endoscópica pela infusão de fármacos redutores da pressão portal, segundo exposto no Quadro 16-2. Atuando-se dessa forma promove-se interrupção ou redução da intensidade do sangramento em 60%-70% dos cirróticos, permitindo a realização do procedimento endoscópico em melhores condições. Complementação obedece à seqüência exposta no algoritmo representado na Figura 16-1.

Quadro 16-1. Avaliação clínica. Medidas de ressuscitação e de reequilíbrio hemodinâmico

1. Transferência para centro especializado em tratamento de pacientes com varizes esofagogástricas sangrantes
2. Equipe integrada: paramédicos, intensivistas, endoscopistas, hepatologistas, radiologistas
3. Avaliações clínica, laboratorial e metabólica
4. Comprovação e reparação de condições hemodinâmicas e tomada de medidas preventivas
5. Prevenção de complicações como hipovolemia, insuficiência renal, infecção, encefalopatia
6. Intubação orotraqueal precedendo endoscopia

Quadro 16-2. Infusão de fármacos redutores da pressão portal. Dosagens e administração

Fármacos	*Dosagens e administração*
Somatostatina	250 mcg/h (EV) por 5 dias
Octreotide	50 mcg/h (EV) por 5 dias
Terlipressina +	1-2 mg (bolo) (EV) a cada 4-6 horas por 5-7 dias
Nitratos	Nitroglicerina em emplastro, cambiável a cada 24 horas de 10 mcg
Vasopressina +	20 U (EV) por 15 minutos → 0,4 U/minuto
Nitratos	Até interrupção da hemorragia por 12 horas Nitroglicerina em emplastro cambiável a cada 24 horas de 10 mcg

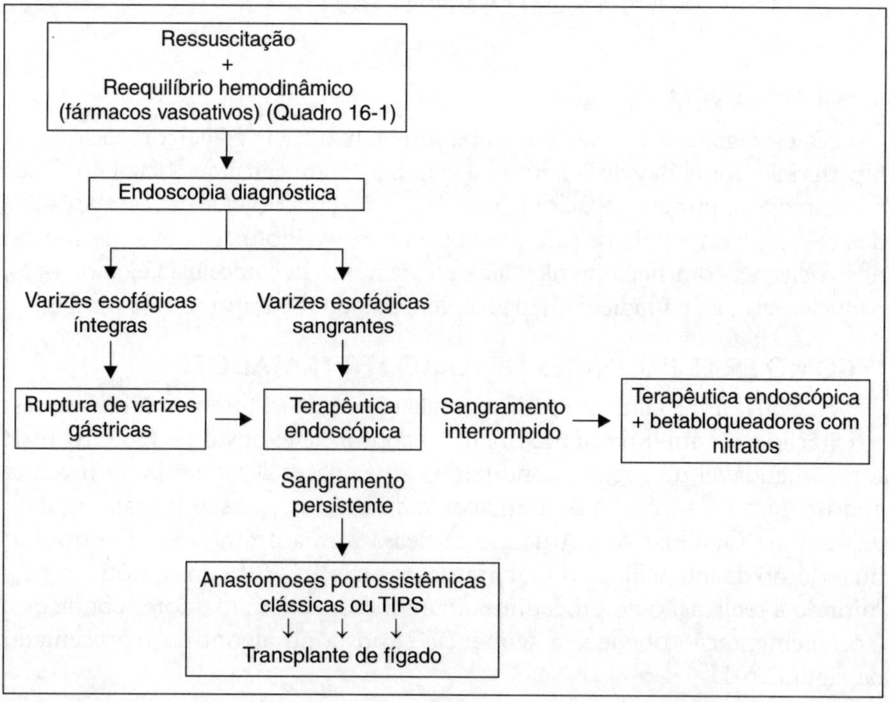

Fig. 16-1. Manuseio das varizes esofágicas sangrantes.

BIBLIOGRAFIA

Berzigotti A, Garcia-Pagan JL, Bosch J. Therapy of acute variceal bleeding. In: Arroyo V, Bosch J, Bruix J, Ginés P, Navasa M, Rodés J (ed.). *Therapy in Hepatology.* Barcelona: Ars Medica, 2001. p. 3.

D'Amico G, Pagliaro L, Bosch J. The treatment of portal hypertension: a meta-analytic review. *Hepatology* 1995;22:332.

De Franchis R. Updating consensus in portal hypertension: report of the Baveno III consensus workshop on definitios, methodology and therapeutic strategies in portal hypertension. *J Hepatol* 2000;33:846.

La Berge DY, Ring EJ, Gordon RL et al. Creation of transjugular intrahepatic portosystemic shunts with the wallstent endoprosthesis: results in 100 patients. *Radiology* 1993;187:413.

Lake JR, Howdle PD. Gastrointestinal hemorrhage and portal hypertension. In: O'Grady JG, Lake JR, Howdle PD (ed.). *Comprehensive Clinical Hepatology.* Londres: Mosby, 2000. p. 6.1.

Moreau R. Pharmacology of portal hypertension: Beyond & Blockers. In: Arroyo V, Forns V, Garcia-Pagán JC, Rodés J (ed.). *Progress in the Treatment of Liver Diseases.* Barcelona: Ars Medica, 2003. p. 13.

CAPÍTULO 17

COMO SE COMPORTAR DIANTE DE PACIENTE CIRRÓTICO PÓS-INTERRUPÇÃO DO SANGRAMENTO POR VARIZES ESOFAGOGÁSTRICAS?

Adávio de Oliveira e Silva
Betânia da Silva Rocha
Verônica Desirée Samudio Cardozo
Raul Carlos Wahle
Fauze Maluf Filho
Renato Ferrari Letrinta
Priscila Rodrigues Néspoli
Francisco Leôncio Dazzi
Luiz Augusto Carneiro D'Albuquerque

IMPORTÂNCIA

Após a interrupção do primeiro sangramento por ruptura de varizes esofagogástricas, o risco de novo episódio hemorrágico ultrapassa 60%, que se acentua entre 7 a 14 dias e reduz-se a partir da 6ª semana de eclosão do evento inicial. Como conseqüência dessa complicação, cerca de 20%-35% deles vêm a falecer. Diante desses aspectos, o tratamento preventivo deve ser iniciado o mais rapidamente possível, uma vez controlado o surto hemorrágico agudo.

COMO ESSES PACIENTES DEVERÃO SER TRATADOS?

O tratamento sempre estará alicerçado em um tripé constituído por:

Tratamento endoscópico

Em geral, inicia-se na vigência da hemorragia valendo-se da esclerose, e já na primeira semana que se segue ao sangramento, conduzidos pela ligadura endoscópica, redutora mais eficaz do risco de recorrência hemorrágica e das taxas de complicações (ulceração e estenose). Necessárias realizações de pelo menos 3 a 4 sessões para obtenção dos resultados desejados, com acompanhamento periódico a cada 3-6 meses, uma vez promovida a erradicação das varizes.

Tratamento farmacológico

Deve ser adotado em conjunto com o tratamento endoscópico, voltado à administração de betabloqueadores como propanolol. Temos preferido utilizar esse fármaco, iniciando-se pela administração de 30-40 mg em 2 tomadas ao dia, ampliando-se, progressivamente, até promover redução de 25% da freqüência cardíaca, sem causar hipotensão arterial, tontura, sonolência, astenia, ou baixa da potência sexual. Naqueles em que ocorre o aparecimento de complicações como espasmos brônquicos, opte-se por nadolol ou timolol. Todos eles têm-se mostrado eficazes tanto na condução das varizes esofagogástricas, quanto na gastropatia hipertensiva portal. Na comprovada ineficácia dessa atitude, traduzida pelo ressangramento, deve-se optar pela associação com nitratos, empregados por via sublingual na dose de 5-10 mg/dia, visando promover redução do gradiente pressórico portal para menos de 12 mmHg.

Porém, mesmo com esses cuidados, complicações outras próprias desse distúrbio instalar-se-ão uma vez que a pressão portal, mensurável por cateterismo de veias hepáticas ultrapassa 12 mmHg. Nesses, persistirão varizes esofagogástricas (VEG) e formar-se-ão ascite de pequeno ou grande volume, resistente ou não ao tratamento com diuréticos associados ou não às paracenteses, menos responsivas naqueles com baixa reserva parenquimatosa de fígado, classificados como Child B ou C. São esses que cursarão com ascite refratária, síndrome hepatorrenal e recorrência dos episódios hemorrágicos.

Essa tendência evolutiva ocorre, pois tais pacientes cursam com vasodilatação esplâncnica e sistêmica, hiperatividade do sistema nervoso simpático e vasoconstricção renal com retenção acentuada de sódio e água. Essas modificações estão relacionadas com as expressões aumentadas de peptídeos natriuréticos atrial e cerebral, urodilatina, peptídeo C, prostanóides, endotelina-1 e óxido nítrico. Como conseqüência cursarão com ascite, definindo-se com segurança que: 1. probabilidade de sobrevida de 1 e 5 anos é de, respectivamente, 50% e 20%; 2. sobrevidas médias naqueles com fluxo urinário normal, após sobrecarga hídrica (> 8 ml/min), reduzido (3-8 ml/min) ou muito reduzido (< 3 ml/min), são de, respectivamente, 48, 18 e 6 meses.

Desses, cerca de 30% mesmo com cirrose compensada têm varizes esofagogástricas, índice que se amplia para 60% naqueles com a forma descompensada da doença, com risco anual de 8% em desenvolver novas ectasias venosas com possibilidade de ruptura ocorrendo entre 2%-70%, comportamento que depende da gravidade da doença hepática e do nível pressórico portal. Preocupam, sobretudo, porque sangram mais aqueles portando varizes de grosso calibre, azuladas, tortuosas e que apresentam sobre sua superfície sinais endoscópicos, como manchas hematocísticas e do vergão vermelho. Além disso, são mais graves as hemorragias desencadeadas a partir da ruptura das varizes de fundo gástrico, nem sempre responsivas à administração de fármacos, como propranolol, associado ou não a mononitrato redutores da pressão portal, exigindo-se nesses as realizações de escleroterapia, ligadura endoscópica ou injeção intravaricosa de cola biológica, associadas naqueles não responsivos ao tratamento farmacológico.

Implante do TIPS ou descompressão portal cirúrgica

Assim é que em qualquer dessas situações extremas deverão ser conduzidos adotando-se medidas terapêuticas que promovam redução da pressão portal com redistribuição de líquido corpóreo. Tal objetivo consegue-se adotando estratégias como implante do TIPS ou descompressão portal cirúrgica, qualquer delas servindo como ponte para o transplante de fígado, a depender da reserva hepática do paciente.

O emprego da descompressão portal cirúrgica está indicado apenas para aqueles cursando com boa reserva hepática classificados como Child A, para que a perspectiva de transplante apresenta-se remota. Nos portadores de ascite, que necessitam de mais intensa descompressão portal, nos valemos do emprego de próteses de 10 mm e raramente de 12 mm, enquanto que naqueles com hemorragia digestiva alta, as de 8 e 10 mm são mais indicadas. Esse cuidado prende-se à comprovação de que quanto mais calibrosas essas próteses mais acentuado é o desvio do sangue portal, com maior incidência de encefalopatia portossistêmica.

Tal entendimento mostra-se relevante, pois em nosso meio a partir da indicação, o tempo em lista de espera até a realização do transplante de fígado de doador cadáver atinge 3 a 4 anos. Nesses, exige-se então o implante do TIPS como medida ponte pré-operatória, e que conserva inviolável a cavidade abdominal. Deve-se lembrar que no caso de realização de transplante intervivos deve-se proceder o implante apenas 2 meses, antes do ato cirúrgico sob risco de gerar hiperfluxo portal, limitando a eficácia ao procedimento, capaz de causar oferta excessiva de sangue a esse fígado transplantado, que em função de seu volume reduzido sofrerá efeito congestivo deletério, reflexo que é da parte de um todo, caracterizando a síndrome do *small size*.

EXISTE INDICAÇÃO PARA QUE SEJAM CONDUZIDOS AO TRANSPLANTE DE FÍGADO?

Sim, naqueles casos cursando com hemorragia incontrolável, apesar de adoção dos métodos terapêuticos atrás expostos. Serão melhores os resultados, desde que contra-indicações graves não estejam presentes. Assim, a sobrevida pós-operatória será maior naqueles classificados como Child-Pugh A do que os incluídos como classes B ou C, portando escore acima de 7 pontos.

Diante dessa visão, cremos que uma forma racional visando à condução terapêutica dos pacientes com essas características deva basear-se no algoritmo disposto na Figura 17-1.

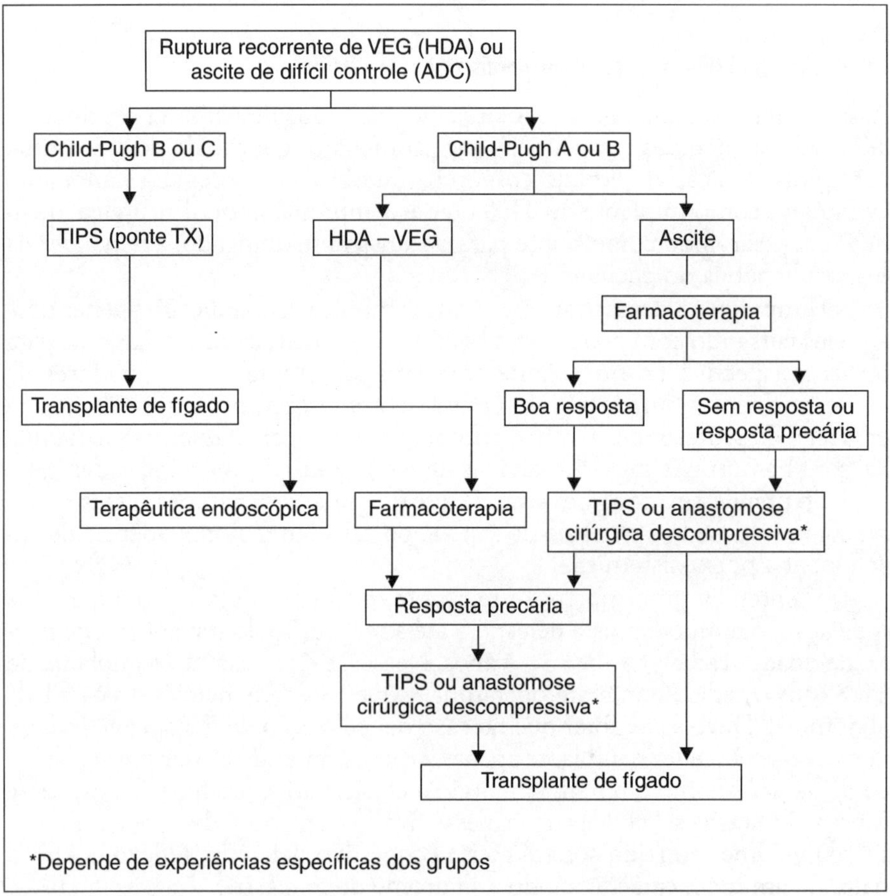

Fig. 17-1. Algoritmo de complicações próprias da hipertensão portal. Opções terapêuticas. HDA = hemorragia digestiva alta; TX = transplante, ADC = ascite de defícil controle; VEG = varizes esofagogástricas.

■ BIBLIOGRAFIA

Bassin L, Groszmann RJ. Primary prophylaxis of variceal bleeding. In: Arroyo V, Bosch J, Bruix J, Ginés P, Navasa M, Rodés J (ed.). *Therapy in Hepatology.* Barcelona: Ars Medica, 2001. p. 23.

Bosch J, Garcia-Pagán J. Prevention of variceal rebleeding. *Lancet* 2003;361:952.

Laleman W, van Landaghem L, Wilmer A et al. Portal hypertension: from pathophysiology to clinical practice. *Liver Intern* 2005;25:1079.

Mc Cuskey RS. The intrahepatic microcirculation – what is its role in portal hypertension. In: Wright TL, Rocky DC (ed.). *Liver Disease from Bench to Bedside.* AASLD, 2004. p. 140.

Oliveira e Silva A de, Maluf Filho F, Moura EH et al. Hemorragia digestiva alta no cirrótico. In: Dani R (ed.). *Gastroenterologia Essencial.* Rio de Janeiro: Guanabara Koogan, 2001. p. 525.

Oliveira e Silva A de, Santos TE, Melo CRR et al. Transplante de fígado. In: Dani R (ed.). *Gastroenterologia Essencial.* Rio de Janeiro: Guanabara Koogan, 2001. p. 660.

Patch D, Sabin CA, Goulis J et al. A randomized, controlled trial of medical therapy versus endoscopic ligation for the prevention of variceal rebleeding in patients with cirrhosis. *Gastroenterology* 2002;123:1013.

Pinzani M. Pathogenesis of hepatic fibrosis. In: Wright TL, Rocky DC (ed.). *Liver Disease from Bench to Bedside.* AASLD, 2005. p. 121.

Rimola A. Indications of liver transplantation in patients with portal hypertension. In: Arroyo V, Bosch J, Bruix J, Ginés P, Navasa B, Rodés J (ed.). *Therapy in Hepatology.* Barcelona: Ars Medica, 2001. p. 73.

Rockey D. The cellular pathogenesis of portal hypertension: stellate cell contractility, endothelin and nitric oxide. *Liver Disease from Bench to Bedside.* AASLD, 2004. p. 140.

Tsai MH, Groszmann RJ. The pathophysiology of portal hypertension. In: Arroyo V, Navasa M, Forns X, Bataller R, Sánchez-Fueyo A, Rodés J (ed.). *Update in Treatment of Liver Disease.* Barcelona: Ars Medica, 2005. p. 3.

CAPÍTULO 18

COMO SE COMPORTAR DIANTE DE PACIENTE CIRRÓTICO COM GASTROPATIA HIPERTENSIVA PORTAL, VARIZES GÁSTRICAS, COLOPATIA HIPERTENSIVA PORTAL E VARIZES RETAIS SANGRANTES?

Adávio de Oliveira e Silva
José Luiz Magalhães Copstein
Marcelo Augusto Ribeiro Fontenelle Júnior
Gilberto Peron Júnior
Adriano Miziara Gonzalez
Fauze Maluf Filho
Jorge Marcelo Padilla Mancero
Luiz Augusto Carneiro D'Albuquerque

■ IMPORTÂNCIA

A hemorragia digestiva alta em paciente cirrótico na presença de hipertensão portal representa grave emergência médica, não apenas dependente da ruptura das varizes esofagogástricas. Situações clínicas outras, revestidas da mesma preocupação, também têm sido observadas durante evolução natural dos cirróticos, causas de elevados índices de mortalidade.

■ QUAIS SÃO, ENTÃO, ESSAS OUTRAS CAUSAS DE SANGRAMENTO E COMO CONDUZIR TAIS PACIENTES?

Merecerão considerações em separado e obedecerão à mesma seqüência disposta no título desse capítulo:

1. A gastropatia hipertensiva portal tem sido conceituada como uma síndrome relacionada às modificações da mucosa gástrica, observadas entre 7%-98% dos cirróticos, sendo responsável por cerca de 4%-38% dos epi-

Quadro 18-1. Outras características típicas da gastropatia hipertensiva portal

1. Histologicamente identificam-se dilatações de capilares e vênulas da mucosa gástrica, íntegra e sem inflamação
2. Mais comumente observada naqueles submetidos a escleroterapia ou ligadura endoscópica
3. São inoperantes, tratamento com drogas anti-secretoras, tais como inibidores de bombas de prótons
4. Relacionada a hipertensão portal o que faz com que tais pacientes sejam conduzidos com betabloqueadores e com nitratos
5. Na falência da atitude 4, tratá-los através de implante do TIPS ou realização de cirurgias descompressivas clássicas do sistema venoso portal

sódios agudos hemorrágicos que tais pacientes apresentam, com ressangramento incidindo entre 62%-75%, com outras características típicas encontrando-se discriminadas no Quadro 18-1.

Alguns desses pacientes evoluem com ectasia vascular central e cursam com hemorragia. Esses deverão ser conduzidos através da aplicação de *laser* de argônio ou de *spray* em baixa temperatura, a crioterapia. Essa opção também tem se mostrado útil, quando existem malformações arteriovenosas gástricas ou duodenais, gastrite pós-radiação, responsável pela interrupção do sangramento em 75% daqueles assim conduzidos. A falência, indica a necessidade de serem conduzidos pela administração de betabloqueador, isolado ou associado a nitratos, implante do TIPS ou cirurgias descompressivas clássicas do sistema venoso portal, como portocava ou mesentérico cava naqueles com falência da farmacoterapia, como ponte para o transplante de fígado.

2. As varizes gástricas estão dispostas na transição esofagogástrica, ou no fundo gástrico e são identificadas em cirróticos com hipertensão portal. Apresentam-se isoladas ou em conjunto com varizes esofágicas. Prevalência e índices de sangramento ou ressangramento não se encontram ainda bem definidos, aceitando-se que sejam responsáveis por cerca de 10% dos episódios hemorrágicos dos cirróticos com freqüência sendo variável de acordo com estádio da hipertensão portal, gravidade da cirrose e realizações prévias de escleroterapia ou ligadura endoscópica das varizes esofágicas.

   Terapêutica envolve conduzi-los pela administração de betabloqueadores como propanolol, associado ou não aos nitratos, conforme proposto na condução das varizes esofágicas hemorrágicas. Preferencialmente deverão ser conduzidos pelas injeções de 5-8 ml por sessão de cola biológica (Histoacryl-Lipiodol). Ressangramento será observado apenas nos casos em que obliteração mostrou-se incompleta, podendo já ocorrer cerca de 3-4 dias após o procedimento. Reações colaterais a essa atitude se traduzem por febre, sem sinais de infecção e risco de tromboembolismo. Falência dessa opção exige que sejam conduzidos através do implante do TIPS ou de cirurgias descompressivas clássicas do sistema venoso portal, como portocava ou mesentérico cava, naqueles com falência da farmacoterapia, como pontes para o transplante de fígado.

3. Colopatia hipertensiva e varizes retais sangrantes representam graves complicações observadas em cirróticos. Endoscopicamente, traduz-se por ectasias, irregularidades vasculares e manchas vermelho-cereja, difusamente distribuídas. São comuns também as telangiectasias, lesões que se assemelham a angiodisplasia e grandes vasos ectasiados. Alguns atribuem importância à elevação expressiva do gradiente pressórico portal, enquanto outros negam essa influência, tendo sido identificados entre 24%-67% dos cirróticos, dos quais 3,6% a 92%, com média de 38%, têm varizes retais. Terapêutica envolve administração de betabloqueadores, como propanolol, nadolol ou timolol isolados ou em associação com nitratos e até furosemida, espironolactona naqueles com ascite. Falência dessa opção exige que sejam conduzidos através do TIPS ou de cirurgias descompressivas clássicas do sistema venoso portal, como portocava ou mesentérico cava, naqueles com falência da farmacoterapia como ponte para o transplante de fígado.

EXISTE INDICAÇÃO PARA QUE SEJAM CONDUZIDOS AO TRANSPLANTE DE FÍGADO?

Sem dúvida. Aspectos relativos a essa opção e momento da execução podem ser comprovados nas considerações acima realizadas. Torna-se recomendável que seja executado naqueles classificados como Child B, com escore Child-Pugh igual ou acima de 7. Assim conduzidos, os refratários às medidas clássicas de controle de hemorragia têm sua sobrevida ampliada entre 1, 2 e 3 anos para, respectivamente, 92%, 92% e 86% acima dos 20% a 60%, sem que essa medida terapêutica seja adotada.

BIBLIOGRAFIA

Bassin L, Groszmann RJ. Primary prophylaxis of variceal bleeding. In: Arroyo V, Bosch J, Bruix J, Ginés J, Navasa M, Rodés J (ed.). *Therapy in Hepatology.* Barcelona: Ars Medica, 2001. p. 23.

Boyer TD, Henderson M. Portal hypertension and bleeding esophageal. In: Zakim D, Boyer TD (ed.). *Hepatology. A Textbook of Liver Disease.* Filadelfia: WB Saunders Co, 1996. p. 720.

Iwase H, Maeda O, Shimada M et al. Endoscopic ablation with cyanoacrilate glue for isolated gastric variceal bleeding. *Gastrointest Endosc* 2001;53:585.

Lake JR, Howdle PD. Gastrointestinal hemorrhage and portal hypertension. In: O'Grady JG, Lake JR, Howdle PD (ed.). *Comprehensive Clinical Hepatology,* 2000. p. 6.1.

Seewald S, Sriram PVJ, Naga M et al. Cyanoacrylate glue in gastric variceal bleeding. *Endoscopy* 2002;34:851.

Turnes J, Abraldes JG, Bosch J. Pharmacology of portal hypertension: Beyond β-blockers. In: Arroyo V, Forns X, Garcia-Pagán JC, Rodés J (ed.). *Progress in the Treatment of Liver Diseases.* Barcelona: Ars Medica, 2003. p. 13.

CAPÍTULO 19

COMO SE COMPORTAR DIANTE DE PACIENTE CIRRÓTICO COM ENCEFALOPATIA HEPÁTICA?

Adávio de Oliveira e Silva
Verônica Desirée Samudio Cardozo
Betânia da Silva Rocha
Marcelo Augusto Ribeiro Fontenelle Júnior
André Lopes de Farias e Silva
Renato Adam Mendonça
Evandro de Oliveira Souza
Luiz Augusto Carneiro D'Albuquerque

IMPORTÂNCIA

Representa uma das situações clínicas mais inquietantes observadas naqueles com cirrose hepática e insuficiência hepatocelular, fazendo com que os acometidos cursem com perda da memória, falta de concentração, irritabilidade fácil, letargia, estupor e coma, necessitando que tal paciente seja internado para tratamento específico. Tal quadro pode ser resultado da própria exaustão funcional do parênquima ou precipitado por hemorragia digestiva alta, infecções, uso excessivo de diuréticos, de ansiolíticos ou outras drogas depressivas do sistema nervoso central, constipação intestinal ou até instalado após realizações de implante do TIPS ou das cirurgias descompressivas clássicas, como portocava ou mesentérico cava, realizadas como ponte para o transplante de fígado.

COMO DIAGNOSTICAR ESSA DOENÇA?

Diagnóstico baseia-se em: 1. realização de eletroencefalograma definindo presença generalizada de ondas cerebrais difusamente lentas; 2. ressonância magnética de encéfalo, com espectroscopia de prótons, definindo-se padrão específico típico; 3. angiorressonância magnética de sistema venoso portal caracterizando intensa circulação colateral e; 4. definição do estadiamento clínico através do escore de Child-Pugh e laboratorial definindo que tais pacientes cursam com baixa atividade de protrombina, alargamento do tempo de tromboplastina parcial ativada e do INR, hipoalbuminemia e hiperbilirrubinemia. Distúrbios eletrolíticos, como hiponatremia ou hiperpotassemia, são definidos naqueles em uso de diuréticos visando tratar alguns com ascite refratária, que paralelamente desenvolvem elevação dos valores séricos de uréia e creatinina, evolução mais comumente observada naqueles que são classificados como Child B ou C, ou seja, com reserva parenquimatosa precária, ou portadores de cirurgias descompressivas clássicas do sistema venoso portal ou TIPS.

■ COMO ESSA DOENÇA SE INSTALA?

Mecanismos de instalação da encefalopatia hepática nesses cirróticos mostram-se multifatoriais e complexos, sempre promotores de alterações no sistema nervoso central, na dependência das gerações de compostos protéicos, de produção intestinal que sofrem baixa extração hepática ou desviam-se do fígado, mas que permanecem em longas concentrações na circulação sistêmica, permeando facilmente a barreira hemoliquórica. Assim é que, através do acesso expressivo dessas moléculas, geram-se disfunção cerebral e distúrbios da neurotransmissão, fazendo com que tais pacientes evoluam sonolentos, exibindo modificações do nível de consciência, evolução relacionada às presenças de níveis elevados de amônia, benzodiazepínicos, ácido gama-aminobutírico, falsos neurotransmissores como fenilalanina, triptofano e metionina, ácidos graxos de cadeia curta, metionina, manganês e opióides endógenos.

■ COMO ESSES PACIENTES DEVERÃO SER TRATADOS?

Adotando-se medidas terapêuticas assim discriminadas: 1. interrupção dos fatores desencadeantes, baseando-se na oferta de dieta hiperprotéica constituída de aminoácidos de cadeia ramificada e pobre em aromáticos, conforme exposto no Quadro 19-1, devendo-se evitar ingesta de carne vermelha. Paralelamente deve-se bloquear sangramento digestivo, combatendo a sepse, hipovolemia, hipopotassemia, hipóxia, constipação intestinal e o uso de sedativos ou medicações psicoativas; 2. proceder à lavagem intestinal envolvendo solução glicerinada, com ou sem sulfato de neomicina, combinada a atitude de esterilização intestinal, administrando-se por via oral sulfato de neomicina (500 mg), na dose de 2 comprimidos, 3 vezes/dia, ingeridos isolada ou associada a lactulona na dose de 20-30 ml, em 2 tomadas ao dia; 3. reposição de zinco elementar, na dose de 50 a 300 mg ao dia, em 3 tomadas, no intervalo das refeições, necessária, sobretudo, quando diante da existência de sinais extrapiramidais, alternativamente também tratados pela bromocriptina. Naqueles que apresentam o quadro após implante do TIPS, ou entre tratados com anastomoses mesentérico cava ou portocava, pode tornar-se neces-

Quadro 19-1. **Dieta de aminoácidos ramificados**

Alimentos permitidos

- Cereais: trigo (farinha, pão, torradas), arroz integral ou polido, milho (canjica com leite de soja)
- Leguminosas secas: grão-de-bico, soja (leite nas preparações), feijão, ervilha
- Verdura e legumes: batata, rabanete, brócolis, couve, couve-flor, pepino, palmito, berinjela, alface, cebola, pimenta, espinafre, nabo
- Carnes e leite: leite de soja, leite de ovelha não tratado, peixe congelado ou em conserva, salsicha e lingüiça de soja, miúdo de carneiro
- Frutas: maçã, manga, mamão, goiaba, abacate, suco de laranja

Observações: utilizar somente óleo de soja

Alimentos proibidos

- Carne bovina, carne de porco, aves, leite de vaca, ovo, sal, chocolate, achocolatados, amêndoa, amendoim, castanha

Exemplo de cardápio

• Desjejum:	Café, leite de soja, pão, geléia, açúcar
• 10 horas:	Vitamina de leite de soja, maçã, mamão, açúcar
• Almoço: e	Arroz, feijão com bastante caldo Bife de PTS (proteína texturizada de soja), salsicha e lingüiça de soja, peixe
• Jantar:	Legumes ou verduras cozidas Salada: verdura e tomate Uma das frutas permitidas, suco de laranja
• Lanche:	Café, leite de soja, torrada

sário à oclusão radiológica dos desvios vasculares, com risco de reinstalação da hipertensão portal causadora das formações de ascite ou varizes esofagogástricas e gastropatia hipertensiva portal.

EXISTE INDICAÇÃO PARA QUE SEJAM CONDUZIDOS AO TRANSPLANTE DE FÍGADO?

Essa é a forma definitiva de tratamento desses pacientes, sobretudo quando os episódios tornam-se recorrentes ou define-se intratabilidade. A sobrevida desses pacientes se situa em torno de 97% e 84%, respectivamente, ao fim de 1 e 3 anos. Esses índices se situam bem acima dos 20%-40% e 15%-20%, respectivamente, em 1 e 3 anos para aqueles não conduzidos pelo transplante de fígado.

BIBLIOGRAFIA

Blei AT. Hepatic encephalopathy. In: Kaplowitz N (ed.). *Liver and Biliary Diseases.* Baltimore: Williams & Wilkins, 1996. p. 615.

Blei AT. The pathophysiological basis of the treatment of hepatic encephalopathy in cirrhosis. In: Arroyo V, Bosch J, Bruix J, Ginés P, Navasa M, Rodés J (ed.). *Therapy in Hepatology.* Barcelona: Ars Medica, 2001. p. 87.

Gitlen N. Hepatic encephalopathy. In: Zakin D, Boyer TD (ed.). *Hepatology. A Textbook of Liver Disease.* Filadelfia: WB Saunders Co., 1996. p. 605.

Mullen KD. Hepatic encephalopathy. In: O'Grady JG, Lake JR, Howdle PD (ed.). *Comprehensive Clinical Hepatology.* Londres: Mosby, 2000. p. 9.1.
Rimola A. Indication of liver transplantation in patients with portal hypertension. In: Arroyo V, Bosch J, Bruix J, Ginés P, Navasa M, Rodés J (ed.). *Therapy in hepatology.* Barcelona: Ars Medica, 2001. p. 73.
Shawcross D, Deutz NEP, Olde Damink SWM, Jalan R. Hepatic encephalopathy in liver failure. A multiorgan perspective. In: Arroyo V, Forns X, Garcia-Pagán JC, Rodés J (ed.). *Progress in the Treatment of Liver Diseases.* Barcelona: Ars Medica, 2003. p. 51.

CAPÍTULO 20

COMO SE COMPORTAR DIANTE DE PACIENTE CIRRÓTICO COM SÍNDROME HEPATOPULMONAR?

Adávio de Oliveira e Silva
Betânia da Silva Rocha
Verônica Desirée Samudio Cardozo
André Lopes de Farias e Silva
Priscila Rodrigues Néspoli
Evandro de Oliveira Souza
Raul Carlos Wahle
Luiz Augusto Carneiro D'Albuquerque

IMPORTÂNCIA

A síndrome hepatopulmonar instala-se em paciente com cirrose hepática avançada, cursando com hipoxemia arterial e vasodilatação intrapulmonar, sem que exibam doença cardiopulmonar primária. Tem características graves comportando-se através de uma evolução devastadora que não se mostra responsiva a qualquer medida farmacoterápica disponível. Diante dessa característica, para alguns a única forma de reversão desse distúrbio, ocorre apenas após realização do transplante ortotópico de fígado.

COMO DIAGNOSTICAR ESSA DOENÇA?

São pacientes que cursam, em geral, com PaO_2 abaixo de 70 mmHg em ar ambiente. Esses são classificados em tipo I, quando há correção dessa anomalia, tradução de distúrbio ventilação-perfusão após oferta de O_2 a 100%, levando a que sua PaO_2 atinja 500 mmHg. Já no tipo II, tal correção não se observa, representando existência de anastomoses A-V importantes, que quando colocados sob O_2 a 100% a PaO_2 não atinge 150 mmHg. Quando esses pacientes são avaliados pela radiografia de tórax, identificam-se imagens reticulonodulares em bases pulmonares. A comprovação dessas modificações ocorre quando submetidas à cintilografia, não se identificando através desse método retenção pulmonar das partículas de albumina de 20 a 60 μm, marcadas com tecnécio 99 (Tc^{99m}), das quais 10%-72% pós-injetadas por via endovenosa extravasam para cérebro, rim e fígado. Complementação do diagnóstico processa-se através do ecocardiograma de contaste envolvendo injeção de 10 ml de solução fisiológica que, agitada, forma microbolhas, as quais, uma vez injetadas por via venosa, atravessam (as microbolhas), naqueles com hipertensão pulmonar, os capilares dilatados, aparecendo rapidamente na aurícula esquerda após 3-6 ciclos cardíacos. Se necessário, pode ser realizada a angiografia pulmonar, que se mostra normal no tipo I e se expressa sob forma de imagens difusas, esponjosas e com anastomoses de grosso calibre com retorno venoso precoce no tipo II.

■ COMO ESSA DOENÇA SE INSTALA?

Esse distúrbio funcional instala-se em cirróticos com hipertensão portal, dependentes de uma dilatação acentuada dos leitos pré-capilares e dos capilares pulmonares, na dependência de criações de anastomoses espontâneas venosas direita-esquerda. Nesses, então ocorre a passagem de sangue venoso não oxigenado até a circulação arterial sistêmica sem que sofra contato alveolar. Tal comportamento anômalo está relacionado a hiperexpressão do óxido nítrico, um potente vasodilatador gerado a partir da persistente indução da enzima NO-sintase proveniente da L-arginina. A perpetuação desse quadro ocorre a partir do momento em que o endotélio vascular desses pacientes com hipertensão portal sofre ação da endotelina-1, molécula promotora de vasoconstricção e de estímulo à angiogênese. Assim é que cerca de 18% dos cirróticos, quando se mobilizam da posição horizontal à vertical, evoluem com dispnéia ou platipnéia. Nesses, a PaO_2 reduz-se em mais de 3 mmHg, uma vez que se encontram em ortodeoxia, dispondo-se abaixo de 60 mmHg naqueles Child C, que também cursam com cianose de extremidade, hipocratismo digital e múltiplas aranhas vasculares.

■ COMO ESSES PACIENTES DEVERÃO SER TRATADOS?

Envolve oxigenoterapia contínua, por 24 horas, sendo que nos casos mais graves propõe-se administração de octreotide, indometacina, tamoxifeno, betabloqueadores, corticosteróides, estrógenos e/ou pílulas de alho, tentativas que, em geral, não promovem reversão do distúrbio. Nos casos mais graves, no tipo II, propõe-se a embolização pulmonar seletiva. Alguns poucos casos têm sido relatados de involução das modificações, uma vez promovida a redução da hipertensão portal pós-implante do TIPS. Esses, que apresentam essa resposta, devem ser vistos como potencialmente capazes de se beneficiarem com o transplante de fígado, cujos resultados serão melhores quando assim são tratados os mais jovens, sobretudo crianças que cursam com PaO_2 maior que 50 mmHg antes da cirurgia e que evoluem com correção de PaO_2 após exposição contínua de O_2 a 100% e que têm fixação pulmonar de albumina marcada com tecnécio acima de 30%.

EXISTE INDICAÇÃO PARA QUE SEJAM CONDUZIDOS AO TRANSPLANTE DE FÍGADO?

Em alguns casos mais raros, a doença hepática pulmonar instala-se não como conseqüência de um distúrbio funcional, mas devido a arteriopatia obliterante. Essa forma de apresentação mostra-se geralmente irreversível, resultante da elevada resistência vascular que apresentam, motivada pela hiperexpressão de substâncias vasoconstrictoras, como tromboxane, endotelina, citocinas inflamatórias, associadas a fatores endoteliais e plaquetários. Teste terapêutico preditivo envolve infusão endovenosa de isoprostenol, em veia central, sendo respondedores aqueles que passam a cursar com pressão de artéria pulmonar abaixo de 40 mmHg, que terão um curso pós-operatório melhor seguindo-se ao transplante de fígado. Quando essa recomendação não é observada, a mortalidade atinge 70% ao fim de 36 meses de pós-operatório.

BIBLIOGRAFIA

Abrams G, Fallon M. The hepatopulmonary syndrome. In: Arroyo V, Forns X, Garcia-Pagán JC, Rodés J (ed.). *Progress in the Treatment of Liver Diseases.* Barcelona: Ars Medica, 2003. p. 61.

Fallon MB. Hepatopulmonary syndrome: Is medical therapy possible? In: Arroyo V, Forns X, Garcia-Pagán JC, Rodés J (ed.). *Progress in the Treatment of Liver Diseases.* Barcelona: Ars Medica, 2003. p. 61.

Gautier-Brun V, Beurton-Chotaigner I, Manzoni P et al. Le syndrome hepatopulmonaire. *Presse Med* 2002;31:271.

Krowka MJ. Hepatopulmonary syndrome. *Gut* 2000;46:1.

Paramesh A, Hussain S, Shneider G et al. Improvement of hepatopulmonary syndrome after transjugular intrahepatic portosystemic shunting. Case report and review of literature. *Pediatr Transplant* 2003;7:157.

Rakela JR, Krouwka MJ. Cardiovascular and pulmonary complications of liver disease. In: Zakim D, Boyer TD (ed.). *Hepatology. A Textbook of Liver Disease.* Filadélfia: WB Saunders Co, 1996. p. 675.

CAPÍTULO 21

COMO SE COMPORTAR DIANTE DE PACIENTE CIRRÓTICO COM SÍNDROME HEPATORRENAL?

Adávio de Oliveira e Silva
Verônica Desirée Samudio Cardozo
Betânia da Silva Rocha
Raul Carlos Wahle
André Lopes de Farias e Silva
Francisco Leôncio Dazzi
Luiz Augusto Carneiro D'Albuquerque

■ IMPORTÂNCIA

Estima-se que 40% dos cirróticos com ascite poderão desenvolver síndrome hepatorrenal durante a evolução natural de cirrose hepática. Formas avançadas acompanham-se de 90% de mortalidade dentro de 10 semanas, com a maioria vindo a falecer no primeiro mês a partir do diagnóstico. Tal evolução apenas reverte-se com a realização do transplante de fígado, nem sempre possível de ser realizado.

■ COMO CLASSIFICAR ESSA DOENÇA?

Tem características típicas: *Tipo 1* – caracterizada por rápido declínio da função renal, traduzido por duplicação do valor sérico inicial da creatinina ultrapassando 2,5 mg/dL ou redução em 50% do *clearance* inicial de creatinina em 24 horas, atingindo menos de 20 ml/min em menos de 2 semanas. Cerca de 80% desses falecem em 14 dias, com apenas 10% sobrevivendo mais de 3 meses; *Tipo 2* – no qual a insuficiência renal não se instala de forma rapidamente progressiva.

Existem, no entanto, certos critérios diagnósticos classificados como maiores e/ou adicionais, que estão expostos no Quadro 21-1.

Quadro 21-1. **Critérios diagnósticos para síndrome hepatorrenal (Clube Internacional da Ascite)**

Critérios maiores

- Doença hepática aguda ou crônica com avançada insuficiência hepatocelular e hipertensão portal
- Baixo índice de filtração glomerular, traduzido por creatinina sérica maior que 2,5 g/dL ou *clearance* de creatinina menor que 20 ml/minuto, em 24 horas
- Ausência de choque, infecção bacteriana vigente, tratamento atual com drogas nefrotóxicas
- Ausência de perdas hídricas gastrointestinais consideráveis ou renais, com perda de peso maior que 500 g/dia em pacientes com ascite, sem edema periférico ou de 1.000 g/dia naqueles com edema periférico.
- Ausência ou melhora sustentada de função renal (baixa da creatinina sérica para menos de 1,5 mg/dL ou *clearance* de creatinina para 40 ml/minutos ou mais) após suspensão do uso de diuréticos e expansão de volume plasmático com 1,5 litros de solução salina isotônica
- Proteinúria menor que 500 mg/dL e sem evidência ultra-sonográfica de uropatia obstrutiva ou doença renal parenquimatosa

Critérios adicionais

- Volume urinário menor que 500 ml/dia
- Sódio urinário menor que 10 mEq/l
- Osmolalidade urinária menor que a plasmática
- Eritrocitúria menor que 50 células por campo
- Concentração sérica de sódio menor que 130 mg/dL

COMO ESSA DOENÇA SE INSTALA?

Cirróticos evoluem com exacerbada retenção de sódio e água. Ocorre em conseqüência de vasodilatação e hiporreatividade arterial, indutoras de circulação hiperdinâmica, caracterizada por hipotensão e débito cardíaco elevado. Deste processo participam sistemas antidiuréticos, antinatriuréticos e vasoconstrictores endógenos, levando à exacerbada secreção de norepinefrina, vasopressina, angiotensina II, endotelina I e tromboxano A_2. Como tentativa de reverter este desequilíbrio ocorre síntese maior de substâncias vasodilatadoras como óxido nítrico, prostaglandinas, glucagon, ácidos biliares e endotoxinas, além de peptídeos natriuréticos e seus receptores de origem atrial, cerebral, endotélio vascular e renal. O nível circulante maior destas moléculas relaciona-se não apenas com a sua produção aumentada, mas depende da menor capacidade de metabolização das mesmas, em conseqüência da reduzida massa de hepatócitos funcionantes que apresentam. Tal comportamento depende das anastomoses intra-hepáticas, portocava e arteriovenosa que apresentam estes pacientes.

Os cirróticos também evoluem com distúrbios da homeostase do volume plasmático circulante e típicas alterações hemodinâmicas, sobretudo débito cardíaco elevado e resistência vascular periférica baixa. Caracteristicamente, apresentam volume intravascular contraído, com padrão oligúrico típico e rins histologicamente normais. O caráter meramente funcional reforça-se pela comprovação de que tais rins removidos e transplantados a urêmicos, promovem reversão do quadro de insuficiência renal que apresentam. Também, quando conduzidos pelo transplante de fígado, tais pacientes exibem acentuada diurese e normalização rápida dos de níveis séricos de uréia e creatinina, tradução da correção de possível reflexo hepatorrenal depressor e normalização das condições hemodinâmicas locais.

COMO ESSES PACIENTES DEVERÃO SER TRATADOS?

A condução desses pacientes envolve adoção de medidas temporárias como:

Correção da vasodilatação arterial com aumento do volume sanguíneo efetivo

Tentativas valendo-se da infusão de drogas vasoativas, como misoprostol ou ornipressina, são infrutíferas. A melhor perfusão renal, com baixa nos valores séricos que definem hiperatividade do sistema renina-angiotensina-aldosterona, ocorre com administração de ornipressina (2 UI/dia), associada à expansão de volume com albumina humana, podendo revertê-la temporariamente. A limitação a essa medida relaciona-se com o alto índice de complicações isquêmicas que desenvolvem, que poderão ser evitadas se associadamente administrarem-se vasodilatadores.

Promotoras da melhor distribuição dos líquidos corpóreos

Reversão também ocorre temporariamente, quando adotadas medidas que promovam a melhor distribuição dos líquidos corpóreos. Assim, cirróticos nestas condições têm sido conduzidos através do emprego de modalidades, como paracenteses de grande volume, conforme disposto na Figura 21-1, e promoção de reexpansão do volume intravascular através da infusão de albumina, Dextran 70 ou Rheomacrodex nas doses de, respectivamente, 10 g, 8 g ou 150 ml por litro de ascite drenada. A limitação à adoção destas atitudes baseia-se no surgimento de complicações graves como estrangulamentos herniários, hiponatremia, hipotensão arterial, insuficiência renal e encefalopatia hepática, sobretudo quando realizadas volumosas drenagens, sem adequada reposição volumétrica. Sua aplicabilidade encontra-se também limitada pela necessidade de sessões repetidas, além de freqüentes readmissões hospitalares, sem que se mostre capaz de modificar o prognóstico destes pacientes. Resumo das dosagens de fármacos envolvidos na redistribuição hídrica está exposto na Figura 21-2.

Alternativamente, alguns pacientes têm sido conduzidos através do implante da válvula de Le Veen, eficiente em promover redistribuição hídrica,

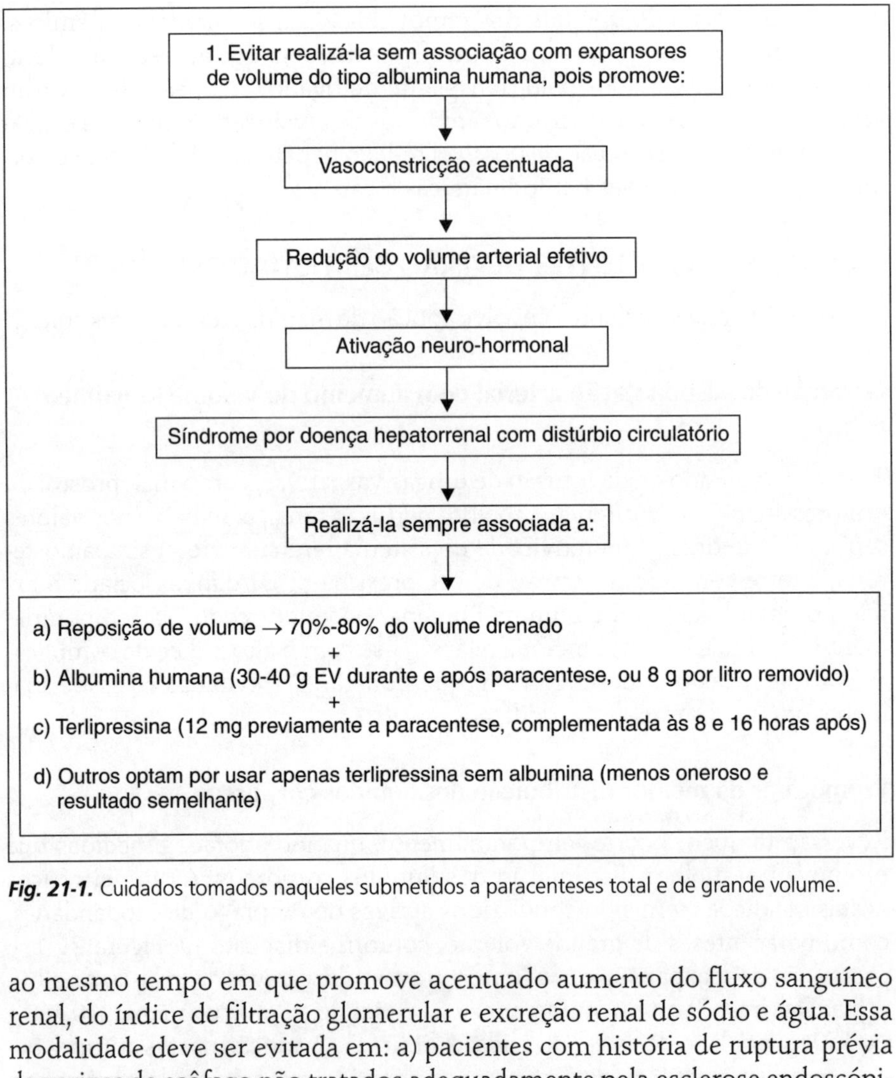

Fig. 21-1. Cuidados tomados naqueles submetidos a paracenteses total e de grande volume.

ao mesmo tempo em que promove acentuado aumento do fluxo sanguíneo renal, do índice de filtração glomerular e excreção renal de sódio e água. Essa modalidade deve ser evitada em: a) pacientes com história de ruptura prévia de varizes de esôfago não tratados adequadamente pela esclerose endoscópica; b) com insuficiência cardíaca e com graves distúrbios da coagulação ou exibindo grande atividade inflamatória histológica do fígado, o que limita amplamente sua aplicabilidade. Além destes parâmetros, níveis séricos elevados de fibrinogênio, fosfatase alcalina, bilirrubina, gamaglutamiltransferase, uréia e baixa atividade de protrombina constituem fatores preditivos negativos importantes em determinar o prognóstico de sobrevida imediata destes pacientes. Quando 3 ou mais destes encontram-se alterados, tal procedimento não deve ser executado, sob risco de precipitação de elevadas taxas de mortalidade pós-operatória.

Fármacos	Doses	Tempo
	Agonistas V1a	
Ornipressina	2-6 UI/L/EV	15-30 dias

*Devem ser associados à infusão de albumina humana 1 g/kg/dia em manutenção de 20-40 g/dia

*Recorrência 20%-40% nas primeiras semanas pós-suspensão

	Agonista α_1-adrenérgico	
Norepinefrina	0,8 ± 0,3 mg/L/EV	7-10 dias

*Manter pressão venosa central entre 4-10 mmHg

Midodrina + octreotida	22,5 a 37,5 mg/dia/VO 300 a 600 mcg/dia/EV
Albumina humana + octreotida ou Glipressina	20-40 g/dia 300 a 600 mcg/dia/EV 2-4 mg/dia/EV

Fig. 21-2. Aspectos da terapêutica farmacológica redistribuidora de volume na síndrome hepatorrenal tipo 1.

Quando indicado, o implante do TIPS deve ser executado em pacientes menos graves, tendo sido executada com sucesso em mais de 90% dos pacientes, com baixos índices de mortalidade (0%-2%), sendo capaz de controlar a ascite refratária em cerca de 70%. Tem inconveniente de despertar o aparecimento de encefalopatia em 15%-25%, com 50% mostrando evidente redução progressiva do calibre da prótese com o correr dos meses. Este quadro traduz-se por ressangramento de varizes de esôfago ou gastropatia congestiva e acúmulo de líquido no interior da cavidade peritoneal, em conseqüência de reinstalação da hipertensão portal.

Diversos autores definem que o TIPS, à semelhança da válvula de Le Veen, leva à reversão da síndrome hepatorrenal, na dependência de que também promove recomposição dos mecanismos da natriurese, pela continuada expansão volumétrica que proporciona. Como conseqüência, os pacientes evoluem com maior excreção de sódio urinário e acentuação do índice de filtração glomerular, causadas por redução da hiperatividade do sistema neuro-simpático-hormonal que apresentam estes cirróticos. Esta evolução se relaciona à baixa da pressão portal, descompressão sinusoidal, melhora dos balanços das forças de Starling e redução da produção de linfa hepática e intestinal. Tipicamente não mais necessitam fazer uso de diuréticos. Sobrevida atuarial nos 6, 12 e 24 meses atinge, respectivamente, 75%, 75% e 63%, passando, então, tal atitude, a funcionar como "ponte" para a realização do transplante de fígado, tendo a vantagem sobre as anastomoses portocavas cirúrgicas, pois se mostra sempre acompanhado dos mais baixos índices de morbidade e mortalidade pós-operatória.

EXISTE INDICAÇÃO PARA QUE SEJAM CONDUZIDOS AO TRANSPLANTE DE FÍGADO?

Tais pacientes são mais graves quando apresentam pressão arterial média inferior a 80 mmHg, concentração plasmática elevada de norepinefrina, excreção urinária de sódio inferior a 10 mEq/l, reduzido volume do parênquima hepático, hipoalbuminemia, hiperbilirrubinemia e elevado gradiente hepatoportal. Nesta fase, em conseqüência da associação de insuficiência hepatocelular progressiva, circulação colateral portossistêmica e hipertensão portal que apresentam, evoluem com ascite refratária ao tratamento com diuréticos. Também na dependência de menor atividade fagocitária do sistema reticuloendotelial, baixas concentrações de proteína e menor atividade opsônica no líquido ascítico, evoluem com surtos de peritonite bacteriana espontânea. Tal complicação é observada em 10%-25% destes pacientes, causa de óbito entre 30%-90% dos acometidos, com recidiva dentro de 1 ano atingindo 70% dos sobreviventes, ocasião em que se mostra maior o índice de sangramento por ruptura de varizes esofágicas e síndrome hepatorrenal, reversível apenas com o transplante de fígado.

Resposta melhor ao procedimento obtem-se naqueles que evoluem no pré-operatório, com nível sérico de creatinina não ultrapassando 1,72 mg/dL, e com melhor resposta à infusão ao tratamento com vasoconstritores.

Em casos de instalação do tipo 1 da doença hepatorrenal, ou em outras formas graves e agudas de insuficiência renal, transplante combinado de fígado e rim deverá ser a opção terapêutica de escolha. A não adoção dessa medida implica pior prognóstico, incapaz de reverter disfunção renal na maioria das vezes.

BIBLIOGRAFIA

Arroyo V, Ginés P, Gerbes AL et al. Definition and diagnosis criteria of refractory ascites and hepatorenal syndrome in cirrhosis. *Hepatology* 1996;23:163.

Arroyo VF, Ruiz del Árbol R, Ginés P. Circulatory disfunction in cirrhosis. In: Arroyo V, Navasa M, Forns X, Bataller R, Sánchez-Fueyo A, Rodés J (ed.). *Update in Treatment of Liver Disease.* Barcelona: Ars Medica, 2005. p. 19.

Brensing KA, Perz J, Sauerbruch T. TIPS in hepatorenal syndrome. In: Arroyo V, Bosch J, Bruguera M, Rodés J, Sánchez, Topics IM (ed.). *Treatment of Liver Disease*. Barcelona: Masson, 1999. p. 53.

Cárdenas A, Ginés P. Treatment of hyponatremia in cirrhosis. In: Arroyo V, Navasa M, Forns X, Bataller R, Sánchez-Fueyo A, Rodés J (ed.). *Update in Treatment of Liver Disease*. Barcelona: Ars Medica, 2005. p. 93.

Genholene P, Laffi G, La Villa G et al. Ascites and hepatorenal syndrome during cirrhosis: two entities on the continuation of the same complication? *J Hepatol* 1999;31:1088.

Guevara M, Ginés P, Fernandez-Esparrach G et al. Reversibility of hepatorenal syndrome by prolonged administration of ornipresin and volume expansion. *Hepatology* 1998;27:35.

Guevara M, Ginés P. A multifaceted approach to renal failure in cirrhosis. In: Arroyo V, Navasa M, Forns X, Bataller R, Sánches-Fueyo A, Rodés J (ed.) *Update in Treatment of Liver Disease*. Barcelona: Ars Medica, 2005. p. 69.

Moreau R. Vasoconstrictor therapy. The hepatorenal syndrome and beyond. In: Arroyo V, Forns X, Garcia-Pagán JC, Rodés J (ed.). *Progress in the Treatment of Liver Diseases*. Barcelona: Ars Medica, 2003. p. 23.

Oliveira e Silva A de, Melo CRR, Santos TE et al. Reversão da síndrome hépato-renal após transplante de fígado. Considerações sobre transplantes. *Arq Gastroenterol* 1997;34:235.

CAPÍTULO 22

COMO SE COMPORTAR DIANTE DE PACIENTE CIRRÓTICO COM PERITONITE BACTERIANA ESPONTÂNEA?

Adávio de Oliveira e Silva
Betânia da Silva Rocha
Verônica Desirée Samudio Cardozo
Raul Carlos Wahle
Francisco Leôncio Dazzi
Priscila Rodrigues Néspoli
Luiz Augusto Carneiro D'Albuquerque

■ IMPORTÂNCIA

Representa uma grave complicação que se instala durante a evolução natural da cirrose hepática em pacientes com hipertensão portal e ascite, exibindo algumas características típicas expostas no Quadro 22-1.

■ COMO ESSA DOENÇA SE INSTALA?

Cirróticos cursam com maior susceptibilidade e incidência mais elevada de infecção. Mecanismos precisos a propósito desta evidência não se encontram

Quadro 22-1. **Características típicas da peritonite bacteriana espontânea**

1. Diagnosticada entre 8% a 27% dos cirróticos internados e em cerca de 12% daqueles em acompanhamento ambulatorial
2. Índices de recorrência dentro de 1 ano, após primeiro surto, situam-se entre 35%-69%
3. Representa grave complicação com índices de mortalidade entre 20%-40%
4. Mortalidade relaciona-se com ocorrências de sangramentos, septicemia e falência de múltiplos órgãos
5. Redução nos índices de mortalidade tem ocorrido após aperfeiçoamento das técnicas rápidas de diagnóstico e adoção de terapêutica específica
6. Provocada em 70% a 75% dos casos por bactérias Gram-negativas

bem definidos, mas certamente estão relacionados às modificações presentes nas respostas humorais e imunocelulares destes pacientes. Eles são imunodeprimidos, evoluem com deficiência de complemento, disfunção neutrofílica e precária atividade do sistema reticuloendotelial incapaz de realizar fagocitose em hipertensos portais. Associadamente cursam com baixa concentração protéica e reduzida atividade opsônica no líquido ascítico. Estas condições favorecem a passagem de bactérias entéricas ao interior da cavidade peritoneal promovendo a infecção, na dependência do fenômeno de translocação até linfonodos mesentéricos, de onde atingiriam a circulação através do ducto torácico produzindo bacteremia, com peritonite bacteriana espontânea instalando-se secundariamente a esse processo.

Nesses, em mais de 92% dos casos, a infecção é monomicrobiana, sendo que os bacilos aeróbios Gram-negativos são responsáveis por 75% dos casos, com predomínio de *E. coli*, seguida em freqüência de *Klebsiella* sp. e outras bactérias Gram-negativas. Os 20% restantes são Gram-positivos, dependentes da participação do *Streptococcus* sp., sendo a infecção por anaeróbios mais rara, representando 5% dos casos, enquanto as polimicrobianas ou por fungos são sempre secundárias.

COMO ESSA DOENÇA SE MANIFESTA?

As manifestações clínicas da peritonite bacteriana espontânea podem ser sutis. Portanto, mesmo diante de sintomas abdominais discretos nos cirróticos com ascite, deve-se sempre suspeitar de sua presença. No entanto, os sintomas e/ou sinais mais freqüentes são: ascite presente em 100% dos pacientes, febre, dor abdominal, início ou piora de encefalopatia, hipotensão, diarréia, hemorragia digestiva alta e insuficiência renal. Pode ainda manifestar-se de forma fulminante em conjunção com choque séptico. Deve ser suspeitada em todos aqueles evoluindo em deterioração clínica, na presença ou não de sinais inflamatórios peritoneais, podendo, nesta oportunidade, representar a forma assintomática da infecção, evolução observada em aproximadamente 10% dos casos. Em algumas vezes, associadamente, instala-se empiema pleural bacteriano espontâneo, tradução de contaminação desta serosa por via hematogênica, ou transferência de ascite infectada através do diafragma, levando a repercussões torácicas e sistêmicas graves. Índices elevados de recorrência após o primeiro episódio são relatados, seguindo-se à progressão da doença hepática de base, com sobrevida de 1 ano atingindo apenas 20%-30%.

A contagem de polimorfonucleares no líquido ascítico parece ser o melhor índice diagnóstico de peritonite bacteriana espontânea, com nível acima de 250 células/mm^3, traduzindo sensibilidade e especificidade, respectivamente, de 92% e 93%. Quando esse valor situa-se além de 500 células/mm^3

deve ser considerado como diagnóstico de certeza, mesmo na ausência de sinais e sintomas definidores de infecção. Todos esses, em geral, cursam com concentração elevada de lactato, relacionada a redução do pH do líquido ascítico e elevado gradiente de pH do sangue arterial. Essa última tendência é mais freqüentemente observada naqueles apresentando concentração protéica no líquido ascítico inferior a 1 g/l, elevando o risco de instalação da doença em até 10 vezes.

Comprovação e identificação da bactéria responsável ocorrem com semeadura do líquido ascítico sendo feita em frascos de hemocultura, quando a positividade ultrapassa 92%. Se o cultivo de líquido ascítico for feito em placa de ágar, os índices de positividade se situam entre 42%-65%. No emprego de qualquer dessas opções, deve-se utilizar pelo menos 30-50 ml de líquido ascítico.

EXISTEM VARIANTES DESSA DOENÇA?

Diagnóstico clínico diferencial deve ser estabelecido com peritonite bacteriana secundária, que cursa com contagem de leucócitos no líquido ascítico situando-se acima de 10.000 células/mm^3 e uma concentração protéica maior do que 1 g/l. Neles, a flora predominantemente é polimicrobiana, particularmente constituída por anaeróbios e fungos. Todos estes cursam com uma concentração alta de desidrogenase lática, com nível baixo de glicose em relação ao soro. Esta caracterização mostra-se importantíssima pois, nesses pacientes, pode ser necessária realização de laparotomia exploradora, sempre acompanhada de elevados índices de mortalidade.

Excluindo-se a peritonite bacteriana secundária, 2 variantes da peritonite bacteriana espontânea podem ser identificadas: 1. *ascite neutrocítica cultura negativa,* é o termo usado quando a contagem de neutrófilos do líquido ascítico ultrapassa 250 células/mm^3, mas as culturas permanecem negativas. Deve-se observar, nessa situação, se o paciente não utilizou antibióticos nos últimos 30 dias, ou se não existe uma causa intra-abdominal como pancreatite aguda, tuberculose ou neoplasia. Alguns autores alertam que esta forma pode representar uma fase resolutiva da peritonite bacteriana espontânea, onde as defesas do hospedeiro erradicaram o microrganismo, sem que fosse necessária a administração de antibióticos, ou pode, ainda, derivar de uma alteração da sensibilidade do meio de cultura utilizado. Tem, no entanto, prognóstico idêntico da peritonite bacteriana espontânea, motivo pelo qual deve ser considerada como tal; 2. *bacteriascite monomicrobiana não neutrocítica,* relaciona-se às culturas positivas do líquido ascítico, na ausência de uma resposta neutrofílica substancial deste líquido. Evoluem com níveis de polimorfonucleares inferiores a 250 células/mm^3, podendo cursar assintomaticamente ou expressar-se por febre e dor abdominal, com cerca de 1/3 deles progredindo para peritonite bacteriana espontânea franca. Ocorre mais freqüentemente em pacientes com doença hepática menos grave, ou seja, com melhor reserva funcional parenquimatosa e do sistema imunológico. Relaciona-se com um maior percentual de germes Gram-positivos, sendo que, na maioria desses casos, o tratamento com antibióticos pode ser postergado, exigindo-se, porém, vigilância evolutiva rigorosa baseando-se na realização de paracenteses diagnósticas mais freqüentes, existindo ou não sinais indicativos de infecção.

■ POR QUE ALGUNS TÊM EVOLUÇÃO MAIS GRAVE?

Durante internações hospitalares por peritonite bacteriana espontânea, apenas 50% dos pacientes sobreviverão à infecção. Destes, 69% apresentarão recorrência em 1 ano, e novamente 50% morrerão. A concentração protéica do líquido ascítico menor que 1 g/dL é o maior preditor de recorrência de peritonite bacteriana espontânea. Outros fatores têm sido associados com o pior prognóstico e elevados índices de reinstalação do processo, a saber: 1. nível de bilirrubina sérica acima de 8 mg/dL; 2. albumina sérica inferior a 2,5 g/dL; 3. creatinina sérica além de 2,0 mg/dL; 4. presença de encefalopatia hepática; 5. instalação de síndrome hepatorrenal; 6. advento de sangramento gastrointestinal; 7. realização de procedimentos terapêuticos como a escleroterapia, ou qualquer outra atitude endoscópica incidindo sobre o aparelho digestivo; 8. conteúdo protéico total do líquido ascítico abaixo de 1,0 g/l. Pacientes nestas condições deverão ser conduzidos pelo transplante de fígado.

Terapêutica deve ser iniciada rápida e empiricamente envolvendo: 1. cefotaxime na dose de 2 g por via endovenosa a cada 8 horas, durante 10-14 dias, geralmente associada à expansão de volume com infusão de albumina; 2. prevenção do estabelecimento desse quadro, é feita com administração de norfloxacina por via oral na dose de 400 mg/dia, cuja eficácia relaciona-se com: a) elevada eficiência contra bactérias Gram-negativas, porém baixa contra anaeróbios; b) níveis bactericidas elevados atingidos no sangue e urina; c) promoção do aumento dos níveis séricos e do líquido ascítico de C3; e d) baixa ocorrência de efeitos colaterais, mesmo quando considerados períodos longos de tratamento, ultrapassando mais de 25 dias.

O uso de diuréticos é outra forma de prevenir a instalação de peritonite bacteriana espontânea, pois eles aumentam a atividade opsônica do líquido ascítico, auxiliando na prevenção da doença. Possivelmente, também, o implante do TIPS, ao promover reduções do nível pressórico portal, dos índices de hemorragia digestiva alta e ao desaparecimento da ascite, constitui-se em modalidade terapêutica importante na condução destes pacientes.

EXISTE INDICAÇÃO PARA QUE SEJAM CONDUZIDOS AO TRANSPLANTE DE FÍGADO?

Essa se mostra a forma de tratamento definitiva desses pacientes, com resultados bons apenas obtidos desde que não cursem com insuficiência renal importante, causa de mortalidade elevada pós-operatória. Assim, torna-se recomendável que aqueles com peritonite bacteriana espontânea não sejam conduzidos pela administração de drogas nefrotóxicas, como os aminoglicosídeos, e preventivamente conduzidos pelas parenceteses volumosas, com reinfusões e administração de albumina humana e terlipressina e/ou implante do TIPS, associado à norfloxacina.

BIBLIOGRAFIA

Arroyo V, Bataller R, Ginés P. Ascites and spontaneous bacterial peritonitis. In: O'Grady JG, Lake JR, Howdle PD (ed.). *Comprehensive Clinical Hepatology.* Londres: Mosby, 2000. p. 7.1.

Garcia-Tsao G. Bacterial infections and antibiotics in cirrhosis. In: Arroyo V, Forns X, Garcia-Pagán JC, Rodés J (ed.). *Progress in the Treatment of Liver Diseases.* Barcelona: Ars Medica, 2003. p. 43.

Garcia-Tsao G. Treatment of spontaneous bacterial peritonitis. In: Arroyo V, Bosch J, Bruix J, Ginés P, Vanasa M, Rodés J (ed.). *Therapy in Hepatology.* Barcelona: Ars Medica, 2001. p. 51.

Guarner C, Runyon BA. Spontaneous bacterial peritonitis: pathogenesis, diagnosis and management. *Gastroenterologist* 1995;3:311.

Kurtovic J, Riordam SM. Infection and intestinal flora. In: Arroyo V, Navasa M, Forns X, Bataller R, Sánchez-Fueyo A, Rodés J (ed.). *Update in Treatment of Liver Disease.* Barcelona: Ars Medica, 2005. p. 57.

Navasa M, Rodés J. Bacterial infections in cirrhosis. *Liver Int* 2004;24:277.

Rimola A. Indications of liver transplantation in patients with portal hypertension. In: Arroyo V, Bosch J, Bruix J, Ginés P, Navasa M, Rodés J (ed.). *Therapy in Hepatology.* Barcelona: Ars Medica, 2001. p. 73.

Sort P, Navasa M, Arroyo V et al. Effect of intravenous albumin on renal impairment and mortality in patients with cirrhosis and spontaneous bacterial peritonitis. *N Eng J Med* 1999;341:403.

CAPÍTULO 23

COMO SE COMPORTAR DIANTE DE PACIENTE CIRRÓTICA GESTANTE?

Adávio de Oliveira e Silva
Verônica Desirée Samudio Cardozo
Betânia da Silva Rocha
Raul Carlos Wahle
Evandro de Oliveira Souza
Cristiane Maria de Freitas Ribeiro
Ana Beatriz de Vasconcelos
Luiz Augusto Carneiro D'Albuquerque

■ IMPORTÂNCIA

Cirróticas graves podem ter dificuldade em completar o período gestacional. Nesse período, sobretudo no terceiro trimestre da gestação, evoluem com aumento do volume plasmático efetivo e risco maior de cursarem com hemorragia por ruptura de varizes esofágicas. Para cada uma delas exige-se a feitura do diagnóstico etiológico, quando algumas medidas terapêuticas, visando proteger o binômio mãe-feto, podem ser adotadas.

■ EM QUAIS ETIOLOGIAS DA CIRROSE SE ENCONTRAM ESSAS PACIENTES?

Tipicamente, podem ser portadoras de qualquer das etiologias dispostas no Quadro 23-1.

A cirrose pós-necrótica traduz-se, histologicamente, por necrose parenquimatosa extensa, lobular induzida por fármacos ou dependente de origem criptogenética. Acompanha-se de fibrose, presença de septos ativos ou não e regeneração nodular, com complicações evolutivas advindas das presenças de hipertensão portal e redução da síntese hepatocelular, gerando hiperbilirrubinemia e hipoprotrombinemia. Esse quadro pode ser observado e mais preocupante entre aquelas que persistem com ingesta etílica excessiva durante a gravidez, com risco maior de cursarem com hepatite alcoólica associada, causa de elevados índices de mortalidade materno-fetal.

Quadro 23-1. **Aspectos etiológicos da cirrose hepática na gestante**

- Pós-necrótica
- Doença alcoólica
- Pós-hepatite crônica viral B ou C
- Pós-hepatite auto-imune
- Doença de Wilson
- Cirrose biliar primária
- Colangite esclerosante primária

Algumas delas são portadoras crônicas dos vírus B ou C das hepatites. Caracteristicamente não requerem terapêutica antiviral específica, lembrando que as mães portadoras do AgHBe são capazes de infectar 90% dos seus recém-natos, tendência que pode ser bloqueada tratando os recém-natos pela administração de gamaglobulina hiperimune e vacinação. Essa atitude terapêutica, no entanto, não se mostra válida para interrupção da transmissão do vírus da hepatite C, quando o risco de contaminação do bebê atinge 6%-10%, sendo mais alto naquelas mães com elevada carga viral, portadoras do HIV.

Interessante, nesse grupo de pacientes graves, são as grávidas com cirrose auto-imune, sendo recomendável conduzi-las pelo uso de corticosteróides sem administração de azatioprina, merecendo a ressalva de que elas têm risco maior de cursarem com pré-eclâmpsia e delivramento prematuro.

Algumas têm sua cirrose instalada na dependência de ocorrência de distúrbios do metabolismo do cobre, as quais freqüentemente evoluem com distúrbios hormonais, tal como oligomenorréia, conseqüente à insuficiência hepatocelular. Mas, uma vez grávidas, elas deverão continuar a serem conduzidas pela administração de quelantes do metal, tal como penicilamina na dose de 0,75-1,0 g/dia, ou trientine, que deve ser reduzida para 0,5 g nas 24 horas no terceiro trimestre, com 94% dos recém-natos sendo normais. Opcionalmente poderão ser tratados com acetato de zinco de baixa toxicidade, de custo baixo, porém pouco palatável. Essas atitudes não devem ser interrompidas, sob risco de instalação de insuficiência hepatocelular e hemólise, causas de morte da mãe e do feto. Geralmente, os recém-natos não apresentam problemas particulares, sendo que não existindo consanguinidade entre os pais o risco para desenvolvimento da doença atinge 1:300.

São escassos os casos de gravidez em pacientes com cirrose biliar primária. Diferente do que aconteceu nessa doença, cerca de 30% dos pacientes com colangite esclerosante primária são mulheres que se encontram antes dos 40 anos de idade, em idade fértil, podendo, portanto, engravidar. Essa doença biliar crônica progressiva pode ser diagnosticada antes, durante e algum tempo após a gestação, com prurido e edema, febre e calafrios, podendo fazer parte do quadro, levando a que alguns sejam conduzidos pela administração de ácido ursodeoxicólico ou colestiramina, sem efeitos teratogênicos, com delivramento de recém-natos normais.

COMO PLANEJAR, ENTÃO, O ACOMPANHAMENTO DESSAS CIRRÓTICAS GESTANTES?

1. A maioria dessas pacientes tem o diagnóstico etiológico de cirrose hepática realizado no período pré-gestacional. Deverão, portanto, seguir a orientação típica e o protocolo terapêutico de cada serviço para as doenças de forma individualizada.
2. Exige-se, no entanto, um controle mais rígido no que diz respeito à síntese hepática envolvendo níveis séricos de albumina, tempo de protrombina, fator V (se possível) e bilirrubina. Em algumas, sobretudo as portadoras de cirrose biliar primária, recomenda-se avaliar deficiência herdada de proteína C ou S e anticorpos anticardiolipina e/ou antifosfolípides, visando definir risco maior de tromboses vasculares.
3. Exige-se manutenção da terapêutica quelante na doença de Wilson, não sendo necessária a administração de interferon-α pequilado, ribavirina ou lamivudina nas cirroses induzidas pelos vírus B ou C da hepatite. Corticoideterapia deve ser exigência na cirrose auto-imune e Ursacol® nas doenças colestáticas, como cirrose biliar, peritonite ou colangite esclerosante primária. Administração de vitamina K intramuscular ou intravenosa para aqueles com tempo de protrombina alongado, valendo-se de doses baixas, como 10 mg a cada 5-7 dias.
4. Impõe-se acompanhamento da evolução materna através de ultra-sonografia com Doppler do fígado, baço, sistema venoso portal, de placenta e da freqüência e função cardíaca do feto. Cesárea terapêutica pode ser marcada, caso existam riscos à sobrevida da mãe ou do feto, que deverá ser logo transferido para unidade de tratamento intensivo.
5. Acompanhamento da hipertensão portal faz parte do processo, avaliando-se, sobretudo, as presenças de varizes esofagogástricas. Definição de sinais premonitórios de sangramento conseqüente à ruptura dessas ectasias venosas poderá exigir realização de ligadura endoscópica ou injeção intravaricosa de cola biológica. Dúvidas com relação à evolução do feto existem quanto ao uso de betabloqueadores do tipo propanolol, visando redução do gradiente hepático-portal.

■ BIBLIOGRAFIA

Heneghan MA, Morris SM, O'Grady JG et al. Autoimmune hepatitis: optimal management in pregnancy and review of maternal and fetal outcomes. *Hepatology* 1998;28:393A.

Heneghan MA. Pregnancy and the liver. In: O'Grady JG, Lake JR, Howdle PD (ed.). *Comprehensive Clinical Hepatology.* Londres: Mosby, 2000. p. 28.1.

Knox Ta, Olans LB. Liver disease in pregnancy. *N Eng J Med* 1996;335:569.

Laurentys Medeiros J, Laurentys Medeiros Júnior J. Fígado e Gravidez. In: Oliveira e Silva A de, D' Albuquerque LAC (ed.). *Doenças do Fígado.* Rio de Janeiro: Revinter, 2001. p. 1265.

Riely CA. Liver disease of pregnancy. In: Kaplowitz N (ed.). *Liver and Biliary Disease.* 2nd Ed. Baltimore: Williams & Wilkins, 1996.

Van Dike RW. The liver in pregnancy. In: Zakam D, Boyer TD (ed.). *Hepatology. A Textbookf of Liver Disease.* Filadélfia: WB Saunders Co., 1996. p. 1739.

CAPÍTULO 24

COMO SE COMPORTAR DIANTE DE PACIENTE COM HEMANGIOMA HEPÁTICO?

Adávio de Oliveira e Silva
Douglas Jorge Racy
Maria Helena Naves Inácio Pedroso
Antonio Portugal Gomes
Renato Adam Mendonça
Jorge Marcelo Padilla Mancero
Luiz Augusto Carneiro D'Albuquerque

IMPORTÂNCIA

Esse é o tumor benigno do fígado mais freqüentemente diagnosticado. Tem uma prevalência em torno de 3%-20%, que tem se ampliado a partir do emprego rotineiro da ultra-sonografia do abdome superior, na busca de esclarecer a causa de sintomas específicos ou não referentes à cavidade abdominal, predominando entre as mulheres.

COMO SE DESENVOLVE A SUA HISTÓRIA NATURAL?

Classicamente define-se que os hemangiomas são pequenos quando apresentam um diâmetro inferior a 5 cm. Em cerca de 18%-20% esse volume definido pela ultra-sonografia pode modificar-se em decorrência da imprecisão do método (técnico dependente) em realizar a correta mensuração das lesões focais do fígado, ou definir, com fidelidade, as ocorrências associadas de esteatose, alargamento dos lagos sanguíneos ou presença de fibrose cicatricial. Tais variações volumétricas são menos freqüentes, quando evolutivamente são acompanhadas pela tomografia computadorizada ou ressonância magnética do fígado. Sintomas dolorosos são mais comuns quando ultrapassam 7 cm, com raras complicações, como massa palpável, ruptura, plaquetopenia e coagulopatia de consumo sendo observadas. Mas existem relatos, geralmente considerados anedóticos, de que sua evolução também pode mudar nas mulheres em estrogenoterapia, com desenvolvimento maior e ruptura podendo ocorrer durante a gravidez. Apesar desses informes não se recomenda a interrupção da administração de contraceptivos orais naquelas mulheres que apresentam essa lesão e necessitam, assim, de tratamento. Certamente tais pacientes deverão ser acompanhados mais freqüentemente através da realização de ecografia, em mais curtos períodos de tempo.

■ COMO DIAGNOSTICAR O HEMANGIOMA HEPÁTICO?

O diagnóstico geralmente é realizado pela ultra-sonografia, quando se revela como lesão hiperecogênica, freqüentemente com menos de 3,0 cm de diâmetro, dotada de zona central hipoecogênica, com reforço posterior. Especificidade atinge 70% e pode elevar-se para 100% quando inexiste antecedente de câncer ou cirrose viral e as provas bioquímicas e os marcadores tumorais sanguíneos são normais. Diagnóstico de certeza confirma-se pela ressonância magnética traduzida por uma lesão hiperintensa em T2, assestada sobre fígado normal, ou opcionalmente pela tomografia helicoidal, também com especificidade superior a 90%, quando a distribuição do contraste injetado por via venosa processa-se da periferia para o centro da lesão.

Do ponto de vista macroscópico, identificado durante videolaparoscopia ou laparotomia exploradora, o hemangioma apresenta-se como lesão isolada, com menos de 5,0 cm de diâmetro, com margens bem definidas. Tem consistência elástica, assume posição subcapsular e de consistência delicada. Tal aspecto muda quando existe fibrose ou calcificação. Menos freqüentemente é pedunculado ou múltiplo. Por sua vez, os aspectos microscópicos são típicos, com a lesão sendo constituída por espaços vasculares repletos de sangue e revestidos por endotélio não espesso, comumente encontrando-se septos fibrosos, trombose, cicatriz e calcificação em intensidade variável.

Do ponto de vista laboratorial, as modificações de provas bioquímicas que definem agressão hepatocelular não existem, sendo normais os valores de aminotransferases, fosfatase alcalina e gamaglutamiltransferase.

■ COMO TRATAR ESSES PACIENTES?

A conduta nesses pacientes é expectante, na maioria das vezes, não sendo necessária realização periódica de controle volumétrico, valendo-se dos métodos de imagens. A terapêutica cirúrgica é exigida apenas nos casos complicados, quando pacientes referem dor abdominal contínua, na ausência de outra causa que a justifique. Poderá, também, a hepatectomia ser realizada, uma vez que exerça efeito de massa promovendo compressão extrínseca sintomática de outros órgãos ou pós-desenvolvimento de hemorragia intralesional ou que se processe para a cavidade peritoneal.

EXISTE INDICAÇÃO PARA QUE SEJAM CONDUZIDOS AO TRANSPLANTE DE FÍGADO?

Descrevem-se casos de pacientes, sobretudo crianças cursando com extensos hemangiomas de fígado com anastomoses arteriovenosas responsáveis pelo aparecimento de consumo de plaquetas, coagulação intravascular disseminada e insuficiência cardíaca congestiva. Manipulação terapêutica nessa eventualidade envolve administração de esteróides, interferon-α ou embolização visando à oclusão vascular. A falência dessas medidas específicas nesses pacientes que apresentam essa forma de apresentação bizarra poderá exigir a realização do transplante de fígado.

BIBLIOGRAFIA

Andrade Sousa MV, Anderi RE, Carneiro D'Albuquerque LA, Santos DLC, Oliveira e Silva A de. Tumore benignos de fígado. In: Dani R (ed.). *Gastroenterologia Esssencial*. Rio de Janeiro: Editora Guanabara, 2006. p. 735.

Freeny PC, Vimant TR, Barnett TC. Cavernous hemangioma of the liver: Ultrasonography, arteriography, and computed tomography. *Radiology* 1979;132:143.

Karani J. Benign tumors and cystic diseases of the liver. In: O'Grady JG, Lake JR, Howdle PD (ed.). *Comprehensive Clinical Hepatology*. Londres: Mosby, 2000. p. 24.1.

Karkunen PJ. Benign hepatic tumours and tumor like conditions in men. *J Clin Pathol* 1986;39:183.

La Brecque DR. Neoplasia of the liver. In: Kaplowitz N (ed.). *Liver and Biliary Diseases*. Baltimore: Williams & Wilkins, 1996. p. 391.

Oliveira e Silva A de, Souza MVA, Felipe RJ. Tumores benignos de fígado. In: Oliveira e Silva A de, D'Albuquerque LAC (ed.). *Doenças do Fígado*. Rio de Janeiro: Revinter, 2001. p. 765.

Ryckman FC, Alonso MH. Transplantation for hepatic malignancy in children. In: Busuttil RW, Klintmalm GB (ed.). *Transplantation of the Liver*. Filadélfia: WB, Saunders Company, 1996. p. 216.

CAPÍTULO 25

COMO SE COMPORTAR DIANTE DE PACIENTE COM ADENOMA HEPATOCELULAR?

Adávio de Oliveira e Silva
Douglas Jorge Racy
Maria Helena Naves Inácio Pedroso
Antonio Portugal Gomes
Renato Adam Mendonça
Frans Ivan Serpa Larrea
Luiz Augusto Carneiro D'Albuquerque

■ IMPORTÂNCIA

Há alguns anos atrás, a prevalência era de 1,7 para cada 10 casos de hiperplasia nodular focal, que tem se reduzido nos dias atuais, quando as mulheres passaram a fazer uso dos anticoncepcionais orais com baixas doses de estrógenos. Outros indicam que a incidência anual atinge 1:1 milhão de mulheres não-grávidas e 34:1 milhão de grávidas. Também tem sido identificado entre homens que se valem de esteróides anabólicos androgênicos, visando combater impotência ou buscando desenvolvimento muscular mais acentuado. Embora menos comum, pode ser identificado em crianças em tratamento de anemia de Fanconi, anemia refratária ou hipoplasia de medula óssea.

■ COMO SE DESENVOLVE A SUA HISTÓRIA NATURAL?

Quando não reconhecido e adequadamente tratado podem romper-se espontaneamente, risco relacionado ao tamanho da lesão, gestação e menstruação, com risco de mortalidade nessas situações sendo de aproximadamente 10%. Descreve-se a regressão espontânea após a suspensão do fármaco responsável pela sua instalação, sendo rara a progressão para malignidade.

■ COMO DIAGNOSTICAR O ADENOMA HEPATOCELULAR?

Cerca de 60%-80% dos portadores são sintomáticos, com tais pacientes queixando-se de dor abdominal, relacionada à expansão volumétrica ou presença de hemorragia identificada entre 25%-50% dos casos. Traduz-se não apenas pelo desenvolvimento de um hematoma intra-hepático, mas também pela ocorrência de ruptura intraperitoneal com hemoperitônio, comportamento mais observado durante a gestação. Risco maior é a coexistência na mesma lesão de sinais histológicos de transformação adenomatosa e carcinomatosa. A ocorrência simultânea com hiperplasia nodular focal tem sido descrita.

A ultra-sonografia apresenta-se como lesão nodular de formato regular, geralmente iso ou hipoecóica e, menos freqüentemente, hiperecóica. No Doppler colorido identificam-se em 80% dos pacientes vasos intratumorais, o que dificulta a diferenciação com hiperplasia nodular focal e carcinoma hepatocelular ou outro tumor hipervascular. À tomografia computadorizada helicoidal pode-se definir além da lesão nodular hipodensa, a hipervascularização que se observa pós-injeção do contraste, acompanhada de sinais de necrose, hemorragia ou presença de gordura. Tais achados são mais bem demonstrados pela ressonância magnética com injeção de contraste rico em ferrite. À semelhança da hiperplasia nodular focal, a caracterização da lesão pode ser feita também através da captação de enxofre coloidal pelas células de Kupffer após ser injetado por via venosa, um sinal que não confere a esse método especificidade importante.

Do ponto de vista macroscópico, visualizado durante videolaparoscopia ou laparotomia exploradora está representado, em geral, por lesão nodular única, menor do que 3,0 cm. Hoje têm sido descritos casos de pacientes cursando com múltiplas lesões, definida como síndrome da poliadenomatose. No que diz respeito aos aspectos microscópicos, eles são típicos com a lesão sendo formada por hepatócitos normais, ou próximos do normal, proliferados. Alguns hepatócitos que formam o adenoma hepatocelular encerram vacúolos lipídicos, podendo ser identificados no meio da lesão focos de transformação maligna, típicos de carcinoma hepatocelular bem diferenciado (evolução rara), indicação formal de hepatectomia parcial. Peliose associada tem sido descrita e observada naqueles que se valeram do uso de anabólicos esteróides.

Do ponto de vista laboratorial são normais os valores das provas bioquímicas que definem agressão hepatocelular. Esse quadro se modifica, caso exista transformação maligna, quando se evidenciam elevações de níveis de aminotransferases, fosfatase alcalina, gamaglutamiltransferase e eventualmente de α-fetoproteína.

■ COMO TRATAR ESSES PACIENTES?

Na maioria dos pacientes com lesões menores do que 5 a 10 cm de diâmetro, a conduta clínica será expectante. No entanto, diante da existência de dor abdominal, acompanhada ou não de sinais de hemorragia intralesional ou intraperitoneal, exige-se ressecção cirúrgica, valendo-se ou não do emprego associado de embolização seletiva com molas ou partículas metálicas visando tornar a lesão avascular, reduzindo os riscos da hepatectomia a ser realizada.

EXISTE INDICAÇÃO PARA QUE SEJAM CONDUZIDOS AO TRANSPLANTE DE FÍGADO?

Deficiência de glicose-6-fosfatase proporciona o acúmulo de glicogênio em intestino e rins. Esse excesso pode também ocorrer no fígado levando à formação de adenomas, com transformação em carcinoma hepatocelular ocorrendo em 11% deles ao fim de 3 a 40 dias de evolução, que exigem que sejam tratados pelo transplante de fígado, visando também a cura da doença basal, a glicogenose tipo I A.

BIBLIOGRAFIA

Andrade Souza MV, Anderi RE, Carneiro D'Albuquerque LA, Santos DLC, Oliveira e Silva A de. Tumores benignos do fígado. In: Dani R (ed.). *Gastroenterologia Essencial*. Rio de Janeiro: Editora Guanabara, 2006. p. 735.

Anthony PP, Banasch P. Tumours and tumour-like lesions of the liver and biliary tract. In: Mac Sween RNM, Anthony PP, Scheuer PJ, Burt AD, Portmann BC (ed.). *Pathology of the Liver*. Edimburgo: Churchill Livingstone, 1994. p. 635.

Cherqui D, Matheus D, Zafrani ES, Dhumeaux D. Hyperplasie nodulaire focale et adenoma hepatocellulaire chez la femme. *Gastroenterol Clin Biol* 1997;21:919.

Karani J. Benign tumors and cystic diseases of the liver. In: O'Grady JG, Lake JR, Howdle PD. *Comprehensive Clinical Hepatology*. Londres: Mosby, 2000. p. 24.1.

La Brecque DR. Neoplasia of the liver. In: Kaplowitz N (ed.). *Liver and Biliary Diseases*. Baltimore: Williams & Wilkins, 1996. p. 391.

Mc Peake JR, Portmann B. Hepatic malignancy, Budd Chiary syndrome and space-occuping conditions. In: Williams R, Portmann BC, Tan KC (ed.). *The Practice of Liver Transplantation*. Edimburgo: Churchill Livingstone, 1995. p. 57.

Oliveira e Silva A de, Andrade Souza MV, Felipe RJ. Tumores benignos de fígado. In: Oliveira e Silva A de, D'Albuquerque LAC (ed.). *Doenças do Fígado*. Rio de Janeiro: Revinter, 2001. p. 765.

CAPÍTULO 26

COMO SE COMPORTAR DIANTE DE PACIENTE COM HIPERPLASIA NODULAR FOCAL?

Adávio de Oliveira e Silva
Douglas Jorge Racy
Maria Helena Naves Inácio Pedroso
Antonio Portugal Gomes
Marcelo Augusto Ribeiro Fontenelle Júnior
Renato Adam Mendonça
Luiz Augusto Carneiro D'Albuquerque

■ IMPORTÂNCIA

Representa o segundo tumor benigno do fígado mais comum. Menos prevalente do que o hemangioma e 10 vezes mais freqüente do que o adenoma hepatocelular, sendo que 10% deles têm sido identificados em crianças, sendo responsável por 2% de todos os tumores vistos nessa faixa de idade.

■ COMO SE DESENVOLVE SUA HISTÓRIA NATURAL?

A patogênese dessa lesão é pouco conhecida, aceitando-se que decorra de má formação hamartomatosa primária, ou injúria vascular focal. Associação com estrógenos tem sido negada, aceitando-se que o hiperfluxo vascular que apresentam no interior do tumor gere ruptura plaquetária, com trombose vascular e liberação de fatores de crescimento responsáveis pela instalação de hiperplasia celular. A maioria das lesões é descoberta acidentalmente, podendo acompanhar-se de hemangiomas cavernosos, glioblastomas, astrocitomas, múltiplas neoplasias endócrinas e na criança em associação com glicogenose tipo 1 e cardiopatia congênita.

■ COMO DIAGNOSTICAR ESSA DOENÇA?

Classicamente define-se que cursa assintomática em 80%-90% dos casos. Quando os sintomas existem são expressos por sensação de peso ou dor leve no hipocôndrio direito. Excepcionalmente exterioriza-se sob forma de massa palpável. Não sofre transformação maligna, porém existe relato de um caso onde foi identificada na periferia de um carcinoma hepatocelular. Instala-se na proporção feminino:masculino de 8:1, ocorrendo em pacientes relativamente jovens. Na maioria das vezes o diagnóstico geralmente é realizado pela ultra-sonografia em tempo real, quando se revela como lesão nodular regular ou com margem pouco alterada, enquanto que no Doppler colorido predominam sinais arteriais no centro da lesão, observados em 70% dos casos. À tomografia computadorizada helicoidal após injeção endovenosa do contraste, existe uma impregnação homogênea e lobular, tradução da hipervascularização arterial que apresenta, com zona central hipodensa definida em 60% dos pacientes. Na ressonância magnética, aparece tipicamente como iso ou hipodensa em T_1 e discretamente hiperintensa com uma cicatriz central em T_2, método que atinge especificidade entre 98%-100%. Cintilografia com enxofre coloidal, hiperfixado nas células de Kupffer, auxilia na evidenciação da lesão.

Do ponto de vista macroscópico identificado durante videolaparoscopia ou laparotomia exploradora, apresenta-se como uma lesão fibrótica, rígida, constituída por nódulos homogêneos, com cicatriz central que encerra tecido conjuntivo fibroso, sem apresentar necrose ou hemorragia, com margens bem delimitadas e não capsulada. Em 20%-30% dos casos pode ser múltipla e sofrer regressão. Já os aspectos microscópicos são típicos, com a lesão sendo constituída por nódulos compostos por hepatócitos normais, separados por septos fibrosos contendo artérias de paredes espessadas. Ocorre proliferação colangiolar na periferia da fibrose, com infiltrado inflamatório mínimo ou moderado. São comuns as dilatações sinusoidais e aspectos telangiectásicos encerrando certo grau de proliferação de dúctulos biliares. Podem existir áreas de displasia celular.

Do ponto de vista laboratorial, as modificações de provas bioquímicas que definem agressão hepatocelular não existem. No entanto, 20%-30% dos pacientes mostram níveis séricos pouco elevados de gamaglutamiltransferase. Marcadores tumorais e virais são negativos.

■ COMO TRATAR ESSES PACIENTES?

Os assintomáticos merecem um comportamento menos rígido no que diz respeito ao emprego de métodos de imagens a serem periodicamente realizados. O estudo histológico apenas deverá ser realizado quando existirem dúvidas com relação ao adenoma ou carcinoma hepatocelular. Embolização arterial ou ressecção cirúrgica realizam-se quando exista complicação hemorrágica.

■ EXISTE INDICAÇÃO PARA QUE SEJAM CONDUZIDOS AO TRANSPLANTE DE FÍGADO?

Não. A existência dessa lesão nodular sólida benigna geralmente não assume proporção de grande volume ou redução da capacidade de síntese hepatocelular, o que tornaria necessária a realização do transplante de fígado.

BIBLIOGRAFIA

Andrade Sousa MV, Anderi RE, Carneiro D'Albuquerque LA, Santos DLC, Oliveira e Silva A de. Tumores Benignos do Fígado. In: Dani R (ed.). *Gastroenterologia Essencial.* Rio de Janeiro: Editora Guanabara, 2006. p. 735.

Anthony PP, Banasch P. Tumours and tumour-like lesions of the liver and biliary tract. In: Mac Sween RNM, Anthony PP, Scheuer PJ, Burt AD, Portmann BC (ed.). *Pathology of the Liver.* Edimburgo: Churchill Livingstone, 1994. p. 635.

Bartolozzi C, Lancioni R, Paolicchi A et al. Differentiation of hepatocellular adenoma and focal nodular hyperplasia of the liver: comparison of Doppler imaging and conventional color Doppler sonography. *Eur Radiol* 1997;7:1410.

Cherqui D, Matheus D, Zafrani ES, Drumeaux D. Hyperplasia nodulaire focale et adénoma hépatocellulaire chez la femme. *Gastroenterol Clin Biol* 1997;21:919-935.

Karani J. Benign tumors and cystic diseases of the liver. In: O' Grady JG, Lake JR, Howdle PD. *Comprehensive Clinical Hepatology.* Londres: Mosby, 2000. p. 24.1.

La Brecque DR. Neoplasia of the liver. In: Kaplowitz N (ed.). *Liver and Biliary Diseases.* Baltimore: Williams & Wilkins, 1996. p. 391.

Oliveira e Silva A de, Andrade Souza MV, Felipe RJ. Tumores benignos de fígado. In: Oliveira e Silva A de, D'Albuquerque LAC (ed.). *Doenças do Fígado.* Rio de Janeiro: Revinter, 2001. p. 765.

CAPÍTULO 27

COMO SE COMPORTAR DIANTE DE PACIENTE COM CARCINOMA HEPATOCELULAR?

Adávio de Oliveira e Silva
Verônica Desirée Samudio Cardozo
Raul Carlos Wahle
José Luiz Magalhães Copstein
Marcelo Augusto Ribeiro Fontenelle Júnior
Luiz Augusto Carneiro D'Albuquerque

■ IMPORTÂNCIA

É o mais comum dos carcinomas de fígado. Apresenta distribuição mundial sendo prevalente entre asiáticos e africanos, com incidência de aproximadamente um milhão de novos casos ao ano. Nas áreas tropicais e subtropicais, mostra-se responsável por cerca de 30% das mortes por câncer, reduzindo-se para 1% nos países desenvolvidos. Relacionam-se às infecções crônicas pelo vírus B e C da hepatite, a ingesta excessiva de álcool e de aflatoxina, a hemocromatose genética e esteato-hepatite não-alcoólica e a glicogenose tipo 1A, uso de esteróides anabolizantes androgênicos.

■ COMO SE DESENVOLVE ESSA NEOPLASIA?

Relaciona-se a certos mecanismos da hepatocarcinogênese e, especificamente, com os fatores de risco. Porém, eventos genéticos e epigenéticos e, sobretudo, interações específicas entre os agentes carcinogenéticos e bases do DNA cromossomal, promovem a perda do controle do ciclo replicativo e regeneração celular anárquica, com a participação de cada um dos agentes etiológicos responsáveis merecendo considerações em separado.

Hepatite viral B

Infecção persistente por esse vírus leva a um risco 20-100 vezes maior de desenvolvimento de carcinoma hepatocelular. São pacientes pelo menos 10 anos mais jovens do que aqueles que são AgHBs negativos. Nesses pacientes o DNAVHB está integrado ao DNA cromossomal celular exercendo um efeito carcinogenético direto. Desse processo de transformação maligna participam a proteína AgHBx e possivelmente o produto genético das regiões pré S/S. Evoluem com surtos de necrose hepatocelular, seguidos de divisão e renegeração dos hepatócitos, associando-se bloqueio do gene p53 prevenindo suas funções supressoras tumorais, ao mesmo tempo em que se acentuam as hiperexpressões de radicais livres de O_2 e secreção de citocinas com facilitação da instalação de mutações.

Hepatite viral C

Caracteristicamente o vírus da hepatite C não se integra ao DNA celular do hospedeiro. Nesses pacientes, especificamente, a instalação do carcinoma hepatocelular relaciona-se com a seqüência: exposição → infecção → recuperação/cronicidade → fibrose progressiva → cirrose compensada → cirrose descompensada. Desses, cerca de 1,5%, ao fim de 30-50 anos de contágio desenvolvem o carcinoma hepatocelular.

Hemocromatose genética

O risco de desenvolvimento do carcinoma hepatocelular quando esses pacientes são cirróticos, ultrapassa 200 vezes, responsável pela mortalidade de 15%-30% deles. Essa tendência evolutiva relaciona-se aos focos dispersos de ferro pelo parênquima hepático considerados como lesões pré-neoplásicas, mais graves naqueles com ingesta alcoólica excessiva ou com hepatite crônica induzida pelo vírus das hepatites B ou C. Nesses últimos a resposta terapêutica ao interferon-α mostra-se baixa, sobretudo quando concentrações hepáticas do metal em tecido seco ultrapassam 1.100 μg/g. São esses em que o ferro exerce sua ação lesiva sobre o DNA dos hepatócitos interferindo com a vigilância imunológica e à disposição de macrófagos das células transformadas. Essa mutagênese direta também decorre de geração de radicais livres de oxigênio, causadores de ruptura da estrutura do DNA; desse processo participam, também, as mutações dispostas no gene p53.

Álcool

Tem-se definido que o álcool ingerido excessivamente leva ao aparecimento de lesão hepatocelular com surtos de regeneração, com risco de instalação do carcinoma hepatocelular relacionando-se com o acúmulo tecidual de ferro e presenças dos vírus B e C das hepatites.

Aflatoxinas

Embora seja duvidosa essa associação, recentemente investigadores têm definido a presença de mutações genéticas específicas no genoma das células neoplásicas do fígado. Nesses pacientes a freqüência de mutações do oncogene p53 ultrapassa 65%, já observadas durante o desenvolvimento inicial da neoplasia. Assim, a perda funcional dessa proteína "protetora" do genoma facilita a divisão celular e a malignização.

Outras etiologias

Carcinoma hepatocelular pode ser identificado entre pacientes portadores de adenoma hepatocelular, porfiria cutânea tarda e deficiência de α_1-antitripsina e imunossuprimidos graves.

COMO OCORRE A EVOLUÇÃO HISTOLÓGICA?

Essa tendência evolutiva relaciona-se, segundo alguns autores, à existência de certos aspectos histológicos, como: 1. hiperplasia adenomatosa com hipercelularidade sem atipia celular e estrutural, 50% daqueles que apresentam esta modificação, evoluem para carcinoma hepatocelular dentro de 1-5 anos; 2. nódulos regenerativos, que apresentam elevados índices de transformação, situados entre 63% a 83%, quando, respectivamente, atingem 19,4 mm e 33,7 mm de diâmetro. A partir desses dados, pode-se definir que lesões nodulares maiores que 15 mm tendem a malignidade, frisando que o diagnóstico histológico pode ser subestimado a partir do estudo das biópsias obtidas por punção percutânea, quando o índice de erro ultrapassa o observado na análise de material de necropsia de ressecção cirúrgica, ou do fígado explantado. Além desses aspectos, tem-se definido, experimentalmente, que nesse tipo de neoplasia primária de fígado, os focos de hepatócitos se desenvolvem clonalmente, apresentando aumentada atividade proliferativa traduzida por hiperexpressão tecidual do antígeno nuclear celular, sinal que já traduz certo grau de malignidade já no carcinoma hepatocelular de pequeno diâmetro. Essa observação traduz o entendimento de que essa é uma neoplasia que se desenvolve a partir de regeneração hepatocelular observada na hepatite crônica ou na cirrose. Assume distribuição multicêntrica, com elevada capacidade de romper as fibras de reticulina e promover invasão vascular (sinusoidal e linfática), metastatizando para o próprio fígado, com formação de nódulos satélites.

COMO DIAGNOSTICAR ESSA NEOPLASIA?

O prognóstico deste tipo de neoplasia primária de fígado dependerá do estadiamento por ocasião do diagnóstico. Essa comprovação reforça a observação de que a ultra-sonografia realizada periodicamente seja empregada no rastreamento dos cirróticos. Assume importância fundamental comprovada a tendência de elevação dos níveis séricos de α-fetoproteína e nos casos de vírus da hepatite C a presença de plaquetopenia (< 70.000/mm^3), com a neoplasia se traduzindo pela identificação de nódulos hipoecóicos (pouco diferenciados) ou hiperecóicos (bem diferenciados) observados respectivamente entre 52% a 83% e 5% a 12% dos tumores menores de 3,0 cm de diâmetro, com ou sem periferia hipoecóica. Diante desses aspectos pode-se prescindir de tomografia computadorizada helicoidal e de ressonância magnética, conforme exposto na Figura 27-1, optando-se pela punção biópsia guiada por via percutânea, se existirem dúvidas diagnósticas, com características do rastreamento estando resumidas no Quadro 27-1.

▪ COMO DEFINIR O PROGNÓSTICO DESSES PACIENTES?

O curso evolutivo dos pacientes varia: 1. assim 80% dos pacientes com pequenos tumores, livres de metástases e invasão vascular, sobrevivem 1 ano e 50%, 3 anos; 2. aqueles sem essas características, e com cirrose descompensada, falecem em poucas semanas ou alguns poucos meses; 3. fatores outros encontrados em outros estudos estão expostos no Quadro 27-2.

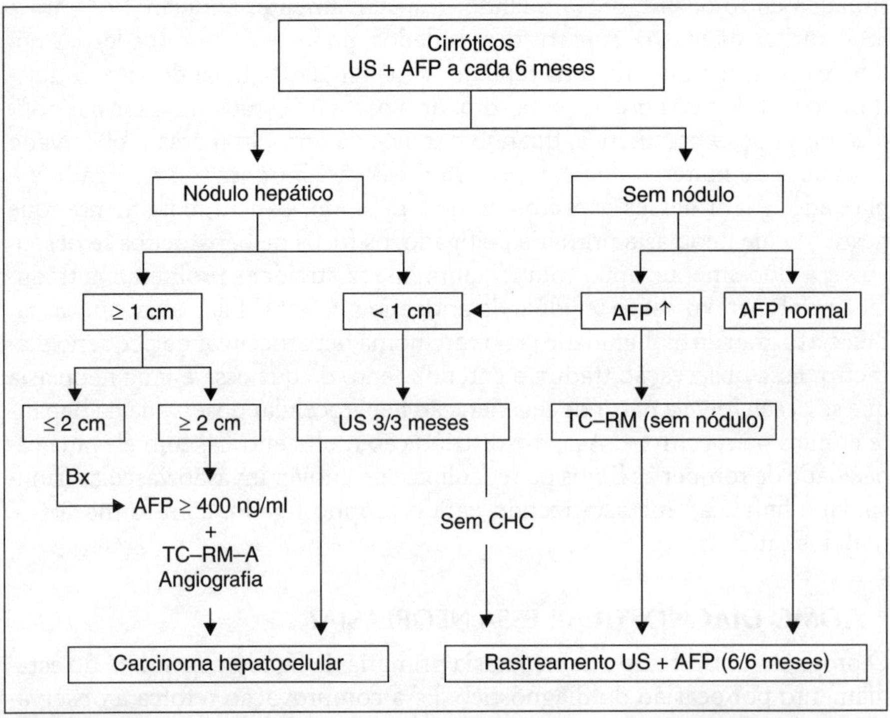

Fig. 27-1. Rastreamento do carcinoma hepatocelular segundo conferência de Barcelona 2002 (EASL). BX = biópsia; US = ultra-sonografia; AFP = alfatetoproteina; TC = tomografia computadorizada; RM = ressonância magnética; A = angiorressonância.

Quadro 27-1. **Limites e perigos da biópsia dirigida sobre pequenos nódulos no fígado cirrótico**

- Biópsia de nódulos maiores de 3,0 cm tem confirmação diagnóstica entre 85% a 95%, reduzindo-se para 65%-83% nos menores
- Diagnóstico diferencial algumas vezes difícil entre macronódulos de regeneração, nódulos atípicos e lesões bem diferenciadas
- Interpretação da etiologia exige associação entre anatomopatologista e hepatologista clínico, evitando erros de interpretação
- Deve-se optar sempre pela ultra-sonografia, método que oferece uma ótima avaliação topográfica, e definição dos planos de progressão da agulha, em busca da lesão
- Incidência de hemorragia atinge 0,5% na biópsia de lesões de toda natureza, ampliando-se para 1,1%-2,85% nas malignas, com mortalidade de 1,4%
- Fatores de risco ao procedimento são: a existência de distúrbios de crase sanguínea, presença de ascite e diâmetro da agulha utilizada
- Freqüência de extensão tumoral com implante de células malignas neoplásicas atinge 0,003%-0,005%

■ COMO ESTADIAR ESSE TIPO DE NEOPLASIA?

O grupo de Barcelona classifica-a desde que exista 1 nódulo isolado ou até 3 com menos de 3,0 cm de diâmetro, subdividindo-os em 4 subgrupos ou: *Estádio 1* – quando o tumor é único, com bilirrubina normal e hipertensão portal não relevante; *Estádio 2* – quando o tumor é único com bilirrubina normal e hipertensão portal relevante; *Estádio 3* – na presença de tumor único, com bi-

Quadro 27-2. **Fatores prognósticos envolvidos em diferentes estudos**

- Relacionados a características demográficas
  - Idade: 40 anos
  - Sexo masculino
- Relacionados ao tamanho do tumor
  - > 8-10 cm
- Relacionados à expansão vascular (trombose portal) e veias hepáticas ou linfáticos
- Relacionados à ausência de cápsula
- Relacionados à presença de metástases
- Relacionados à função hepatocelular
  - Hipoalbuminemia
  - Ascite
  - Encefalopatia
  - Bilirrubina sérica elevada
  - Fosfatase alcalina elevada
  - Alfafetoproteína elevada
- Relacionado ao estado nutricional
  - Índice de Karnofsky < 80

lirrubina e hipertensão portal relevantes; *Estádio 4* – na evidenciação de pelo menos 3 tumores menores que 3 cm, independente da sua função hepatocelular.

Vão mais longe e nos carcinomas hepatocelulares avançados ou não cirúrgicos, classificam-se em B1 ou B2, respectivamente, quando não existem ou existem sintomas, múltiplos nódulos e invasão vascular ou disseminação extra-hepática. Incluem no estádio D aqueles com grave insuficiência hepatocelular.

COMO TRATAR ESSES PACIENTES?

Diferentes opções terapêuticas definidas como: 1. *curativas,* como hepatectomia subtotal ou total com transplante de fígado; 2. *paliativas,* como quimioembolização regional, ablação por microondas e injeção percutânea total têm sido propostos no tratamento do carcinoma hepatocelular. Essas atitudes também têm sido propostas pelo grupo de Barcelona, conforme exposto no Quadro 27-3.

EXISTE INDICAÇÃO PARA QUE SEJAM CONDUZIDOS AO TRANSPLANTE DE FÍGADO?

Conduzidos pelo transplante de fígado será possível curar a doença cirrótica e suas complicações, como hipertensão portal e insuficiência hepática, ao mesmo tempo em que remove as lesões nodulares malignas. Tal medida deverá ser adotada naqueles com pequenos tumores que não ultrapassem 4 cm de diâmetro, sendo a regra a recorrência quando mais de 3 nódulos bilobares são assim tratados, ao mesmo tempo em que sejam mais volumosos e exibam invasão vascular ou linfática no órgão nativo extirpado. Deve-se ressaltar que nesses o advento de novas lesões se fará rapidamente, comportamento moti-

***Quadro 27-3.* Esquema terapêutico para pacientes cirróticos com carcinoma hepatocelular**

Estádios	*Intenção terapêutica*	*Primeira/segunda escolha*
A (pequenos)	Radical	
A1		Hepatectomia subtotal
A2		Hepatectomia subtotal → transplante/terapêutica percutânea
A3		Transplante/terapêutica percutânea
A4		Transplante/terapêutica percutânea
B (intermediário)	Paliativo*	Quimioembolização regional
C (avançado)	Paliativo*	Novos agentes quimioterápicos
D (terminal)	Sintomático	Terapêutica de suporte

*Investigações (fase II) ou estudos randomizados.

vado pelo uso da imunossupressão, com baixa resposta à quimioterapia sendo observada, vindo a falecer no máximo em 6 meses de reaparecimento da doença maligna.

BIBLIOGRAFIA

Bolondi L, Leoni S. Detection of small hepatocellular carcinoma. In: Arroyo V, Navasa M, Forns X, Bataller R, Sanchéz-Fueyo A, Rodés J (ed.). *Update in Treatment of Liver Disease.* Barcelona: Ars Medica, 2005. p. 119.

Branco F, Varela M, Vilana R, Bruix J. Advances in the treatment of hepatocellular carcinoma. In: Arroyo V, Navasa M, Forns X, Battaller R, Sanchéz-Fueyo A, Rodés J (ed.). *Update in Treatment of Liver Disease.* Barcelona: Ars Medica, 2005. p. 139.

Chen CJ, Yang HI, Su J et al. Risk of hepatocellular carcinoma across a biological gradient of serum hepatitis B virus DNA level. *JAMA* 2006;295:65.

Chevret S, Trinchet JC, Mathieu D et al. A new prognostic classification for predicting survival in patients with hepatocellular carcinoma. *J Hepatol* 1999;31:133.

Colombo M. Hepatocellular carcinoma in cirrhotics. *Semin Liver Dis* 1993;13:374.

Foster GR, Goldin RD. Hepatocelular carcinoma. In: Foster GR & Francis RD (ed). *Management of Chronic Viral Hepatitis.* Londres, Taylor & Francis 2005, p. 130.

Ikeda K, Cito S, Suzuki Y et al. Disease progression and hepatocellular carcinogenesis in patients with chronic viral hepatitis: a prospective observation of 2215 patients. *J Hepatol* 1998;28:930.

Johnson PJ. Malignant tumors of the liver. In: O'Grady JG, Lake JR, Howdle PP (ed.). *Comprehensive Hepatology.* Londres: Mosby, 2000. p. 25.1.

Llovet JM, Bruix J. Systematic review of treatment for hepatocellular carcinoma. In: Arroyo V, Forns X, Garcia-Pagan JC, Rodés J (ed.). *Progress in the Treatment of Liver Diseases.* Barcelona: Ars Medica, 2003. p. 341.

Terasaki S, Kaneko S, Kobayashi K et al. Histological features predicting malignant transformation of nonmalignant hepatocellular nodules: A prospective study. *Gastroenterology* 1998;115:1216.

Wands JR. Molecular pathogenesis of hepatocellular carcinoma. In: Wright TL, Rocky DC (ed.). *Liver Diseases: from Bench to Bedside.* AASLD, 2004. p. 172.

Yu MW, Yeh SH, Chen PJ et al. Hepatitis B virus genotype and DNA level and hepatocellular carcinoma: a prospective study in men. *J Natl Cancer Inst* 2005;97:265.

CAPÍTULO 28

COMO SE COMPORTAR DIANTE DE PACIENTE COM COLANGIOCARCINOMA?

Adávio de Oliveira e Silva
Guilherme Souza Mourão
Douglas Jorge Racy
Maria Helena Naves Inácio Pedroso
Luiz Augusto Carneiro D'Albuquerque

IMPORTÂNCIA

Representa um tumor que tem origem no epitélio dos ductos biliares intra, extra-hepático e periilar. Tem freqüência média de 10% dos tumores primários do fígado, endêmico em países asiáticos, com surpreendente ascendência no mundo ocidental, ainda sem causa bem conhecida, com fatores de risco expostos no Quadro 28-1 e as classificações anatômica e topográfica bem conhecidas dispostas no Quadro 28-2.

***Quadro 28-1.* Fatores de risco ao desenvolvimento do colangiocarcinoma**

1.	Idade acima dos 45 anos
2.	Alterações displásicas nas células epiteliais de revestimento dos ductos biliares
3.	Colangite esclerosante primária
4.	Hepatolitíase ou intraductal crônicas
5.	Adenoma de ducto biliar
6.	Papilomatose biliar
7.	Doença de Caroli
8.	Cisto de colédoco
9.	Uso de torotraste (agente radiológico)
10.	Cigarro (nitrosaminas) em pacientes com colangite esclerosante primária
11.	Infecções por *Opisthorchis Viverrini* e *Clonorchis Sinensis* ou portadores crônicos de bacilo tifóide

Quadro 28-2. **Classificação topográfica anatômica e característica do colangiocarcinoma**

Topografia	*Características*
Intra-hepático	20%-25%
Hilares	50%-60%
Extra-hepáticos distais	20%-25%
Multifocais	5%
Classificação	• Carcinoma *in situ*, adenocarcinoma
	• Adenocarcinoma periampular, intestinal, células claras ou "anel de sinete"
	• Escamoso ou adenoescamoso
	• Carcinoma de células pequenas
	• Carcinoma indiferenciado

■ COMO SE DESENVOLVE ESSA NEOPLASIA?

O desenvolvimento dessa neoplasia permanece especulativo, com mecanismos celulares e moleculares que levam a oncogênese dos colangiócitos, permanecendo indefinida. Recentemente tem-se aventado possibilidade de que mutações em oncogenes K-ras possam desempenhar uma participação importante na instalação dessa neoplasia. Paralelamente essas mutações também se desenvolvem no gene BRAF, com ruptura da cascata cinase RAF/MEK/ERK (MAPK). Recentemente estudos da biologia molecular definem que o colangiocarcinoma está relacionado com: 1. inativação de genes supressores tumorais, como p53, smad-4, bel-2 e p16; 2. mutações em oncogenes como por exemplo k-ras, c-myc, C-met, c-erbB2 e c-neu e; 3. aneuploidia em mais de 25% dos tumores periampulares, sem que qualquer delas tenha papel clínico bem evidenciado nos portadores de colangiocarcinoma, embora tais células expressem receptores de somatostatina, citoqueratina CK9 e CK19, antígeno da membrana epitelial, CEA, apomucina tipo 1, genes do grupo ABO, apomucinas (MUC2 e MUC5/6), tenascina, colágeno tipo IV e actina de músculo liso. Ressalva-se que tais marcadores, no entanto, não definem o comportamento invasivo ou não da neoplasia, que dependerá da presença de enzimas proteolíticas degradadoras das proteínas da matriz extracelular proporcionando difusão das células malignas.

■ COMO DIAGNOSTICAR ESSA NEOPLASIA?

Os aspectos clínicos variam segundo a forma de instalação da neoplasia. Na lesão intra-hepática periférica se traduz por dor forte, surda no hipocôndrio direito ou epigástrio, com redução da ingesta e emagrecimento. Icterícia e prurido, com ou sem febre (colangite), são mais freqüentes nos tumores hilares ou extra-hepáticos ou quando exista hepatolitíase. Naqueles com colangite esclerosante primária o quadro é sempre precedido de surtos de diarréia (colite ulcerativa associada), enterorragia, emagrecimento, sinais infecciosos e possibilidade de instalação de adenocarcinoma colônico. São mais jovens aqueles com colangiocarcinoma hilar do que no periférico, respectivamente acometendo pacientes com 48 ± 12 e 52 ± 12,5 anos de idade. Todos, em geral, cursam com hepatomegalia.

Do ponto de vista laboratorial, em geral, cursa com anemia ou leucocitose com desvio à esquerda e elevação dos valores séricos de fosfatase alcalina, gamaglutamiltransferase, bilirrubina direta e total, e alargamento do tempo de protrombina. Naqueles com colangite, são normais ou pouco alterados os níveis de aminotransferases. Evolução se traduz por hipoalbuminemia e aumento de desidrogenase lática. Não existem marcadores tumorais específicos, mas acentuam-se os valores de CA 19-9, CEA e CA 125 em, respectivamente, 85%, 30% e 40%-50% dos pacientes com colangiocarcinoma. Entre outros marcadores classificados como potenciais incluem-se CA 195, CA 242, DV-PAN-2, IL-6 e tripsinogênio-2, com papel clínico impreciso.

Complementação do diagnóstico se baseia em aspectos dos métodos de imagens, que merecerão comentários em separado. Na ultra-sonografia se identifica lesão ou lesões hipoecóicas, que provocam retração do parênquima, no caso de tumor periférico, sempre acompanhado de dilatação das vias biliares, quando o tumor instala-se no hilo hepático ou no colédoco. Esse mesmo aspecto, porém com nódulo hipodenso, é visto através da tomografia computadorizada, sendo necessário valer-se de ressonância magnética, visando definir com precisão a existência de invasão vascular. Nos casos mais difíceis, pode ser necessária realização de tomografia com emissão de pósitrons (PET), com injeção de 2 deoxiglicose (F^{18}). Complementação pode obedecer ao uso de ultra-sonografia com Doppler e ecoendoscopia, procurando estadiar as lesões em $T1_a$ (restrita a mucosa ductal), $T1_b$ (envolvida a parede muscular do ducto), T2 (invasão de tecido periductal), T3 (invasão vascular), M1 (existência de metástases para peritônio), $N1_a$ (linfonodos locais comprometidos) e $N2_a$ (linfonodos comprometidos à distância).

■ COMO TRATAR ESSES PACIENTES?

Ressecção cirúrgica é o tratamento de escolha para o colangiocarcinoma intra-hepático, com sobrevida de 3 anos atingindo 40% a 60%. Nas lesões hilares deve-se optar por ressecções hepáticas parciais buscando margens livres, com mortalidade operatória em torno de 50% e sobrevida de 5 anos entre 20%-40%. Tais medidas naqueles com colangite esclerosante primária são de risco maior, pois esses pacientes cursam com cirrose e não toleram ressecções de grandes extensões do parênquima.

EXISTE INDICAÇÃO PARA QUE SEJAM CONDUZIDOS À QUIMIOTERAPIA?

Existem evidências claras que tal modalidade terapêutica não ofereça impacto evolutivo nesses pacientes. Essa tendência não se modifica, mesmo quando se adotam combinações como associações cisplatina/capecitasina ou cisplatina/5-fluourouracil e ou gemcitabina, comportamento também observado com quimioembolização intra-artéria hepática usando cisplatina e doxorrubicina.

EXISTE INDICAÇÃO PARA QUE SEJAM CONDUZIDOS À RADIOTERAPIA?

Durante longos anos essa modalidade terapêutica teve indicação limitada pela dificuldade que apresentavam métodos como tomografia computadorizada ou ressonância magnética em definir exatamente onde o tumor se inicia, sua extensão superficial ou profunda e seu diâmetro. Essa limitação ocorre pois se mostram inadequados quando considerada mobilidade do fígado e, sobretudo, definição da região portal, que sofre influência da respiração. Hoje, tais dificuldades foram superadas, preconizando-se: a) utilização de 6-15 MV fótons envolvendo linfonodos; b) tratá-los valendo-se de ≥ 3-4 campos, preservando-se da exposição rins e medula espinal. Possível que resultados obtidos ampliem-se quando associada à quimioterapia ou conduzidos pela ablação por radiofreqüência guiada por ultra-sonografia, valendo-se da via subcutânea.

EXISTEM OUTRAS MODALIDADES TERAPÊUTICAS?

Sim e se baseiam em: a) tratá-los paliativamente, valendo-se naqueles com colangiocarcinoma irressecável do implante de próteses auto-expansíveis, ampliando a sobrevida desse grupo de pacientes de 98 para 493 dias ($P < 0,0001$) e; b) terapia fotodinâmica, valendo-se da administração sistêmica de fotofrin, ativada localmente por *laser*.

EXISTE INDICAÇÃO PARA QUE SEJAM CONDUZIDOS AO TRANSPLANTE DE FÍGADO?

Limitações existem quanto a conduzi-los pelo transplante de fígado, pois se revelam causa de elevados índices de recorrência. Naqueles assim conduzidos, buscando bloquear essa evolução no pós-operatório, deverão ser submetidos à rádio e quimioterapia (fluorouracil e gemcitrabina). Mais recentemente, a partir de 2005, tem sido proposto que precedendo ao transplante de fígado, sejam conduzidos pela combinação de radioterapia e quimioterapia, com resultado por longo prazo precisando ser definido.

■ BIBLIOGRAFIA

Gores GJ. Cholangiocarcinoma: diagnosis and treatment. In: Arroyo V, Forns X, Garcia-Pagan JC, Rodés J (ed.). *Progress in the Treatment of Liver Diseases.* Barcelona: Ars Medica, 2003. p. 357.

Johnson PJ. Malignant tumors of the liver. In: O'Grady JG, Lake JR, Howdle PG (ed.). *Comprehensive Clinical Hepatology.* Londres: Mosby, 2000. p. 25.1.

Jonas S, Mittler J, Pascher A et al. Extended indications in living-donor liver transplantation: bile duct cancer. *Transplantation* 2005;80:S101.

Khan SA, Davidson BR, Goldin R et al. Guidelines for the diagnosis and treatment of cholangiocarcinoma: consensus document. *Gut* 2002;51:vil.

Metz JM. The role of radiation therapy in intrahepatic cholangiocarcinoma. *Cancer J* 2006;12:102.

Nakakuma Y, Hoso M, Terada T. Clinical and pathologic features of cholangiocarcinoma. In: Okuda K, Tabor E (ed.). *Liver Cancer.* Nova Iorque: Churchill Livingstone, 1997. p. 279.

Ortner ME, Caca K, Berr F et al. Successful photodynamic therapy for non resectable cholangiocarcinoma: a randomized prospective study. *Gastroenterology* 2003;125:1355.

Park SK, Park YH, Lee JN et al. Phase II study of epirubicin, cisplatin, and capecitabine for advanced biliary tract adenocarcinoma. *Cancer* 2006;106:361.

Rea DJ, Heimbach JK, Rosen CB et al. Liver transplantation with neoadjuvant chemoradiation is more effective than resection for hilar cholangiocarcinoma. *Ann Surg* 2005;242:451.

Reeves ME, De Matteo RP. Genes and viruses in hepatobiliary neoplasia. *Semin Surg Oncol* 2000;19:84.

Tannapfel A, Sommerer T, Benick M et al. Mutations of the BRAF gene in cholangiocarcinoma and not in hepatocelular carcinoma. *Gut* 2003;52:706.

Zeng ZC, ang ZY, Fan J et al. Consideration of the role of radiotherapy for unresectable intra-hepatic cholangiocarcinoma: a retrospecti analysis of 75 patients. *Cancer J* 2006;12:113.

CAPÍTULO 29

COMO SE COMPORTAR DIANTE DE PACIENTE COM METÁSTASES HEPÁTICAS DE CÂNCER COLORRETAL?

Adávio de Oliveira e Silva
José Luiz Magalhães Copstein
Marcelo Augusto Ribeiro Fontenelle Júnior
Jorge Marcelo Padilla Mancero
Frans Ivan Serpa Larrea
Adriano Miziara Gonzalez
Gilberto Peron Júnior
Luiz Augusto Carneiro D'Albuquerque

IMPORTÂNCIA

Câncer colorretal é o principal problema de saúde pública, na área da oncologia, em países desenvolvidos. Nos EUA estima-se que esse tipo de neoplasia acometa anualmente cerca de 148.300 adultos, sendo responsável por 56.600 mortes no período com perda de 13,4 anos de vida média de cada desses pacientes.

COMO SE DESENVOLVE O CÂNCER COLORRETAL?

A carcinogênese, nesse tipo de neoplasia, envolve uma lenta progressão, desde a mucosa normal ao pólipo adenomatoso e, finalmente, a malignização devido a erros de replicação e perdas da heterozigosidade, como também perdas cromossomais, ocorrendo também múltiplas mutações em oncogenes, como K-ras e genes supressores tumorais como APC, p53 e DCC, modificações preditivas de metástases e pior prognóstico. Além disso, marcadores outros microssatélites têm sido associados a esse tipo de câncer. Parece que são menos propícios ao desenvolvimento desse tipo de neoplasia aqueles que mantêm maior atividade física, baixo consumo de carne vermelha e que fazem uso por longo prazo de suplementos vitamínicos contendo folatos ou usando antiinflamatórios não hormonais e sob ingesta elevada de cálcio. Quando detectado precocemente é curável, para isso torna-se necessário o acompanhamento clínico e colonoscópico daqueles com histórias de colite ulcerativa, de pólipos adenomatosos e com história de câncer colorretal entre familiares.

■ COMO SE DESENVOLVEM AS METÁSTASES HEPÁTICAS DO CÂNCER COLORRETAL?

Relaciona-se esse comportamento à associação de fatores anatômicos e biológicos complexos, como funções metabólicas e imunológicas. Os mecanismos moleculares envolvidos promotores de invasão e localização à distância, assemelham-se aos encontrados durante o desenvolvimento embrionário e na reparação de tecidos adultos lesados, lembrando que apenas 0,01% de células malignas circulantes são necessárias para formação do foco tumoral. Descreve-se esse processo biológico identificado especificamente nesse tipo de pacientes, conforme Quadro 29-1.

■ COMO DIAGNOSTICAR ESSA NEOPLASIA?

Os aspectos clínicos do câncer colorretal traduzem-se por dor abdominal em cólica, localizada no hipogástrio, hipocôndrio direito ou esquerdo e em epigástrio, relacionada à sede topográfica da lesão. Não são infreqüentes diarréia se instalada a neoplasia no colón direito ou transverso e constipação no es-

***Quadro 29-1.* Biologia das metástases hepáticas do câncer colorretal (Allendorf *et al.*, 2003)**

Processos	*Moléculas envolvidas*	*Efeitos metastáticas*
Interações célula-célula e célula-matriz	Caderina, integrina, selectinas	> Expressão com menor efeito metastizante
Invasão e expansão	Colagenase, gelatinase, estromelisina	> Expressão com menor efeito metastizante
Angiogênese	Fator vascular endotelial do crescimento Mutações do p53, ativação k-ras-MAPK Angiopoietinas 1 e 2 Receptores específicos de tirosina cinase	Estimulam progressão do tumor
Fatores de crescimento	EGF, IGF, HGF, TGF-α e β, TNF-α, IL-6	> Expressão com maior efeito metastizante
Apoptose	Promoção (bax, bak, bel-xS) Inibição (bcl-2, mcl-1, bcl-xL)	> Apoptose → < crescimento
Ressecção hepática	EGF, TGF-α, TGF-β, IGF-1 e IGF-2, IL-2, IL-6, células Pit, Kupffer	> Proliferação e síntese de DNA, regeneração celular → < metástases

querdo, sigmóide ou reto. Obstrução se expressa por acentuada dor, distensão abdominal, náuseas ou vômitos com parada de eliminação de gases ou fezes. Perdas sanguíneas podem ser a exteriorização isolada em um bom número de pacientes, com a confirmação diagnóstica processando-se pela colonoscopia e biópsia dirigida.

■ COMO ESTADIAR ESSA NEOPLASIA

O estadiamento envolve: 1. busca de metástases hepáticas, baseando-se nas realizações de: a) ultra-sonografia onde as lesões são nodulares, sólidas, hipodensas ou com aspecto misto dependendo do volume; b) tomografia computadorizada, onde as lesões são heterogêneas, hipo ou isodensa, com ou sem necrose central ou calcificações e estrutura anelar; c) ressonância magnética identifica em T1 lesão hipoatenuante ou isoatenuante com o sinal de Doughnut e em T2 revelando-se iso ou hiperintensa com o sinal em alvo. Todos esses aspectos traduzem existência de tumor sempre hipovascular. Algumas vezes, nas formas mais avançadas, existe ascite ou espessamento periportal, identificáveis em qualquer dos métodos; 2. rastreamento de metástases em outros órgãos envolve radiografia simples ou tomografia computadorizada de tórax e mapeamento ósseo; 3. mostra-se importante no pré-operatório a execução da ultra-sonografia endoscópica, buscando definir os limites da lesão, bem como penetração e infiltração de órgãos vizinhos, tecidos e de linfonodos regionais. Por esses motivos tem satisfatória acurácia em diagnosticar e estadiar pré-operatoriamente o câncer colorretal. Diante de evidências de inflamação e ruptura da *muscularis mucosae* ou propagação para estruturas vizinhas, mais difícil se torna o tratamento cirúrgico significando encurtamento na expectativa de vida do paciente. Limitação desse método reside em diferenciar os estádios T2 e T3, e existência ou não de inflamação nodal. Para esse último parâmetro, o limite de sensibilidade situa-se em torno de 4 mm de diâmetro. Diante dessa dúvida recomenda-se sua associação com tomografia computadorizada. Valendo-se dessas técnicas e do emprego de finos probes de 12 mHz e de punção com agulhas também de fino calibre, será possível um adequado estadiamento pré-operatório, tornando possível uma adequada programação cirúrgica para cada caso.

■ COMO TRATAR ESSES PACIENTES?

O tratamento do câncer colorretal sem metástase deve envolver colectomia, com baixa mortalidade, mesmo quando assim tratados pacientes com mais de 70 anos de idade. Essa história modifica-se quando submetidos à cirurgia de urgência, nos casos de obstrução ou perfuração, quando cerca de 20%-30% deles vêm a falecer em conseqüência de falência renal, pulmonar ou cardíaca. Visando reduzir essa tendência, opte-se por intervenções paliativas, com mínima invasão, guardando-se a ressecção para aqueles em melhores condições clínicas e sem co-morbidades graves, como choque séptico, lembrando que esses podem ser conduzidos associadamente com hemofiltração, caso exibam retenção hídrica e insuficiência renal.

Atuando-se dessa forma, proporciona-se sobrevida de 5 anos em torno de 60%. Existem sinais preditivos de recorrência da neoplasia, relacionando-se com as existências de inovações linfáticas, vasculares, sendo de 13%, 35% e 80% naqueles classificados como Dukes A, B, C ou D, 60%-84% delas ocorrendo após 2 anos de pós-operatório. Reultados menos expressivos obtêm-se em pacientes do sexo masculino que exibem localização retal, com tumor esquirroso pobremente diferenciado e minuncioso à histologia. Nos pacientes mais jovens, menos de 40 anos de idade, essa má evolução observa-se naqueles com carcinoma em "anel de sinete", que exibem margens de ressecção infiltradas, estádio avançado, sendo o tumor mucinoso e indiferenciado, sobretudo naqueles que receberam hemotransfusão.

▪ COMO SE COMPORTAR DIANTE DAQUELES COM METÁSTASES HEPÁTICAS?

Devem ser conduzidos, através da hepatectomia, técnica de escolha segura e potencialmente curativa. Quando existir recorrência dessas lesões no fígado remanescente, elas deverão ser também re-ressecadas para efeito de longa sobrevida, ou proporcionando mesmo cura. Quando essa última possibilidade não ocorre, sobrevida de 5 anos pode atingir 23%-49% dos pacientes, existindo uma história natural dessa evolução (Quadro 29-2).

▪ EXISTEM ESTRATÉGIAS TERAPÊUTICAS VISANDO IMPEDIR ESSA EVOLUÇÃO NEFASTA?

Sim, envolvendo terapêuticas invasivas (Quadro 29-3) ou não-invasivas, moleculares (Quadro 29-4).

***Quadro 29-2.* História natural das metástases hepáticas de câncer colorretal**

1. Cerca de 60% dos colectomizados desenvolvem recorrência local, regional ou à distância
2. Em cerca de 85% desses a disseminação ocorre em 2-5 anos com média de sobrevida entre 5-9 meses
3. Dos hepatectomizados apenas 25% sobrevivem 5 anos, sendo a média de apenas 19 a 21,3 meses, com cerca de 60% desenvolvendo recorrência no fígado remanescente

Quadro 29-3. **Terapêuticas invasivas visando prevenção de recorrência após hepatectomia curativa para metástases de câncer colorretal**

Terapêuticas invasivas	*Objetivos*	*Fármacos empregados*	*Resultados*
Infusão via artéria hepática (IVAH)	Oferta de fármacos em doses mais elevadas ao fígado Minimiza efeitos colaterais	5FU, mitomicina C, FUDR, leucovorin, oxaliplatina	Discutíveis. Não usar no pré e útil apenas nos irressecáveis
Embolização intra-artéria hepática	Tratar tumores disseminados	Partículas esféricas de Ivalon	Sem benefícios na sobrevida
Embolização de veia porta direita	Empregada no pré-operatório buscando hipertrofiar o lobo contralateral	Cola biológica injetada por acesso ultra-sonográfico ou cateterismo, valendo-se de angiografia	Bem tolerada, com menos efeitos colaterais do que IVAH
Radioterapia interna seletiva	Emissão de radiações β e γ	Microesferas (29-35 micras) de *Ytrium* pela artéria hepática	Risco de pneumonite, pancreatite e ulcerações de estômago e duodeno. Resultados iniciais encorajadores
Ablação por radiofreqüência	Promover vibração iônica no tumor, valendo-se de freqüência de 460 kHz, aumentando temperatura local, destruindo o tecido local por necrose de coagulação	Valendo-se de inserções de agulhas mono e bipolares e múltiplos "probes"	Associada à menor recorrência local, mortalidade zero, custos reduzidos e curtos períodos de internação, podendo melhorar a sobrevida. Existe risco de complicações como febre, dor, hematomas subcutâneos ou subcapsular do fígado e fibrilação ventricular
Crioterapia	Resfriar o tumor, destruindo-o. Tratar múltiplos tumores irressecáveis, com índices de morbidade entre 6% a 29%, mortalidade média de 1,8%	Valendo-se de incisão abdominal, realização de ultra-sonografia intra-operatória e inserção de "crioprobe"	Importante suplemento da hepatectomia ou quando essa não pode ser realizada. Risco de complicações como plaquetopenia, arritmia, biloma, fístula biliar, derrame pleural, abscesso hepático

Quadro 29-4. **Terapêuticas não-invasivas moleculares no tratamento das metástases hepáticas de câncer colorretal**

Terapêuticas não-invasivas	*Objetivos*	*Resultados*
Quimioterapia adjuvante sistêmica	Retardar aparecimento de recorrência	Incertos. Isolada não inibe recorrências com resultado melhor se associada à infusão via artéria hepática de 5FU, leucovorin ou 5FUDR > sobrevida para 2 anos
Neo-adjuvante	Voltada a tumores irressecáveis buscando ressecá-los, envolvendo 5FU, ácido folínico, oxaliplatina e irinotecan ou 5FU, leucovorin e campotecin-11	Significante redução nas remissões, sem aumentar mortalidade. Permite resgate com ressecabilidade das lesões em 10%-40% dos pacientes

EXISTEM NOVOS AGENTES TERAPÊUTICOS VOLTADOS A IMPEDIR O APARECIMENTO OU TRATAR METÁSTASES HEPÁTICAS DE CÂNCER COLORRETAL?

Sim, voltados a bloquear mecanismos moleculares biológicos responsáveis pelas instalações e crescimentos das metástases, expostas no Quadro 29-5.

EXISTEM OPÇÕES TERAPÊUTICAS PARA OUTRAS METÁSTASES?

Sim, e assim podem ser resumidas:

1. Metástases pulmonares são causa de elevações dos valores séricos do CEA, dos quais 5,6% a 10,4% ocorrem após hepatectomia. Essas lesões devem ser ressecadas mesmo que sejam bilaterais, com mortalidade baixa ou inexistente e 0%-10% de morbidade, sobrevida média de 21,7 meses e 10% ao fim de 5 anos. O reaparecimento dessas lesões pode ocorrer mais freqüentemente após extirpação de múltiplos nódulos, com ambos os pulmões estando comprometidos, com comportamento mais agressivo sendo visto naqueles tumores pouco diferenciados e o tumor primário colorretal sendo estadiado como G3 ou G4.
2. Metástases linfonodais pós-hepatectomia por câncer colorretal, propiciam sobrevida baixa, situando-se em torno de 20,8% ao fim de 5 anos, ampliando-se para 73,5% ao fim do mesmo período quando elas inexistem. Quando esses gânglios se encontram envolvidos, têm sido mais freqüentes as metástases extra-hepáticas do que no fígado remanescente após hepatectomia.

Complementação da terapêutica baseia-se em: 1. administração de 5-fluorouracil em combinação com ácido folínico como padrão; 2. também tem sido proposto que sejam tratados com novas drogas como CPT-11 (irinotecan) e oxaliplatina tanto em pacientes virgens de tratamento quanto naqueles refratários, ao esquema padrão; 3. mais recentemente tem sido proposto tratá-los com tegafur-uracil na dose de 300 mg/m^2/dia por via oral por 28 dias a cada 5 semanas com a dose maior sendo matutina, no total de 60 mg/dia. A resposta deve ser avaliada em função de métodos de imagens e/ou nível sérico de CEA; 4. medidas farmacológicas antiangiogênese têm sido alvos de pesquisa, com os resultados sendo certamente fornecidos em futuro próximo.

No caso específico dos tumores retais preconiza-se ressecção e, buscando evitar recorrência, propõe-se tratá-los com irradiação pélvica pós-operatória com concomitante infusão de 5-fluorouracil naqueles com estádios II e III, geradores de redução de qualidade de vida pelas ocorrências de diarréias intensas, redução na motilidade intestinal e outras complicações. Alguns negam os efeitos benéficos da radioterapia seguindo-se a excisão total mesorretal. Nesses pacientes a obstrução é o sintoma inicial em 7%-29%, traduzindo

Quadro 29-5. **Novos agentes terapêuticos voltados a impedir o aparecimento ou tratar metástases hepáticas de câncer colorretal**

Objetivos	***Agentes terapêuticos***	***Efeitos/Estudos randomizados***
Antiangiogênese (anti VEGF)	rhuMab VEGF, SU5416	Fase I/II – estabilização (83%)
Inibição de metaloproteinase	Marismastat, MM1270	Fase I/II – < CEA em doença avançada
Inibição de ciclooxigenase	Sulindac	Fase III – < de malignização
Inibição de EGF	Anticorpos monoclonais quiméricos	Fase I/II – resposta limitada
Geneterapia	Gene suicida, reposição de oncogene supressor, adenovírus oncolíticos, citocinas, secreção de peptídeos ativos. Vetores virais, lipídios policatiônicos, proteínas conjugadas a ligandes de DNA	Fase I – estudos pré-clínicos
Imunoterapia	Vacinas de células dendríticas, vacinas fundindo antígenos dendríticos e proteínas *heath-shock*	Fase I – estudos pré-clínicos e clínicos

um péssimo prognóstico, com sobrevida de 5 anos sendo mais baixa do que naqueles, em que essa complicação não foi observada. São esses que evoluem no pré-operatório com quadro mais grave de desidratação e distúrbios hidro-eletrolíticos. Advoga-se que sejam conduzidos pela passagem de próteses metálicas auto-expansíveis indicadas no tratamento das lesões inoperáveis ou recorrentes, ou como forma de preparo para ressecção cirúrgica.

BIBLIOGRAFIA

Allendorf J, Ippagunta N, Emond J. Management of liver metastases: new horizons for biologically based therapy. *J Surg Res* 2004;117:144.

Gardini A, Ercolani G, Ricabon A et al. Adjuvant adaptive immunotherapy with tumor infiltrating lymphocyte plus interleukin-2 after radical hepatic resection for colorectal liver metastases: 5 years analysis. *J Surg Oncol* 2004;15:46.

Jain S, Sacchi M, Vrachnos P et al. Recent advances in the treatment of colorrectal liver metastases. *Hepatogastroenterol* 2005;52:2567.

Kolantzis CH, Markoglou C, Gabriel P et al. Endoscopic ultrasonography in the preoperative staging of colorectal cancer. *Hepato-Gastroenterology* 2002;49:683.

Liu LX, Zhang WH, Jiang HC. Current treatment for liver metastases from colorectal cancer. *World J Gastroenterol* 2003;9:193.

Lov E, Marshall J, Aklilu M et al. A phase II study of active immunotherapy with PANVAC or autologous, cultured dendritic cells infected with PANVAC after complete ressection of hepatic metastases of colorectal carcinoma. *Clin Colorectal Cancer* 2006;5:368.

Murata S, Moriya Y, Akasu T et al. Resection of both hepatic and pulmonary metastases in patients with colorectal carcinoma. *Cancer* 1998;83:1086.

Nordlinger B, Guiguet M, Vaillant JR et al. Surgical resection of colorectal carcinoma metastases to the liver. A prognostic scoring system to improve case selection, based on 1568 patients. *Association Française de Chirurgie. Cancer* 1996;77:1254.

Volgenstein B, Fearan ER, Hamilton SR et al. Genetic alterations during colorectal tumor development. *N Eng J Med* 2003;319:525.

Wang P, Chen Z, Huang WX, Liu LM. Current preventive treatment for reccurrence after curative hepatectomy for liver metastases of colorrectal carcinoma: a literature review of randomized controlled trials. *World J Gastroenterol* 2005;11:3817.

Wang WS, Lin JK, Lin TC et al. Tumor marker CEA in monitoring of response to tegafur-uracil and folinic acid in patients with metastases colorectal cancer. *Hepato-Gastroenterology* 2002;49:388.

Xiao J, Horst S, Hinkle G et al. Pharmacokinetics and clinical evaluation of 1251-radiolabeled humanized CC49 monoclonal antibody (HuCC49deltaC(H)2) in recurrent and metastatic colorectal cancer patients. *Cancer Biother Radiopharm* 2005;20:16.

Yamada H, Katoh H, Kondo S et al. Surgical treatment of pulmonary recurrence after hepatectomy for colorectal liver metastases. *Hepato-Gastroenterology* 2002;49:976.

You JT, Changchien CR, Huang JS, Ng KK. Combining systemic chemotherapy with chemoembolization in the treatment of unresectable hepatic metastases from colorectal cancer. *Int J Colorectal Dis* 2006;21:33.

CAPÍTULO 30

COMO SE COMPORTAR DIANTE DE PACIENTE COM SÍNDROME DE BUDD-CHIARI?

Adávio de Oliveira e Silva
Guilherme Souza Mourão
Valéria Cardoso de Souza
Maria Helena Naves Inácio Pedroso
Jorge Marcelo Padilla Mancero
José Luiz Magalhães Copstein
Luiz Augusto Carneiro D'Albuquerque

■ IMPORTÂNCIA

Instala-se em conseqüência de obstrução anatômica de veias hepáticas, levando à congestão centrolobular e necrose, com desenvolvimento de fibrose e regeneração nodular, desenvolvidas em diferentes condições segundo disposto no Quadro 30-1, levando à instalação de doença hepática congestiva.

Outras condições podem ser também definidas no Quadro 30-2.

■ COMO SE DESENVOLVE A HISTÓRIA NATURAL DESSA DOENÇA?

Obstrução assintomática de veias hepáticas pode ser observada em 25% dos casos, com melhora espontânea em sintomáticos também podendo ocorrer. Cirrose, por sua vez, pode se instalar em cerca de 2-3 meses após apresentação, causando morte de 50% dos pacientes ao fim de 2 anos de evolução. A evolução histológica do fígado estende-se desde congestão centrolobular, necrose hemorrágica, fibrose progressiva e cirrose, conseqüência do aumento da pressão sinusoidal, isquemia, baixa perfusão promovendo alteração no fluxo sanguíneo, gerando-se hipertensão intra-hepática e linfática. Quando a velocidade de instalação do obstáculo mostra-se rápida, pode acompanhar-se de necrose hepatocelular extensa, com regeneração nodular sendo identificada naqueles que conseguem apresentar circulação colateral eficaz envolvendo e circundando o trombo.

***Quadro 30-1.* Principais condições geradoras da síndrome de Budd-Chiari**

Condições trombogênicas
• Síndrome de Behçet
• Doenças mieloproliferativas
• Hemoglobinúria paroxística noturna
• Uso de anticoncepcionais orais
• Distúrbios da coagulação
• Anticorpo anticardiolipina
• Doença maligna de veias cava inferior ou hepáticas
• Deficiência de proteínas S e C
• Deficiência de antitrombina III
• Deficiência de Fator V de Leiden
• Trombocitose essencial
• Policitemia *rubra vera*
• Diátese trombótica hereditária
Condições não trombogênicas
• Obstrução membranosa de veia cava inferior

***Quadro 30-2.* Outras condições geradoras de síndrome de Budd-Chiari**

• Gravidez e pós-parto	• Enteropatia inflamatória
• Contraceptivos orais	• Sarcoidose
• Infecções crônicas	• Lúpus eritematoso sistêmico
• Cistos hidáticos	• Síndrome de Sjögren
• Aspergilose	• Doença do tecido conjuntivo
• Abscesso amebiano	• Carcinoma hepatocelular
• Sífilis	• Carcinoma de células renais
• Tuberculose	• Tumor de Wilms
• Leiomiossarcoma	• Mixoma de átrio direito

O bom prognóstico é comprovado naqueles com idade mais baixa por ocasião do diagnóstico, baixa pontuação Child-Pugh, ausência de ascite ou, quando presente, facilmente controlada, sobretudo naqueles com baixo nível sérico de creatinina. São mais graves aqueles não corretamente tratados e com insuficiência hepática presente em 3 a 6 meses. Por outro lado, a sobrevida se situa entre 38% a 87%, quando submetidos à descompressão portal cirúrgica, e atinge 70% após transplante de fígado.

■ COMO DIAGNOSTICAR ESSA DOENÇA?

Clinicamente esses são pacientes que se queixam de dor surda e contínua localizada no hipocôndrio direito, e aumento de volume abdominal ocasionado pela presença de ascite e hepatomegalia. Na realização de ultra-sonografia com

Doppler, evidencia-se o obstáculo na veia hepática sem comprometimento da veia cava inferior. Informações adicionais são obtidas através da tomografia computadorizada e da angiorressonância magnética, seguida ou não de venografia hepática. São esses que têm no líquido ascítico altas concentrações de proteína, menos de 500 leucócitos/mm^3, e gradiente soro: albumina abaixo de 1.1, menos nas fases agudas da doença. Cerca de 40%-50% cursam com valores séricos elevados de aminotransferase, gamaglutamiltransferase e fosfatase alcalina.

Do ponto de vista laboratorial, deve-se buscar estabelecer o diagnóstico das trombofilias, conforme exposto no Quadro 30-3.

***Quadro 30-3.* Diagnóstico laboratorial das trombofilias**

Trombofilia	*Método de investigação*
Deficiência de antitrombina (AT)	Dosagem de AT no plasma (método funcional)*
Deficiência de proteína C (PC)	Dosagem de PC no plasma (método funcional)*
Deficiência de proteína S (PS)	Dosagem de PS livre no plasma (método imunológico)*
Resistência à PC ativada	Teste de RPCA (método de coagulação)
Mutação do Fator V de Leiden	Análise gênica
Mutação G20210A do Fator II	Análise gênica
Hiper-homocisteinemia	Dosagem plasmática
Síndrome do anticorpo antifosfolipídio (SAF)	Pesquisa de anticoagulante lúpico Pesquisa de anticorpo anticardiolipina IgG e IgM
Disfibrinogenemia	Determinação de fibrinogênio plasmático por método funcional e imunológico
Deficiência de co-fator II da heparina	Dosagem plasmática (método funcional)
Deficiência de plasminogênio	Dosagem plasmática (método funcional)

*Método funcional para dosagem de AT e PC e método imunológico para dosagem de PS.
Métodos imunológicos podem ser utilizados para caracterização adicional de casos de deficiência de AT e PC.
Villela MS, Franco R. Investigação laboratorial das trombofilias. Publicação do Instituto Fleury. *Trombofilias*. São Paulo, 2004.

■ COMO TRATAR ESSA DOENÇA?

Recomendável que a seleção da opção terapêutica baseie-se na etiologia da obstrução venosa hepática. Qualquer delas deverá promover a descompressão sinusoidal, conforme exposto no Quadro 30-4.

Toda essa tomada de atitude deve ser precedida de medidas anticoagulação expostas no Quadro 30-5.

Quadro 30-4. **Opções terapêuticas na síndrome de Budd-Chiari**

Condições desencadeadoras	*Opções terapêuticas*
Estenose focal	Dilatação com ou sem implante de prótese Terapêutica trombolítica em casos específicos TIPS
Estenose ou obstrução mais ampla	*Anastomose portocava* • Naqueles pré-cirróticos e com boa função hepatocelular • Dificulta o transplante de fígado a ser posteriormente realizado • Ineficaz quando existe hipertrofia do lobo caudado • Sobrevida de 69% aos 10 anos • Pode precipitar insuficiência hepatocelular aguda necessitando transplante de fígado de urgência, evolução observada em 15%-25% dos pacientes assim conduzidos *Transplante de fígado* • Pode ser empregado naqueles com reserva hepatocelular menor (Child C). Seu lugar como opção às anastomoses cirúrgicas descompressivas portais ainda é indeterminado

Quadro 30-5. **Medidas anticoagulação em pacientes adultos com síndrome de Budd-Chiari**

Medicamentos	*Doses*	*Princípios*
	Anticoagulante	
Warfarin	5-15 mg/dia VO	Buscar manter INR entre 2 a 3
	Antitrombolíticos	
Estreptoquinase	7.500 U/hora EV ↓ 100.000 U/L após, em bolo	Converter plasminogênio em plasmina, aumentando atividade fibrinolítica
Uroquinase	4.000 U/kg EV ou local por 10', aumentando até 6.000 U/kg/h ↓ ↓ ↓ Manter dose de 4.400 a 6.000 U/kg/h EV ou local	Converter plasminogênio em plasmina Infusão direta no trombo Oneroso
Alteplase	0,25 a 0,50 mg/kg EV por 60'	Ativador do plasminogênio tecidual

EXISTE INDICAÇÃO PARA QUE SEJAM CONDUZIDOS AO TRANSPLANTE DE FÍGADO?

A maioria dos pacientes conduzidos pelo transplante de fígado, o foi em conseqüência de doenças mieloproliferativas ou estados de hipercoagulação. Nesses, o risco e recorrência da doença mostra-se elevado, mesmo quando tratados com administração de hidroxiuréia (550-2.500 mg/dia) e ou aspirina (325 mg/dia), buscando bloquear a plaquetose (manter entre 100 a 250.000/mm^3) que apresentam. Recomendável, também, injeções subcutâneas ou intravenosas de heparina ou warfarin, uma vez que sangramentos pelos drenos não mais existam. Devem ser controlados através do TTPA, quando heparinizados, e INR com os dicumarínicos, mantendo-o entre 3,0-3,5. Lembrar que riscos de hemorragias catastróficas intraperitoneais e retrombose de veias hepáticas podem ser observados, bem como necessidade de retransplante, desde que ocorra trombose da artéria hepática ou das veias hepáticas no pós-operatório imediato.

BIBLIOGRAFIA

Hayes PC, Ali Shah SH. Vascular diseases of the liver. In: O'Grady JG, Lake JR, Howdle PD (ed.). *Comprehensive Clinical Hepatology.* Londres: Mosby, 2000. p. 27.1.

Henderson JM, Boyer TD. Budd-Chiari syndrome. In: Zakim D, Boyer TD. Hepatology. *A Textbook of Liver Disease.* Filadelfia: WB Saunders Co., 1996. p. 1726.

Herman P, Pugliese V. Síndrome de Budd-Chiari. In: Oliveira e Silva A de, D'Albuquerque LAC (ed.). *Doenças do Fígado.* Rio de Janeiro: Revinter, 2001. p. 1369.

Mc Peake JR, Portmann B. Hepatic malignancy, Budd-Chiari syndrome and space-occuping conditions. In: Williams R, Portmann BC, Tan KC (ed.). *The Practice of Liver Transplantation.* Edimburgo: Churchill Livingstone, 1995. p. 57.

Roy P, Nakawa V, Shojmanesh H. Sindrome de Budd-Chiari. *Gastro News* 2003;57:3.

Valla DC. Treatment of portal and venous hepatic obstruction. In: Arroyo V, Bosch J, Bruix J, Ginés P, Navasa M, Rodés J (ed.). *Therapy in Hepatology.* Barcelona: Ars Medica, 2001. p. 387.

CAPÍTULO 31

COMO SE COMPORTAR DIANTE DE PACIENTE COM TROMBOSE VENOSA PORTAL?

Adávio de Oliveira e Silva
Verônica Desirée Samudio Cardozo
Guilherme Souza Mourão
Douglas Jorge Racy
Maria Helena Naves Inácio Pedroso
José Luiz Magalhães Copstein
Luiz Augusto Carneiro D'Albuquerque

IMPORTÂNCIA

Pode se instalar em qualquer setor do território venoso portal, estendendo-se desde a veia mesentérica, esplênica, tronco e ramos portais intra-hepáticos. Na instalação aguda os pacientes referem dor e distensão abdominal acompanhadas ou não de diarréia. Na sua forma crônica de apresentação revela-se, em geral, pelo encontro de esplenomegalia ou por complicações próprias de hipertensão portal, como ascite, hemorragia digestiva alta ou expressa por leucopenia e plaquetopenia. Deve ser estabelecido o diagnóstico diferencial, com síndrome de Budd-Chiari, cirrose, sarcoidose, esquistossomose mansônica, esclerose hepatoportal, fibrose hepática congestiva e outras doenças hepáticas crônicas auto-imune ou virais.

COMO SE INSTALA ESSA DOENÇA?

Tem sido encontrada, mais freqüentemente, em certas situações clínicas, como expostas no Quadro 31-1.

COMO SE DESENVOLVE A HISTÓRIA NATURAL DESSA DOENÇA?

Nos adultos não cirróticos a sobrevida de 10 anos se situa entre 38% a 60%, a mortalidade por varizes esofagogástricas rotas atinge, no máximo, 5%. Esses valores reduzem-se diante da existência de doença hepática crônica ou quando conseqüente à presença de doença maligna, ocasião em que cerca de 30%

Quadro 31-1. **Causas de trombose venosa portal**

- Seguindo-se a infecção intraperitoneal
- Pós-cateterismo de veia umbilical
- Hemoglobinúria paroxística noturna
- Gravidez
- Uso de anticoncepcionais orais
- Seguindo-se a trauma ou cirurgia abdominal
- Cirrose
- Esquistossome mansônica
- Neoplasias próximas à veia porta
- Pancreatite crônica
- Câncer de pâncreas
- Idiopática
- Deficiências de proteínas C e S, antitrombina III
- Enteropatia inflamatória
- Pós-cirurgia descompressiva portal
- Pós-transplante de fígado

a 70% já falecem no primeiro episódio de sangramento. As crianças têm evolução bem melhor, desde que não hepatopatas.

COMO DIAGNOSTICAR ESSA DOENÇA?

Geralmente, baseando-se nos aspectos clínicos, mas, sobretudo valendo-se: 1. dos métodos de imagens, como ultra-sonografia com Doppler, tomografia computadorizada e/ou angiorressonância magnética. São traduzidas de maneira uniforme pela identificação do obstáculo intravascular, transformação cavernomatosa da veia porta, intensa circulação colateral esplênica, perigástrica e esofágica, perviedade de veia umbilical e anastomoses portossistêmicas espontâneas. Todas essas modificações acompanham-se de esplenomegalia e/ou ascite; 2. e da investigação laboratorial das trombofilias, conforme exposto no Quadro 31-2.

COMO TRATAR ESSA DOENÇA?

A prevenção da trombose venosa portal naqueles portadores de distúrbios tromboembólicos envolve administração de anticoagulantes diretos, como heparina de baixo peso molecular e heparinóides ou outros indiretos como warfarin. Esse último fármaco deve ser administrado por via oral, na dose de 2-5 mg ao dia, com manutenção entre 2-10 mg nas 24 horas, buscando manter INR entre 2-3. Quando tal estratégia não se reveste de êxito, a expressão mais importante dessa doença relaciona-se com a instalação de hipertensão portal. São portadores de volumosas varizes esofagogástricas, duodenais ou retais. Recomenda-se intervir através de procedimentos angiográficos volta-

Quadro 31-2. **Diagnóstico laboratorial das trombofilias**

Trombofilia	*Método de investigação*
Deficiência de antitrombina (AT)	Dosagem de AT no plasma (método funcional)*
Deficiência de proteína C (PC)	Dosagem de PC no plasma (método funcional)*
Deficiência de proteína S (PS)	Dosagem de PS livre no plasma (método imunológico)*
Resistência à PC ativada	Teste de RPCA (método de coagulação)
Mutação do Fator V de Leiden	Análise gênica
Mutação G20210A do Fator II	Análise gênica
Hiper-homocisteinemia	Dosagem plasmática
Síndrome do anticorpo antifosfolipídio (SAF)	Pesquisa de anticoagulante lúpico
	Pesquisa de anticorpo anticardiolipina IgG e IgM
Disfibrinogenemia	Determinação de fibrinogênio plasmático por método funcional e imunológico
Deficiência de co-fator II da heparina	Dosagem plasmática (método funcional)
Deficiência de plasminogênio	Dosagem plasmática (método funcional)

*Método funcional para dosagem de AT e PC e método imunológico para dosagem de PS.
Métodos imunológicos podem ser utilizados para caracterização adicional de casos de deficiência de AT e PC.
Villela MS, Franco R. *Investigação laboratorial das trombofilias.* Publicação do Instituto Fleury. *Trombofilias.* São Paulo, 2004.

dos à remoção do trombo, naqueles casos em que há instalação aguda da trombose, exeqüível em alguns. Os casos crônicos não devem ser conduzidos através de esclerose ou ligadura endoscópica, mas valendo-se da feitura de cirurgias descompressivas, tais como anastomose esplenorrenal distal, mesentérico-cava ou portocava calibrada. Tal orientação pode ser adotada, mesmo quando não exibam complicações, como hemorragia digestiva alta ou ascite, uma vez que tem boa reserva funcional parenquimatosa e baixo risco de cursarem com encefalopatia portossistêmica, com taxa de complicações pós-operatórias sendo de aproximadamente 30% e mortalidade quando cirróticos em torno de 18%.

EXISTE INDICAÇÃO PARA QUE SEJAM CONDUZIDOS AO TRANSPLANTE DE FÍGADO?

Essa opção inexiste, pois tais pacientes cursam com reserva hepática normal, sendo necessário apenas tratá-los através de medidas clínicas e cirúrgicas, voltadas ao combate da hipertensão portal que apresentam.

■ BIBLIOGRAFIA

Boyer TD, Henderson JM. Portal hypertension and bleeding esophageal varices. In: Zakim D, Boyer TD (ed.). *Hepatology. A Textbook of Liver Disease.* Filadelfia: WB. Londres Company, 1996. p. 720.

Groszmann RJ, Jensen JE. Pathophysiology of portal hypertension. In: Kaplowitz N (ed.). *Liver and Biliary Diseases.* Baltimore. Williams & Wilkins, 1996. p. 551.

Hayes PC, Alishah SH. Vascular diseases of the liver. In: O'Grady JG, Lake JR, Howdle PD (ed.). *Comprehensive Clinical Hepatology.* Londres, Mosby, 2000. p. 27.1.

Said A, Reichelderfer M. Obstrução da veia porta. *Gastro News* 2003;57:7.

Valla DC. Treatment of portal and venous hepatic obstruction. In: Arroyo V, Bosch J, Bruix J, Ginés P, Navasa M, Rodés J (ed.). *Therapy in Hepatology.* Barcelona, Ars Medica, 2001. p. 387.

Wanless IR. Vascular disorder. In: Mac Sween RNM, Anthony PP, Scheuer PJ, Burt AD, Portmann BC (ed.). *Pathology of the Liver.* Edimburgo, Churchill Livingstone, 1994. p. 535.

CAPÍTULO 32

COMO SE COMPORTAR DIANTE DE PACIENTE COM INSUFICIÊNCIA HEPÁTICA FULMINANTE?

Adávio de Oliveira e Silva
José Luiz Magalhães Copstein
Jorge Marcelo Padilla Mancero
Verônica Desirée Samudio Cardozo
Betânia da Silva Rocha
Raul Carlos Wahle
Francisco Leôncio Dazzi
Luiz Augusto Carneiro D'Albuquerque

IMPORTÂNCIA

Insuficiência hepática fulminante define-se como síndrome clínica grave, que se instala subitamente em pacientes com fígado previamente normal, ou em alguns portadores de doença hepática crônica. Como conseqüência da agressão, em geral, assume evolução rápida levando ao aparecimento de exaustão funcional do fígado, expressa pelo aparecimento de encefalopatia, que se instala em 8 semanas após aparecimento de icterícia, distúrbios da coagulação e falência de múltiplos órgãos. Geralmente os pacientes cursam com letargia, sonolência e coma. A tendência evolutiva se relaciona com a causa da agressão, idade do paciente e expressão sérica dos marcadores bioquímicos capazes de definir a gravidade do processo, sendo que, na maioria das vezes, têm menos de 20% de chances de sobreviver. Essa tendência se reverte quando submetidos a transplante de fígado, fazendo com que sobrevivam 56%-92% daqueles assim conduzidos.

COMO SE DESENVOLVE ESSA DOENÇA?

As principais causas da insuficiência hepática fulminante encontram-se discriminadas no Quadro 32-1.

Quadro 32-1. Diversas etiologias da insuficiência hepática fulminante

Hepatites agudas virais

- Hepatite pelo vírus A (VHA)
- Hepatite pelo vírus B (VHB)
- Hepatite pelo vírus C (VHC)
- Hepatite pelo vírus D (VHD)
  - Co-infecção com VHB
  - Superinfecção com VHB
- Hepatite pelo vírus E
- Hepatite por outros agentes virais
- Não A – não B – não C – não E, citomegalovírus, *varicela zoster,* adenovírus, Sem-V

Hepatites químicas

- Envenenamento pela amanita *phaloide* e solventes industriais
- Toxicidade pelo acetaminofen e halotano
- Reações idiossincráticas a outros fármacos
  - Isoniazida com rifampicina, trimetropina com sulfametoxazol, barbitúricos, acetaminofen, α-metildopa, tetraciclinas, quinolonas, amiodarona, antiinflamatórios não-hormonais, antidiabéticos orais, anti-retrovirais

Miscelâneas

- Pós-cirurgia bariátrica
- Esteato-hepatite não-alcoólica
- Doença de Wilson
- Cirrose auto-imune
- Síndrome de Reye
- Isquemia
- Insuficiência hepática aguda da gravidez
- Síndrome de Budd-Chiari
- Infiltração maligna do fígado (linfoma, melanoma)
- Trombose de veia porta, insuficiência cardíaca direita, tamponamento cardíaco
- Pós-esforço físico exagerado (maratonistas)

EXISTEM DIFERENTES FORMAS DE EXPRESSÃO DESSA DOENÇA?

Sim, segundo as características expostas no Quadro 32-2, gerando subgrupos de pacientes com insuficiência hepática fulminante.

POR QUE ESSA DOENÇA SE INSTALA?

O comprometimento maciço do parênquima hepático que se observa nesses pacientes representa um cenário complexo dependente da ação de fatores derivados dos hepatócitos necróticos, como as citocinas ativadoras de receptores específicos exercendo seu efeito lesivo sobre células-alvo. Nesse processo, genes são modulados, voltados ao balanceamento entre fatores apoptóicos e antiapoptóicos, com papel exponencial sendo atribuído ao fator transcripcional NF-kB, na dependência das presenças de fator de necrose tumoral e interleucina 1, resultando em supressão de sua expressão, gerando menor

***Quadro 32-2.* Características dos subgrupos dos pacientes com insuficiência hepática fulminante**

	Subgrupos de insuficiência hepática fulminante		
Características	*Hiperaguda*	*Aguda*	*Subaguda*
Encefalopatia	Sim	Sim	Sim
Duração da icterícia (dias)	0-7	8-28	29-71
Edema cerebral	Comum	Comum	Infreqüente
Tempo de instalação prolongado	Prolongado, como agudo	Prolongado, como hiperaguda	Menos prolongado
Bilirrubina sérica	Menos elevada	Elevada como subaguda	Elevada
Prognóstico	Moderado	Ruim	Ruim

capacidade de resposta proliferativa. Nesses é maior a indução das proteases TRAF1, TRAF2, cIAP1 e $cIAP_2$, ativadoras das caspases 3 e 8, precipitando excessiva apoptose e destruição maciça dos hepatócitos. Toda essa cascata de eventos estará relacionada a cada um dos agentes etiológicos, responsáveis pela instalação do processo, gerando perda de parte expressiva ou de todos os hepatócitos, com conseqüente colapso das fibras de reticulina e aproximação dos espaços portais. Os sinusóides apresentam-se repletos de eritrócitos, linfócitos e macrófagos. Infiltração inflamatória identifica-se em áreas lobulares e espaços portais. Sinais de regeneração se iniciam a partir de hepatócitos periportais, que se apresentam balonizados, quando são visíveis formações de neodúctulos e neocolangíolos nos lóbulos colapsados.

COMO DIAGNOSTICAR ESSA DOENÇA?

É aceito que durante quadro de insuficiência hepática fulminante ocorra perda de 80%-85% da massa de hepatócitos. Nessas condições todos evoluem com icterícia, febre elevada, vômitos, taquicardia e hipertensão arterial, sobretudo nas fases mais tardias, quando apresentam hipoglicemia, insuficiência renal, infecção pulmonar e acidose metabólica. Tornam-se irritadiços, desinteressados, com raciocínio lento, letárgicos, sonolentos, evoluindo com hálito hepático, *flapping* e finalmente coma hepático. Toda essa evolução neurológica relaciona-se com a presença de hipertensão intracraniana dependente do edema e do desbalanceamento osmótico motivado por alterações do fluxo sanguíneo cerebral, com queda da integridade da barreira hemoliquórica, facilitadora do acesso das citocinas inflamatórias. Paralelamente desenvolvem coagulopatia, sinais de comprometimento cardiovascular, renal, infecção e sepse , distúrbios metabólicos e pancreatite aguda. Laboratorialmente identificam-se elevações dos níveis séricos de bilirrubina, hipertransaminasemia e alargamento dos tempos de protrombina, tromboplastina parcial ativada e baixa da concentração do Fator V. A não reversão desses distúrbios, a partir da tomada de medidas clínicas de suporte, os tornam candidatos ao transplante de fígado de emergência.

■ COMO TRATAR ESSES PACIENTES?

Todos esses necessitam de atitude multidisciplinar voltada, inicialmente, ao equilíbrio e manutenção da estabilidade hemodinâmica, buscando também evitar o aparecimento de manifestações extra-hepáticas graves, conforme exposto no Quadro 32-3.

Quadro 32-3. **Manifestações extra-hepáticas na insuficiência hepática fulminante**

Manifestações	*Incidência*	*Patogênese*
Edema cerebral	> 80%	Através de mecanismos vasogênicos, rompe-se a barreira hemoliquórica com extravasamento de plasma ao líquido espinal. Concomitantemente circulam toxinas carreadoras de lesão celular, maior captação de água, com formação de edema e elevação da pressão intracraniana. Esse fenômeno é observado apenas nos graus III e IV da encefalopatia, quando ocorre perda da auto-regulação do fluxo sanguíneo cerebral, com conseqüente hipoxia. São pacientes com hipertensão sistólica, movimentos não harmônicos dos olhos e em postura de descerebração
Coagulopatia	> 90%	Instala-se na dependência da reduzida síntese dos fatores de coagulação. Traduz-se, sobretudo, por alargamento dos tempos de protrombina e de tromboplastina parcial ativada. Reduz-se o número e função das plaquetas e atividade do Fator V, com aparecimento na circulação dos produtos de degradação do fibrinogênio (PDF). Tais distúrbios são responsáveis pelos elevados índices de sangramentos digestivos que apresentam
Cardiovasculares	> 90%	Dependentes da elevada pressão intracraniana que apresentam, traduzindo-se por reduzida resistência vascular sistêmica, hipotensão dependente da vasodilatação sistêmica e baixos níveis de substâncias inotrópicas. São freqüentes as arritmias
Insuficiência renal	40%-60%	Relaciona-se com a falência hepatocelular geradora de concentrações séricas maiores de substâncias vasoconstritoras e menor das vasodilatadoras. Tem caráter, portanto, funcional, precipitadora, de baixa perfusão renal
Infecção – sepse	90%	Esse índice elevado relaciona-se com: 1. menor capacidade funcional do SRE; 2. baixos níveis circulantes de fibronectina, opsoninas e quimioatractantes. Predominam organismos Gram-positivos, sobretudo estafilococos e estreptococos e, menos freqüentemente, Gram-negativos. Cerca de 30% apresentam infecções por fungos
Distúrbios metabólicos	40%-50%	Traduzem-se mais freqüentemente por hipoglicemia, hipo ou hiperpotassemia e hiponatremia. Na dependência da acidose lática, hiperventilam e evoluem com alcalose ou acidose respiratória nas elevações da pressão intracraniana, promovendo depressão respiratória e infecção pulmonar
Pancreatite aguda	25%	Hemorrágica e necrotizante. Provavelmente de etiologia isquêmica

■ SERÁ POSSÍVEL DEFINIR QUAIS SOBREVIVERÃO?

Pacientes com insuficiência hepática fulminante excepcionalmente sobrevivem se não ocorre restauração da massa de hepatócitos funcionantes. Quando esse comportamento não se observa, falecem em alguns poucos dias, com alguns parâmetros prognósticos sendo necessários à indução de realização do transplante de fígado de emergência, conforme discriminado no Quadro 32-4.

■ COMO ACOMPANHAR EVOLUTIVAMENTE ESSES PACIENTES?

Todos esses pacientes deverão ser monitorizados e acompanhados de forma contínua, valendo-se do emprego de avaliação laboratorial pertinente, conforme exposto no Quadro 32-5.

■ EXISTE INDICAÇÃO PARA QUE SEJAM CONDUZIDOS AO TRANSPLANTE DE FÍGADO?

Esses, quando clinicamente conduzidos e submetidos a transplante de fígado, têm sua sobrevida ampliada em menos de 20% para 56%-92%, segundo

***Quadro 32-4.* Parâmetros prognósticos para realização do transplante de fígado na insuficiência hepática fulminante**

King's College

Induzida pelo acetaminofen

- pH < 7,3 (independente do grau de encefalopatia), ou todos os 3 dos seguintes:
  - Graus III-IV da encefalopatia hepática
  - TP > 100" ou (INR > 7,7)
  - Creatinina sérica > 3,4 mg/dL

Não ou induzida pelo acetaminofen

- TP > 100" ou INR > 7,7 (independente do grau de encefalopatia ou 3 dos seguintes
  - Idade < 10 ou > 40 anos
  - Etiologia Não A Não B
  - Haloatano, reação idiossincrática a fármacos

Doença de Wilson

- Período de icterícia e encefalopatia > 7 dias
- TP > 50" ou INR > 3,85
- Bilirrubina sérica > 17 mg/dL

Clichy (não acetaminofen)

- Idade < 30 anos + Fator V < 20%

ou

- Idade > 30 anos + Fator V < 30%

Quadro 32-5. **Avaliação laboratorial na insuficiência hepática fulminante**

Hematologia

- Hemograma completo

Bioquímica

- Níveis séricos de glicose, bilirrubina total e frações, aminotransferases, gamaglutamiltransferase, fosfatase alcalina, desidrogenase lática, amilase, albumina, ceruloplasmina, globulina, α-fetoproteína, imuneglobulinas, uréia, creatinina

Metabólica*

- Níveis séricos de sódio, potássio, cloro, cálcio, cobre, bicarbonato pH e gases, ácido lático, concentração urinária de eletrólitos

Coagulograma*

- Atividade e tempo de protrombina, tempo de tromboplastina parcial ativado, fibrinogênio, plaquetas, tempo de lise de euglobulina e produtos de degradação da fibrina

Virologia

- Pesquisas do anti-VHA IGM, AgHbs, anti-AgHbc IgM, anti-VHD Igm, anti-VHE IgM, citomegalovírus, vírus Epstein-Barr, herpes *simplex*

Culturas

- Hemocultura (aeróbia e anaeróbia), uréia, fezes, escarro

*Avaliação diária.

diferentes experiências, com melhores resultados obtidos naqueles não infectados e com nível sérico de creatinina normal no pré-operatório. Respondem também melhor, os do grupo do acetaminofen com menor tempo de agressão e com mais baixo escore Apache III. Incidência desse procedimento cirúrgico entre nossos pacientes está exposta no Quadro 32-6.

A principal limitação tomada dessa atitude terapêutica, relaciona-se com a baixa oferta de órgãos cadáveres. Nesse caso deve-se optar pela doação de lobo direito, intervivo, valendo-se de um parente próximo. Essa medida pode ser aplicada visando tratar pacientes adultos e crianças, com justificativas à sua realização estando discriminadas nos Quadros 32-7 e 32-8.

■ EXISTEM NOVAS PERSPECTIVAS TERAPÊUTICAS?

Na impossibilidade de executar tais procedimentos, tem sido proposto tratá-los adotando-se o emprego de métodos alternativos, como o transplante de hepatócitos, conforme discriminado no Quadro 32-9.

Outras alternativas a essas medidas estão discriminadas no Quadro 32-10.

Caso tais medidas não possam ser tomadas, outras também de exceção e de suporte à vida podem ser adotadas, de forma temporária, conforme comentado no Quadro 32-11.

Quadro 32-6. **Insuficiência hepática fulminante e transplante de fígado. Situação no CETEFI em 2006**

Diagnósticos	*N*	*(%)*
Insuficiência hepática fulminante	**14**	**5,9**
Cirrose auto-imune	11	4,8
Hemocromatose genética	9	3,9
Colangite esclerosante primária	12	5,3
Cirrose criptogênica	12	5,3
Cirrose biliar primária	14	5,9
Cirrose viral B		11,9
Sem carcinoma hepatocelular	17	
Com carcinoma hepatocelular	8	
Com vírus da hepatite C	2	
Cirrose alcoólica	22	12,3
Com vírus da hepatite C	6	
Cirrose viral C		36,4
Sem carcinoma hepatocelular	62	
Com carcinoma hepatocelular	21	
Deficiência de α_1-antitripsina	6	2,7
Tumores primários de baixa prevalência	4	1,8
Doença de Caroli	3	1,4
Esteato-hepatite não-alcoólica		0,9
Com carcinoma hepatocelular	2	
Cirrose por doença de Rendu-Weber-Ösler	1	0,4
Síndrome de Budd-Chiari	1	0,4
Polineuropatia amiloidótica familiar	1	0,4
Retransplante	16	7,1
Total	244	100,0

Quadro 32-7. **Insuficiência hepática fulminante. Transplante de fígado intervivos. Justificativas**

1. Insuficiência hepática fulminante rapidamente progressiva
2. Índice de mortalidade na fila de espera por fígado de doador cadáver entre 40% a 62%
3. Insuficiência hepática fulminante entre não transplantados entre 80%-85%
4. Transplante intervivos situa-se como alternativa desde 1992

***Quadro 32-8.* Insuficiência hepática fulminante. Transplante de fígado intervivos. Resultados**

1. Pacientes: nº = 14 Crianças: 10 (72%)
2. Resumo dos resultados

Normalização de parâmetros bioquímicos: 3-7 dias

Sobrevida	(%)
Imediata	93
Longo prazo (meses)	
6	100
12	90
60	90

3. Recomendável volume do fígado doado > 35%
4. Curso pós-operatório de doadores sem intercorrência

***Quadro 32-9.* Insuficiência hepática fulminante. Outras alternativas terapêuticas. Transplante de hepatócitos**

1. Devem ser injetados, pelo menos 300 g de hepatócitos viáveis através do sistema venoso portal pós-punção transjugular
2. Adoção dessa modalidade terapêutica baseia-se em:
   A) Instalação da falência rápida de múltiplos órgãos
   B) Rápida instalação de hipertensão intracraniana e morte dos pacientes
   C) Prolongado tempo em lista de espera de novo órgão, em torno de 4-8 dias
3. Seu emprego visa:
   A) Remoção seletiva de moléculas neurotóxicas
   B) Fornecimento de fatores de crescimento aos hepatócitos nativos
4. Limitação ao sucesso da terapêutica
   A) Hepatócitos são originários de fígados não aceitos para transplante
   B) Advento de complicações (48 horas após)
      Hipoxemia por embolização pulmonar
      Susceptibilidade maior a infecções fúngicas e bacterianas conseqüentes à imunossupressão
   C) Sobrevida ainda curta dos pacientes: entre 24 horas a 52 dias

***Quadro 32-10.* Insuficiência hepática fulminante. Outras alternativas terapêuticas**

Terapia gênica

- Em interrogação → morte de paciente após infecção por adenovírus empregado como vetor

Xenotransplante

- Limitação envolve a resposta imune ao órgão doado → rejeição hiperaguda via complemento
- Transferência de infecções virais e disseminação de retrovírus para outros membros da equipe médica

Implante de hepatócitos e células não parenquimatosas no mesentério, epíploo e veia porta, valendo-se de polímeros sintéticos, porosos, biodegradáveis

Células-tronco progenitoras

- O sucesso relaciona-se a: aplicação concomitante de fatores de crescimento, estímulos a angiogênese, aperfeiçoamento de técnicas de criopreservação. Discutível eficácia

***Quadro 32-11.* Insuficiência hepática fulminante. Medidas terapêuticas de suporte pré-transplante. Comentários**

Outras medidas	*Estudos controlados*	*Comentários*
Hemoperfusão com carvão	+	Sem benefício na sobrevida
		Reemerge em outros circuitos extracorpóreos associados a hepatócitos
Hemoperfusão com resina	–	Estudos preliminares inconclusivos
Circuitos extracorpóreos	+	Estudos iniciais
		Pequenas casuísticas
Sistemas bioartificiais (bals)	–	Resultados definitivos esperados

+ = existentes; – = inexistentes.

BIBLIOGRAFIA

Bernuau J, Durand F, Belghiti J. Acute hepatic failure: A French perspective. In: Arroyo V, Bosch J, Bruix J, Ginés P, Vavasa M, Rodés J (ed.). *Therapy in Hepatology.* Barcelona: Ars Medica, 2001. p. 149.

Castaldo ET, Chari RS. Liver transplantation for acute hepatic failure. *HPB* 2006;8:29.

Fujiwara K, Mochida S. Etiology and pathophysiology of fulminant hepatic failure. In: Tsuji T, Higashi T, Zeniya M, Meyer züm Buschenfelde KH (ed.). *Molecular Biology and Immunology in Hepatology.* Amsterdam: Elsevier, 2002. p. 275.

Gao B. Therapeutic potential of interleukin-6 in preventing obesity – and alcohol – associated fatty liver transplant failure. *Alcohol* 2004;34:59.

Gill RQ, Sterling RK. Acute liver failure. *J Clin Gastroenterol* 2001;33:191.

Marcos A, Ham JM, Fisher RA et al. Emergency living related adult-adult transplantation for fulminant liver failure. *Transplantation* 2000;69:2002.

Navarro VJ, Senior JR. Drug-related hepatotoxicity. *N Eng J Med* 2006;354:731.

Rust C, Gores GJ. Hepatocyte transpllantation in acute liver failure: A new therapeutic option for the next millenium? *Liver Transplantation* 2000;6:41.

Sundback CA, Vacanti JP. Alternatives to liver transplantation: from hepatocyte transplantation to tissue – engineered organs. *Gastroenterology* 2000;118:438.

Takikawa Y, Endo R, Suzuki K et al. Prediction of hepatic encephalopathy development in patients with severe acute hepatitis. *Dig Dis Sci* 2006;51:359.

Yamaguchi M, Gabazza EC, Taguchi O et al. Decreased protein C activation in patients with fulminant hepatic failure. *Scand J Gastroenterol* 2006;41:331.

CAPÍTULO 33

COMO SE COMPORTAR DIANTE DE PACIENTE QUE MANIFESTA DÚVIDAS AO PRECISAR DE TRANSPLANTE DE FÍGADO?

Adávio de Oliveira e Silva
Ana Beatriz de Vasconcelos
Fabiana Silva Goulart
Frans Ivan Serpa Larrea
Jorge Marcelo Padilla Mancero
Gilberto Peron Júnior
José Luiz Magalhães Copstein
Luiz Augusto Carneiro D'Albuquerque

■ IMPORTÂNCIA

Esses são pacientes graves, que têm sérias dúvidas quanto ao transplante de fígado, que fazem perguntas que por nós precisam ser respondidas, conforme exposto adiante.

■ POR QUE PRECISO DO TRANSPLANTE DE FÍGADO?

Ele é indicado quando existe perda importante da capacidade funcional do fígado, acarretando risco de perda da vida, que poderá ocorrer imediatamente, por médio ou por longo prazo. Essa evolução ocorrerá, pois, inexoravelmente se já não apresentam, cursarão com algumas complicações, como ascite (barriga d'água), ruptura de varizes do esôfago (hemorragia com vômitos de sangue), encefalopatia hepática (confusão mental), infecções abdominais (peritonite bacteriana espontânea) ou colangites e à distância (pneumonia) e até presença de carcinoma hepatocelular. Tendo domínio sobre esse conhecimento, os médicos transplantadores, através de congressos, classificaram as doenças crônicas do fígado e suas complicações, procurando estabelecer o momento ideal do transplante e, assim, diminuir seus riscos antes, durante e no pós-operatório.

■ QUANDO NECESSITAREI DO TRANSPLANTE?

Para saber o melhor momento para a realização do transplante, os médicos, através da utilização de dados clínicos e de exames, criaram fórmulas prognósticas baseadas em cálculos matemáticos, chamados de classificação de Child-Pugh-Turcot e ou Sistema Meld-Peld, muito importantes na avaliação dos doentes crônicos (cirróticos). Essas fórmulas são empregadas, sempre de maneira individualizada, e permitirão calcular quando deverá ser realizado seu transplante, qual o melhor tipo de técnica a ser empregada e a data prudente e segura em que se deverá incluí-lo na lista única de espera do transplante. Assim você poderá aguardar com tranqüilidade seu novo fígado.

■ APÓS A DECISÃO DE TRANSPLANTAR, QUAL TRATAMENTO DEVO FAZER?

Algumas vezes, como o tempo de espera é longo, serão necessários certos procedimentos médicos, às vezes invasivos, para estabilizar ou melhorar seu estado clínico até a realização do transplante. Assim, os doentes poderão precisar, por exemplo, ser submetidos à escleroterapia ou ligadura endoscópica das varizes de esôfago ou ao implante do TIPS, técnicas que objetivam impedir que as varizes esofagogástricas se rompam e sangrem. Diante da presença de carcinoma hepatocelular, poderão ser indicadas no pré-operatório, sessões de quimioembolização intra-artéria hepática e alcoolização percutânea dos nódulos, ou até mesmo cirurgias de ressecção. Nos casos de icterícia, poderão ser implantadas por via endoscópica ou radiológica, próteses biliares voltadas ao alívio da obstrução e bloqueio do aparecimento de surtos de colangite (infecção da bile) traduzido pelas ocorrências de febre, calafrio e queda do estado geral. Em outras ocasiões, deverá ser tratado o vírus responsável pela instalação da cirrose, existindo ainda outras medidas possíveis que serão discutidas, caso a caso, com seu médico.

■ QUAIS OS CRITÉRIOS ADOTADOS PARA DISTRIBUIÇÃO DE FÍGADO, PELA CENTRAL DE TRANSPLANTES?

O Ministério da Saúde do Brasil através do ministro José Agenor Álvares da Silva, publica a Portaria n° 1.160 no n° 103 do Diário Oficial da União, em 31 de maio de 2006, considerando a necessidade de revisar e atualizar os critérios para distribuição de fígado a serem transplantados, resolvendo:

Art. 1° Modificar os critérios de distribuição de fígado de doadores cadáveres para transplante, implantando o critério de gravidade do estado clínico do paciente.

§ 1° Para aferir essa variável será adotado o sistema MELD – Model for End-stage Liver Disease/PELD Pediatric End-Stage Liver Disease – conforme o constante no Anexo I a esta Portaria.

§ 2° O novo critério entrará em vigência em 30 dias, a partir da publicação desta Portaria, em todo o território nacional.

§ 3° Tanto os pacientes já inscritos quanto os que venham a ser inscritos após a implantação do sistema, estarão sujeitos às novas regras de alocação de órgãos.

Art. 2° Os exames – dosagens séricas de creatinina, bilirrubina total e determinação do RNI (Relação Normatizada Internacional da atividade da protrombina) necessários para o cálculo do MELD, para adultos e adolescentes maiores de 12 anos, e valor de bilirrubina, valor de RNI e valor de albumina – necessários para o cálculo do PELD para crianças menores de 12 anos, deverão ser realizados em laboratórios reconhecidos pela Sociedade Brasileira de Patologia Clínica (SBPC), ou por instituições hospitalares autorizadas pelo Sistema Nacional de Transplantes para realização de transplante hepático.

Parágrafo único. Os diferentes exames necessários para cada cálculo do MELD/PELD devem ser realizados em amostra de uma única coleta de sangue do potencial receptor.

Art. 3° A distribuição de fígado será realizada pelas Centrais de Notificação, Captação e Distribuição de Órgãos (CNCDO), utilizando o Programa Informatizado de gerenciamento da lista de espera indicado pelo Sistema Nacional de Transplantes (DATASUS SNT 5.0 ou superior), instituído pela Portaria n° 783/GM, de 12 de abril de 2006.

Art. 4° As inscrições no cadastro atual de receptores de fígado em lista de espera, efetuadas antes da publicação desta Portaria, serão mantidas e estarão sujeitas aos novos critérios definidos para alocação dos órgãos ofertados.

Art. 5° É de responsabilidade da equipe de transplante à qual o candidato está vinculado a manutenção ou a exclusão do paciente na lista, de acordo com a evolução da doença e a indicação do procedimento como medida terapêutica.

Art. 6° Esta Portaria entra em vigor na data de sua publicação.

ANEXO I

1. Distribuição de fígados de doadores cadáveres para transplante, dar-se-á conforme os critérios estabelecidos abaixo:
   1.1. Quanto à Compatibilidade/Identidade ABO entre doador e receptor ela deverá ser observada, com exceção dos casos de receptores do grupo B com MELD igual ou superior a 30, que concorrerão também aos órgãos de doadores do grupo sanguíneo O.

1.2. Quanto à compatibilidade anatômica e por faixa etária, os pacientes em lista, menores de 18 anos, terão preferência na alocação de fígado quando o doador for menor de 18 anos ou pesar menos de 40 kg.

1.3. Priorizações.

Critérios de urgência:

a) Insuficiência hepática aguda grave – segundo os critérios do Kings College ou Clichy (Anexo II).
b) Não-funcionamento primário do enxerto notificado à CNCDO em até 7 dias, após a data do transplante. Essa classificação poderá ser prorrogada por mais 7 dias. Caso não ocorra o transplante dentro desses prazos, o paciente perde a condição de urgência e permanece com o último valor de MELD, observando-se a periodicidade do exame.
c) Trombose de artéria hepática notificada a CNCDO em até 7 dias, após a data do transplante. Essa classificação poderá ser prorrogada por mais 7 dias. Caso não ocorra o transplante dentro desses prazos, o paciente perde a condição de urgência e assume um MELD 40.
d) Pacientes anepáticos por trauma.
e) Pacientes anepáticos por não funcionamento primário do enxerto.

1.4. Classificação de gravidade clínica.

Serão classificados de acordo com os critérios de gravidade MELD/PELD (Fórmulas – Anexo II) priorizando-se o de maior pontuação e considerando o tempo em lista, conforme o seguinte algoritmo:

a) Para candidatos a receptor com idade igual ou superior a 12 anos, emprega-se o MELD, com a pontuação a ser considerada, envolvendo (cálculo do MELD × 1.000) + (0,33 × número de dias em lista de espera) (data atual – data de inscrição em lista, em dias).
b) Para candidatos a receptor com idade menor de 12 anos, emprega-se o PELD, com a pontuação a ser considerada envolvendo (cálculo do PELD × 1.000) + (0,33 × número de dias em lista de espera data atual – data de inscrição em lista, em dias).

Ressalte-se que o valor do PELD será multiplicado por 3 para efeito de harmonização com os do MELD, pois a lista é única, tanto para crianças quanto para adultos, denominado de "PELD ajustado".

2. Adulto e adolescente (idade igual ou maior que 12 anos)

2.1. Ficha de inscrição

A ficha de inscrição do adulto, para inscrição em lista de espera pela CNCDO, deve conter, no mínimo, os seguintes dados:
a) Nome completo; b) data de nascimento; c) peso; d) altura; e) endereço completo; f) telefones para contato; g) equipe transplantadora; h) hospital a ser utilizado; i) diagnóstico da doença; j) informação referente à realização ou não de diálise, e o número de vezes por semana; l) valores de creatinina, INR, bilirrubina total e sódio séricos, com registro da data do exame, sendo que o valor de MELD mínimo aceito para inscrição em lista será seis.

2.2. Situações especiais:

a) Tumor neuroendócrino metastático, irressecável, com tumor primário já retirado, e sem doença extra-hepática detectável; b) hepatocarcinoma maior ou igual a 2 cm, dentro dos critérios de Milão (Anexo II), com diagnóstico baseado nos critérios de Barcelona (Anexo II) e sem indicação de ressecção; c) polineuropatia amiloidótica familiar (PAF) – graus I e II; d) síndrome hepatopulmonar com PaO_2 menor que 60 mm/Hg em ar ambiente; e) hemangioma gigante irressecável com síndrome compartimental, adenomatose múltipla, hemangiomatose ou doença policística; f) carcinoma fibrolamelar irressecável e sem doença extra-hepática; g) adenomatose múltipla irressecável com presença de complicações; h) doenças metabólicas, como fibrose cística, glicogenose tipo I e tipo IV, doença policística, deficiência de α_{-1}-antitripsina, doença de Wilson, oxalose primária com indicação de transplante; i) para as situações abaixo, o valor mínimo do MELD será de 20:

2.2.1. Caso o paciente, com os diagnósticos descritos acima, não seja transplantado em 3 meses, sua pontuação passa, automaticamente, para MELD 24; e, em 6 meses, para MELD 29.

2.2.2. Indicações não previstas nesta portaria deverão ser encaminhadas à Coordenação-Geral do Sistema Nacional de T ransplantes e apreciadas pela Câmara Técnica Nacional para Transplantes Hepáticos, que deverá emitir parecer conclusivo a CNCDO de origem do doente, em no máximo uma semana.

2.2.3. Para que a CNCDO inscreva os pacientes em lista com os diagnósticos abaixo citados é necessário que sejam encaminhados, juntamente com a ficha de inscrição, exames complementares comprobatórios do diagnóstico e do estadiamento da doença:
a) Hepatocarcinoma; b) hemangioma gigante, adenomatose múltipla, hemangiomatose e doença policística com síndrome compartimental; c) carcinoma fibrolamelar não ressecável; d) doenças meta-

bólicas com indicação de transplante – fibrose cística, glicogenose tipo I e tipo IV, doença policística, deficiência de α-$_1$-antitripsina, doença de Wilson, oxalose primária.

2.2.4. O laudo do exame anatomopatológico do fígado explantado de pacientes transplantados com neoplasia, deverá ser encaminhado, no prazo de ate 30 dias, à CNCDO.

3. Crianças (pacientes menores de 12 anos):

3.1. Ficha de inscrição

Para inscrição em lista de espera pela CNCDO, deve conter, no mínimo, os seguintes dados:

a) Nome completo; b) data de nascimento; c) peso corpóreo; d) altura; e) endereço completo; f) telefones para contato; g) equipe transplantadora; h) hospital a ser utilizado; i) diagnóstico da doença; j) valores de albumina, INR, bilirrubina total e sódio séricos, com data do exame.

Obs.: Não há pontuação mínima de PELD para inscrição de pacientes menores de 12 anos, porém, para efeito de cálculo, todos os valores menores de PELD = 1 serão equiparados ao valor 1,0.

3.2. Situações especiais, nas quais o valor mínimo de PELD ajustado será 30, estão discriminadas a seguir:

a) Tumor neuroendócrino metastático, irressecável, com tumor primário já retirado e sem doença extra-hepática detectável; b) hepatocarcinoma maior ou igual a 2 cm, dentro dos critérios de Milão (Anexo II), com diagnóstico baseado nos critérios de Barcelona (Anexo II) e sem indicação de ressecção; c) hepatoblastoma; d) síndrome hepatopulmonar – PaO_2 menor que 60 mmHg em ar ambiente; e) hemangioma gigante, adenomatose múltipla, hemangiomatose e doença policística com síndrome compartimental; f) carcinoma fibrolamelar irressecável e sem doença extra-hepática; g) doenças metabólicas com indicação de transplante – fibrose cística, glicogenose tipo I e tipo IV, doença policística, deficiência de α_1-antitripsina, doença de Wilson, oxalose primária, doença de Crigler-Najjar, doenças relacionadas ao ciclo da uréia, acidemia orgânica, tirosinemia tipo 1, hipercolesterolemia familiar, hemocromatose neonatal, infantil e juvenil, Defeito de oxidação de ácidos graxos, doença do xarope de bordo na urina.

3.2.1. Caso o paciente com os diagnósticos acima descritos não seja transplantado em 30 dias, sua pontuação passa, automaticamente, para PELD ajustado 35.

3.2.2. Indicações não previstas nesta Portaria neste regulamento técnico deverão ser encaminhadas à Coordenação-Geral do Sistema Nacional de Transplantes e apreciadas pela Câmara Técnica Nacional para Transplantes Hepáticos, que deverá emitir parecer conclusivo a CNCDO de origem do doente, em no máximo uma semana.

3.2.3. Para que a CNCDO inscreva os pacientes em lista com os diagnósticos abaixo citados é necessário que sejam encaminhados, juntamente com a ficha de inscrição, exames complementares comprobatórios do diagnóstico e do estadiamento da doença:
a) hepatocarcinoma; b) hemangioma gigante, adenomatose múltipla, hemangiomatose e doença policística com síndrome compartimental; c) carcinoma fibrolamelar não ressecável; d) doenças metabólicas com indicação de transplante – fibrose cística, glicogenose tipo I e tipo IV doença policística, deficiência de α_1-antitripsina, doença de Wilson, oxalose primaria.
3.2.4. O laudo do exame anatomopatológico do fígado explantado de pacientes transplantados com neoplasia, deverá ser encaminhado no prazo de até 30 dias, à CNCDO.

4. Renovação dos exames
Os exames para cálculo do MELD/PELD terão validade definida e devem ser renovados, no mínimo, na freqüência abaixo:

a) MELD até 10 – validade de 12 meses, exame colhido nos últimos 30 dias.
b) MELD de 11 a 18 – validade de 3 meses, exame colhido nos últimos 14 dias.
c) MELD de 19 a 24 – validade de 1 mês, exame colhido nos últimos 7 dias.
d) MELD maior que 25 – validade de 7 dias, exame colhido nas últimas 48 horas.
e) PELD até 3 – validade de 12 meses, exame colhido nos últimos 30 dias.
f) PELD superior a 3 até 6 – validade de 3 meses, exame colhido nos últimos 14 dias.
g) PELD superior a 6 até 8 – validade de 1 mês, exame colhido nos últimos 7 dias.
h) PELD superior a 8 – validade de 7 dias, exame colhido nas últimas 48 horas.

4.1. É de responsabilidade da equipe médica de transplante à qual o paciente está vinculado o envio sistemático do resultado dos exames necessários para atender o disposto no artigo 2°, na periodicidade determinada pelo item anterior deste Anexo.
4.2. Caso os exames não sejam renovados no período definido, o paciente receberá a menor pontuação desde sua inscrição, até que sejam enviados os novos exames. Caso o paciente não tenha uma pontuação menor, este receberá o valor de MELD 6 ou PELD 3, até que sejam enviados os novos exames.

■ ANEXO II

Fórmula do MELD
MELD = 0,957 × Log e (creatinina mg/dL) + 0,378 × Log e (bilirrubina mg/dL) + 1,120 × Log e (INR) + 0,643 × 10 e arredondar o valor inteiro.

- Caso os valores de laboratório sejam menores que 1, arredondar para 1,0.
- A creatinina poderá ter valor máximo de 4,0, caso seja maior que 4,0 considerar 4,0. Caso a resposta seja sim para a questão da diálise (realiza diálise mais de 2 vezes por semana?), o valor da creatinina automaticamente se torna 4,0.

Fórmula do PELD
PELD = 0,480 × Log e (bilirrubina mg/dL) + 1,857 × Log e (INR) – 0,687 × Log e (albumina mg/dL) + 0,436 se o paciente tiver até 24 meses de vida + 0,667 se o paciente tiver déficit de crescimento menor 2 × 10.

- Caso os valores de laboratório sejam menores que 1, arredondar para 1,0.
- Cálculo do valor do déficit de crescimento baseado no gênero 8, peso e altura.
- Ajustamento do PELD para harmonização com o MELD: multiplicar por 3 e arredondar para valor inteiro.

Critério do Kings College Hospital:

a) Indivíduos que ingeriram acetaminofen: pH do sangue arterial menor de 7,3 (independente do grau de encefalopatia), TP maior que 100 segundos ou INR > 6,5 e concentração de creatinina sérica > 3,4 mg/dL em pacientes com encefalopatia III ou IV.
b) Indivíduos que não ingeriram de acetaminofen: TP maior que 100 segundos ou INR > 6,5 (independente do grau de encefalopatia), ou exibindo 3 das seguintes variáveis: 1. idade menor de 10 ou maior de 40 anos; 2. induzidas por hepatites A ou B, por halotano ou de qualquer outro tipo como as reações farmacológicas idiossincrásicas; 3. duração da icterícia maior que 7 dias antes do início da encefalopatia; 4. TP maior que 50 segundos ou INR > 3,5; 5. concentração sérica de bilirrubina > 17,5 mg/dL.

Critério de Clichy:

1. Se existe encefalopatia hepática, independente do grau ou; 2. se Fator V inferior a 30% em maiores de 30 ou a 20% em menores de 30 anos.

Critério de Milão:

Paciente cirrótico com nódulo único de até 5, ou até 3 nódulos de até 3 centímetros de diâmetro cada, sem trombose neoplásica do sistema porta.

Critério de Barcelona:

Paciente cirrótico com nódulo único menor de 5, ou até 3 nódulos menores de 3 cm de diâmetro cada, sem trombose neoplásica do sistema porta.

- Child B ou C:

Para pacientes não cirróticos ou Child A compensados, pode-se considerar a ressecção do nódulo tumoral.

QUAIS OS TIPOS DE TRANSPLANTE DE FÍGADO REALIZADOS?

São diversas as opções, as quais merecerão considerações em separado:

A) Fígado de doador-cadáver: essa é a mais tradicional forma de transplante, utilizando-se fígado de cadáver, realizado rotineiramente desde os anos 1980. No CETEFI tem sido empregado e, em nosso grupo, desde agosto de 1993, é a técnica utilizada em cerca de 210 dos nossos pacientes nestes 15 anos de experiência, período em que realizamos cerca de 303 transplantes.

A vantagem do doador-cadáver é que podemos colocar um fígado inteiro, com maior quantidade de células hepáticas funcionantes, com artéria e veias maiores, mais fáceis de anastomosar (costurar). Também não precisamos colocar outras pessoas (os doadores) em situações de estresse ou de risco. A grande desvantagem é que o tempo de espera no Estado de São Paulo pode chegar até a 3-4 anos, dependendo do tipo sanguíneo, tempo que pode ser demasiado longo para muitas pessoas. Tal limitação levou a que transplantadores buscassem novas opções de obtenção de fígado valendo-se de 2 outras opções descritas adiante:

B) Fígado "marginal": a lista, às vezes, permite que doentes com número de inscrição mais alto possam receber o fígado de cadáver, antes de outros com números mais baixos. Isto poderá ocorrer quando um fígado não em sua plenitude anatomofuncional, chamado "marginal", é destinado a um outro doente com menor tempo de lista única. Esse fato também poderá ocorrer por problemas das equipes. Assim, a equipe de um determinado hospital está realizando naquele momento um transplante e não poderá realizar um segundo ao mesmo tempo. Também poderá ser verificado quando existem problemas do receptor, que iria receber esse fígado, mas que, por exemplo, nessa ocasião não tem condições clínicas, naquela hora, para a realização do transplante. Essa limitação também acontecerá quando existam problemas no fígado doador, que tem exames positivos para hepatite viral ou apresentam acúmulo excessivo de gordura, antecedentes de alcoolismo, infecção grave, não sendo recomendável àquele doente, com numeração inferior, a recepção de um fígado nestas condições.

Desta forma, se você estiver bem clinicamente poderá esperar um fígado ideal, ou, próximo deste, mais apropriado para seu caso. Assim, reserva-se o fígado "marginal" para doentes muito graves ou portadores de câncer. Em nossa equipe, para utilizarmos esse órgão, o paciente deverá assinar um termo de autorização, sendo que, para maior segurança emocional, deverá conversar com seu médico assistente.

C) Fígado intervivos: nessa outra forma de transplante, utiliza-se uma parte de um fígado doado por um familiar, amigo ou relacionado ao doente. Essa técnica começou a ser realizada há cerca de 5 anos, sendo executada em nosso grupo desde 2001, com 94 pacientes sendo assim conduzidos, todos adultos. Deve-se optar por essa técnica, quando os doentes apresentarem cirrose grave avançada e/ou tumores primários do fígado e necessitarem de um órgão novo, saudável, com urgência, devendo ser evitado quando o paciente com problemas do fígado estiver muito desnutrido ou apresentando comorbidades graves, como hipertensão arterial, *diabetes mellitus* ou problemas cardíacos importantes, causas da ampliação do índice de morte no pós-operatório. Esse fato ocorre porque o paciente está muito grave e vai receber somente parte de um fígado novo, com quantidade de células que podem ser incapazes de manter vivo o receptor. Além disso, essa evolução poderá ocorrer porque o fígado, apesar de soluções de preservação especiais e de ser congelado a 4°C, sente a mudança (transplante) apresentando, então, alterações leves no seu funcionamento, fazendo com que um doente muito grave possa não resistir a essas limitações. Também poderá ocorrer quando, no fígado doado, exista a esteatose (gordura), ou outras situações de difícil reconhecimento e que só se manifestam em situações agudas pós-estresse operatório. Para evitar esses inconvenientes muitas vezes será necessária a biópsia prévia do fígado a ser doado, sempre de pessoas com idade entre 18 e 50 anos.

Nessa indicação reside sempre a dúvida sobre quem poderá doar o fígado. Valendo-se dessa técnica, devem ser adotados cálculos matemáticos visando saber quem poderá e quanto do fígado será doado, sem prejuízo para a pessoa que toma atitude tão humana. Em adultos, o peso entre quem vai doar e quem vai receber deverá ser semelhante, não idêntico, aceitando-se variação em torno de 20%, levando-se em consideração que o fígado represente 2% do peso corpóreo. Uma pessoa normal, com 70 kg, terá um fígado com 1.400 gramas. Baseando-se nesse critério poderá aceitar-se que o fígado a ser doado tenha entre 0,8% e 1% do peso do receptor. Portanto, para um doente de 70 kg a parte do fígado a ser implantada deverá pesar pelo menos 700 gramas. Atualmente alguns Centros são mais rígidos, definindo que o ideal é que o doente receba um novo fígado com 1,0%-1,5% do seu peso corpóreo, valendo o cálculo para o exemplo anterior que deve pesar entre 800 e 1.100 gramas. Ambos, doador e receptor, deverão ter o mesmo tipo sanguíneo, não sendo importante o fator Rh. Como estamos falando de adultos, devemos raciocinar que o lobo direito executa cerca de 50% da função do fígado, mas dependente da anatomia poderá representar até 60%. Assim, algumas vezes poderá ser doada até esta quantidade de fígado. A compatibilidade de peso deverá existir somente para adultos, pois quando o doador tem estatura e pesos maiores que o receptor (doente), este problema não existirá já que poderemos retirar uma parte menor do fígado a ser doado. Por exemplo, um doador de 80 kg (peso total do fígado = 1.600 g) que irá doar para um doente de 50 kg (que necessitará de 600 g de fígado normal), doará menos que 40% do seu fígado, o que facilita muito o processo de doação. Enfim, não existirá o problema do peso quando o doador tiver peso maior que o receptor.

QUAIS OS CUIDADOS E RISCOS PARA DOADOR DE FÍGADO NO TRANSPLANTE INTERVIVOS?

Quem for doar terá toda atenção e carinho profissional de nossa equipe, devendo, contudo, saber que corre risco vida, que gira em torno de 1%. Assim, grosso modo, de cada 100 doadores um poderá falecer ou ter complicações pós-operatórias sérias, como, por exemplo, ter que ser transplantado de urgência porque o restante do fígado que ficou não foi suficiente para mantê-lo vivo. Além disso, cerca de 20% dos doadores poderão ter pequenos problemas relacionados à cirurgia de doação, como infecção na incisão cirúrgica, saída de bile pelo dreno colocado na cirurgia por alguns dias, infecção da urina ou pneumonia. O retorno ao trabalho, em geral, se dará após 2 meses. No CETEFI, essa técnica tem sido empregada no tratamento de 94 pacientes, desde 1999.

O QUE PODERÁ IMPEDIR A DOAÇÃO DE PARTE DO FÍGADO?

Devido ao risco, para quem doará e para quem receberá o novo fígado, deverão ser excluídos doadores com idade superior aos 50 anos, doenças preexistentes do fígado, aqueles com IMC superior a 30 kg/m^2, sendo que já naqueles em que ultrapassam 25 kg/m^2, torna-se necessária a realização de biópsia do fígado. Para essa finalidade também não se deve valer daqueles com doenças infecciosas ou outras doenças associadas, como hipertensão arterial grave, *diabetes mellitus* grave etc.

Se todos esses rígidos critérios de seleção são preenchidos, o doador deverá, então, realizar exames de imagens, como ultra-sonografia, tomografia computadorizada e ressonância magnética visando estudar se sua anatomia, artérias, veias e via biliar são compatíveis para a doação. Caso seja aceito (para cada 100 avaliados apenas 40 poderão doar), deverá então ser realizado termo de doação em cartório, quando nos valemos até de primos de segundo grau. Em caso de doação por amigo ou, por exemplo, parente distante, será necessário autorização do juiz, com ordem judicial logo anexada ao prontuário do doente, quando da realização do transplante.

QUANTO TEMPO DEMORARÁ PARA A REALIZAÇÃO DO TRANSPLANTE INTERVIVOS?

Se considerado aceito como doador e com os termos de doação prontos, após toda parte médica concluída, será marcada a data do transplante, em função da liberação de seu convênio ou plano de saúde. Muitas vezes a liberação do convênio/planos de saúde é demorada e pode atrasar a execução de parte dos exames. Outras vezes dependemos de avaliações de outras equipes médicas, que também podem demorar e que, em ambas as situações, independem de nossa equipe. As liberações de senhas e autorizações são muitas vezes problemáticas e atrasam exames já agendados. Assim, sempre que possível, faça a liberação das senhas para os procedimentos solicitados antes de marcar a data do exame, principalmente os de imagens. Mesmo quando internado, a autorização para executá-los pode demorar, independente de nossa vontade e de nosso esforço para apressar suas realizações, pois as autorizações para execução dos procedimentos dependerão dos convênios e não da equipe transplantadora.

O DOADOR PODE DESISTIR DE DOAR PARTE DO SEU FÍGADO QUANDO?

A doação de uma parte de fígado é uma atitude maravilhosa e serão tomados todos os cuidados com a saúde do doador, prioritariamente. Qualquer situação que coloque em risco concreto a vida do doador, a equipe abortará a realização do transplante, mesmo que o doente que irá receber o fígado já esteja com a barriga aberta. Este ponto é fundamental e será mantido a todo custo. A doação dependerá não só de compatibilidade do sangue (sistema ABO), peso, mas também dos aspectos anatômicos. Deverá existir possibilidade de "encaixe" entre o fígado doado e os vasos (artérias e veias) de quem irá recebê-lo. Isso porque todo o fígado doente será removido e substituído pela parte doada, daí a necessidade de existência de compatibilidades anatômicas entre os vasos (artérias e veias) e vias biliares do doador e do receptor.

Se antes do dia da operação o doador desistir por qualquer outro motivo, será informado ao doente (receptor) que a desistência se deu devido a problemas médicos. A desistência por motivos emocionais será mantida em segredo com os médicos, para sempre, não sendo então informada ao doente ou qualquer outra pessoa da família a causa da desistência, evitando-se constrangimentos, explicando-lhes que a não realização deveu-se, exclusivamente, a problemas médicos.

O FÍGADO SE REGENERA EM QUEM DOA E EM QUEM RECEBE?

Sim, o fígado do doador se regenera e muito rapidamente. Em adultos, quando retiramos cerca de 50% do fígado, ele se regenera em 90%, após 21 dias. Os restantes 10% podem demorar cerca de 2 meses. É o que mostram os estudos sobre o assunto. No receptor ele também se regenera e rapidamente, mas não na velocidade do fígado normal. Serão necessárias algumas semanas a mais para o completo processo estar finalizado.

O novo fígado vai para uma pessoa doente, poderá sentir as conseqüências desta transferência, também sofrerá devido ao uso de medicamentos para prevenir rejeição e vários outros aspectos ligados ao pós-operatório. Esses medicamentos, os imunossupressores, são usados para o seu organismo aceitar o novo fígado e não rejeitá-lo, podendo acarretar diminuição de suas defesas com repercussões em vários órgãos. A ascite poderá surgir ou piorar, assim como a icterícia e os inchaços (edemas) no corpo todo. Esses sintomas tendem a desaparecer com o passar dos dias, melhorando com a regeneração do fígado. A manutenção desses distúrbios, ou seja, a não involução, poderá significar disfunção do fígado. Nestes casos, o contato com os médicos irá esclarecer a evolução de cada doente. Se tudo correr bem, após 2-3 meses o doente estará muito melhor, em relação ao pré-operatório, praticamente normal. Consideramos o primeiro ano, após o transplante como reconstrutivo, mas com turbulências. Neste período poderão ser necessários ajustes clínicos, com eventuais internações clínicas ou retoques cirúrgicos.

QUAL A DESVANTAGEM DO TRANSPLANTE INTERVIVOS? A REJEIÇÃO É IGUAL?

A desvantagem do transplante intervivos é que o fígado doado é cortado ao meio ou mesmo em partes menores (crianças), ficando uma área cruenta, com maior chance de sangrar ou de apresentar extravasamento de bile. Outro problema é que os vasos (artérias e veias) e a via biliar são bem mais finos e necessitam ser anastomados (costurados) com lupas ou microscópios, usando-se fios de sutura (linha) muito finos, menores que um fio de cabelo. O avanço tecnológico e maior experiência têm ajudado a melhorar os resultados, e podemos dizer que o resultado das anastomoses dos vasos atualmente são muito boas, sendo que os do canal da bile (duto hepático) ainda têm mais complicações do que o observado quando nos valemos do fígado-cadáver, constituindo-se esse inconveniente no calcanhar de Achiles do procedimento. Em função disso, eventualmente, poderão ser necessários procedimentos pós-operatórios sobre a via biliar para corrigir fluxo da bile, no primeiro ano após o transplante. Na maior parte das vezes será feita por via endoscópica, mas poderá, às vezes, exigir-se correção cirúrgica. A rejeição no transplante de fígado é problema menor (cerca de 3%-5%), sendo igual nos 2 tipos de transplante. Existem, ainda, novas drogas que estão tornando a rejeição menor e com menos efeitos colaterais indesejáveis.

■ QUAL A VANTAGEM DO TRANSPLANTE INTERVIVOS?

A maior vantagem é poder receber um fígado novo em pequeno período de tempo. Geralmente em torno de até 1-2 meses. Esse é o período necessário para realizar os exames pré-operatórios do doador, os do receptor, obter termos legais de doação, resolver problemas burocráticos do convênio e hospital e da nossa agenda cirúrgica (CETEFI).

No fígado-cadáver, o órgão retirado é preservado em soluções especiais a 4° C, acondicionado em isopor e, em geral, enviados após a determinação da Central de Transplantes, para o doente da vez da lista única, em outro hospital. Este processo demora, geralmente mais que 8-12 horas. Sabemos que o fígado suporta até 24 horas de preservação, não sendo recomendável aguardar-se mais que 12 a 14 horas. Após esse período aumentam as complicações pós-operatórias. Por sua vez, o fígado do transplante intervivos é preservado e resfriado, colocado quase que imediatamente no receptor (cerca de 1/2-2 horas). Este menor tempo de preservação traz benefícios imediatos e tardios, observados quando se realiza o transplante intervivos. Outra vantagem é que o transplante de fígado será realizado rapidamente, o que impede a piora clínica e nutricional do receptor.

O transplante intervivos, quando realizado respeitando-se os limites acima descritos (gravidade do receptor), peso do fígado a ser doado adequado (em relação ao peso de quem vai recebê-lo) e perfeito funcionamento do fígado doador (ausência de gordura em excesso, idade etc.), oferece excelentes resultados em curto e em longo prazos, semelhantes aos conseguidos com o fígado-cadáver.

■ QUAL A SOBREVIDA DOS TRANSPLANTES DE CADÁVER E INTERVIVOS?

A experiência dos Estados Unidos e da Europa, com milhares de transplantados com fígado-cadáver, mostra, como um todo, que a sobrevida após 5 anos é de cerca de 70% e de 60% após 10 anos. A sobrevida dependerá da causa da doença, sendo melhor nas doenças congênitas e colestáticas e um pouco mais baixa nas doenças virais e nos tumores.

O transplante intervivos é mais freqüente no Japão, onde o transplante, usando-se de fígado de cadáver, é muito pouco realizado por motivos religiosos. Lá a sobrevida de 1 ano atinge cerca de 85% a 90% e a de 5 anos de 70%. Os doentes no Japão são transplantados muito cedo, com melhor estado geral, bem nutridos e ainda bastante ativos, o que explica os excelentes resultados obtidos por essas equipes médicas, sem dúvida exemplo máximo de condução dos pacientes para o restante dos outros grupos.

▪ QUAL A SOBREVIDA EM LONGO PRAZO?

A expectativa é que, passado o primeiro ano, os pacientes tenham expectativa de vida muito próxima da população em geral. O transplantado mais antigo do mundo passa bem após 26 anos, estando, atualmente, com 41 anos, nos Estados Unidos. Quando se descreve sobrevida de 5 anos, 10 anos ou 20 anos de 70% ou 80%, queremos dizer que após este período, de cada 100 pessoas, 70 ou 80 delas estarão vivas após o período citado. É o mesmo raciocínio usado para estudos da sobrevida de populações de acordo com as faixas de idade e sexo.

▪ BIBLIOGRAFIA

Bambha KM, Kamath PS. Model for end-stage liver disease (Meld) in the selection of candidates for liver transplantation. In: Arroyo V, Navasa R, Sánchez-Fueyo A, Rodés J (ed.). *Update in Treatment of Liver Disease.* Barcelona: Ars Medica, 2005. p. 375.

Devlin J, Williams R. General considerations in selection and management of patients. In: Williams D, Tan KL (ed.). *The Practice of Liver Transplantation.* Edimburgo: Churchill Livingstone, 1995. p. 19.

Farges O, Belghiti J. Adult living donor risk: measurable – controlable? Morbidity, mortality and future prospects. In: Arroyo V, Forns X, Garcia-Pagán JC, Rodés J. *Progress in the Treatment of Liver Diseases.* Barcelona: Ars Medica, 2003. p. 373.

Flamm S, Kulik L, Blei AT. Managing the complications of cirrhosis on the transplant waiting list. In: Arroyo V, Navasa M, Forns X, Bataller R, Sánchez-Fueyo A, Rodés J (ed.). *Update in Treatment of Liver Disease.* Barcelona: Ars Medica, 2005. p. 367.

Garcia-Valdecasas JC, Fuster J, Charco R et al. Adult living donor liver transplantation. In: Arroyo V, Navasa M, Forns X, Bataller R, Sánchez-Fueyo A, Rodés J (ed.). *Update in Treatment of Liver Disease.* Barcelona: Ars Medica, 2005. p. 409.

O'Grady JG. Recurrence on nonviral liver disease after liver transplantation. In: Arroyo V, Navasa M, Forns X, Bataller R, Sánchez-Fueyo A, Rodés J (ed.). *Update in Treatment of Liver Disease.* Barcelona: Ars Medica, 2005. p. 409.

Russo MW, Galanko J, Beaversa K et al. Patient and graft survival in hepatitis C recipients after adult living donor liver transplantation in the United States. *Liver Transplant* 2004;10:340.

Samuel D, Figueiro J, Busmuth H. Indications and patients selection. In: O'Grady JG, Lake JR, Howdle PD (ed.). *Comprehensive Clinical Hepatology.* Londres: Mosby, 2000. p. 34.1.

Silva RF. O doador de órgãos e o transplante de fígado. In: Oliveira e Silva A de, D'Albuquerque LAC (ed.). *Doenças do Fígado.* Rio de Janeiro: Revinter, 2001. p. 921.

Valentin-Gamazo C, Malagó M, Broelsch CE. Indications for living donor liver transplantation: selective versus expanded. In: Arroyo V, Forns X, Garcia-Pagán JC, Rodés J. *Progress in the Treatment of Liver Diseases.* Barcelona: Ars Medica, 2003. p. 379.

Wiesnern RH. Evidence-based allocation of the MELD/PELD liver allocation policy. *Hepatology* 2005;11:261.

CAPÍTULO 34

COMO SE COMPORTAR DIANTE DE PACIENTE QUE SE ENCONTRA NOS PRIMEIROS DIAS PÓS-TRANSPLANTE DE FÍGADO?

Adávio de Oliveira e Silva
Verônica Desirée Samudio Cardozo
Jorge Marcelo Padilla Mancero
José Luiz Magalhães Copstein
Adriano Miziara Gonzalez
Marcelo Augusto Ribeiro Fontenelle Júnior
Frans Ivan Serpa Larrea
Gilberto Peron Júnior
Luiz Augusto Carneiro D'Albuquerque

IMPORTÂNCIA

Os cuidados intensivos adotados relacionam-se às condições do paciente no pré-operatório, bem como ao transcurso da cirurgia, sendo de crucial importância a obtenção de uma história detalhada das condições hemodinâmicas iniciais e alterações despertadas, definindo reposição volêmica qualitativa e quantitativa, existência ou não de alterações metabólicas e de coagulação, drogas utilizadas e descrição do ato operatório, inclusive sobre volume de transfusão de sangue e de hemoderivados.

QUAIS OS CUIDADOS A SEREM TOMADOS JÁ NOS PRIMEIROS DIAS?

Ressalte-se que o paciente será encaminhado à UTI portando cateter na artéria radial, acessos venosos periféricos, sondas orotraqueal, vesical e nasogástrica, e 3 drenos abdominais. Além desses, dispõe-se de cateter de duplo lúmen (SWAN-GANZ), o qual, caso o paciente se mantenha estável, deverá ser substituído dentro de 48 horas por outro central, quando serão retirados a sonda nasogástrica e o cateter radial, enquanto os drenos abdominais 1 e 3, por volta de 48-72 horas do pós-operatório, desde que o líquido adquira aspecto claro, enquanto o de número 2 por volta do sétimo, após definição do nível de bilirrubina na bile nele presente.

Exige-se monitorização contínua do eletrocardiograma, além das pressões arterial, venosa central e da artéria pulmonar, saturação de oxigênio, temperatura e volume de diurese. Para os cálculos hemodinâmicos, deve-se sempre lavar e zerar o sistema, envolvendo cateter central a cada 6, nas primeiras 24 horas, aumentado este intervalo nos próximos dias. A cada uma ou 2 horas deve-se mensurar drenagem abdominal, com reposição volêmica, dependendo da análise de todos os parâmetros em conjunto.

A monitorização laboratorial será realizada a cada 6 horas até estabilização do paciente, incluindo níveis séricos de eletrólitos como Na, K, Ca, Mg, P, glicose, gasometria arterial, hematócrito, hemoglobina e contagem de plaquetas. Exigem-se também hemograma completo, coagulograma e definição de valores sanguíneos de ácido láctico, uréia, creatinina, amilase, lipase, bilirrubinas totais e frações, proteínas totais e frações, aminotransferases, gamaglutamil transferase e fosfatase alcalina. As definições dos níveis séricos de ciclosporina e Tacrolimus® serão realizadas às segundas, quartas e sextas-feiras.

■ COMO DEFINIR A VIABILIDADE FUNCIONAL DO FÍGADO TRANSPLANTADO?

As primeiras 48-72 horas são cruciais para avaliação da função do enxerto, definida pela produção de bile (comprovado pelo dreno biliar), melhora na atividade de protrombina, com valores de aminotransferases podendo atingir pico de até 2.000 UI/ml nas primeiras 24-48 h, passando a reduzir-se progressivamente, até atingirem 2-4 vezes o valor superior normal, já no final da primeira semana. Novo pico de elevação dessas enzimas nesse período, juntamente com eosinofilia, hiperbilirrubinemia e acentuação dos valores de gamaglutamiltransferase e fosfatase alcalina sugerem rejeição celular, ocasião em que deverá ser submetido à biópsia hepática. Patência da artéria hepática deverá ser definida através de ultra-sonografia com Doppler, já no primeiro dia pós-transplante, ocasião em que se avaliam outras anastomoses vasculares.

■ COMO PROGRAMAR UMA PRESCRIÇÃO BÁSICA?

A prescrição básica do paciente envolverá: 1. Jejum; 2. sonda nasogástrica aberta; 3. soro glicosado a 5% → 1.000 ml, com NaCl a 20% → 20 ml, KCl a 19,1% → 10 ml, aplicado por via endovenosa (EV) na velocidade de 100 ml/hora; 4. Zinacef® → 750 mg EV de 8 em 8 horas; 5. Dopamina → 3 mcg/

kg/minuto EV; 6. Omeprazol® → 40 mg EV de 12 em 12 horas; 7. Solumedrol® → 100 mg EV de 12 em 12 horas; 8. Rheomacrodex® → 500 ml EV nas 24 horas (se atividade de protrombina > 50%; INR > 2,0 e plaquetas > 50.000/mm^3); 9. Micostatin® solução oral; 10. Nistatina® vaginal, se for do sexo feminino.

■ QUAL A SEQÜÊNCIA DOS EVENTOS SEGUINDO-SE AO TRANSPLANTE?

Encontra-se discriminada no Quadro 34-1.

■ QUAIS DISTÚRBIOS EXTRA-HEPÁTICOS PODERÃO SER DETECTADOS?

Pós-operatório imediato

São hidroeletrolíticos e metabólicos, às vezes coexistentes, que merecem tratamento adequado e encontram-se descritos no Quadro 34-2.

■ QUAIS OS CUIDADOS A SEREM OBEDECIDOS COM A VENTILAÇÃO MECÂNICA?

Devem basear-se nas recomendações discriminadas na Figura 34-1.

■ QUANDO PROCEDER AO DESMAME E EXTUBAÇÃO?

Para realização do desmame e extubação, seguem-se algumas normas, explicitadas na Figura 34-2.

■ QUANDO DEVERÁ SER A ALTA DA UTI?

Normalmente o paciente permanece na UTI durante 3-5 dias, caso não haja nenhuma intercorrência. Para tal, alguns critérios devem ser seguidos, valendo-se: 1. da avaliação do nível de consciência, devendo o paciente estar alerta e orientado sob: ventilação em ar ambiente com ou sem máscara O_2, com SO_2 > 95% e/ou gasometria arterial normal, além de ausculta pulmonar normal ou murmúrio vesicular diminuído em bases com ou sem estertores e freqüência respiratória abaixo de 24 incursões respiratórias por minuto, sem dispnéia ou ortopnéia; 2. condições hemodinâmicas e renais estáveis por 8 horas antes do momento da alta, traduzidas por: pressão arterial normal e estável, monitor cardíaco sem evidência de arritmia, freqüência cardíaca abaixo de 120 bpm, sem uso de drogas vasoativas e com diurese em torno de 30 ml/h; 3. bioquímica hepática em normalização e demais exames de laboratório sem alterações importantes.

Quadro 34-1. **Seqüência esquemática dos eventos seguindo-se ao transplante de fígado**

Períodos	*Laboratório*	*Ventilação*	*Swan-Ganz*	*Imunossupressão*	*Outros*
1ªs horas	Completo	Mecânica	1ª medida	Corticóide	–
	Corrigir distúrbios	↓ FiO_2	Expansão de volume SN	–	–
	Provas de função hepática + renal				–
6ª hora	Coagulação	↓ FiO_2	2ª medida	–	–
Próx. horas	Corrigir distúrbios metabólicos	↓ FiO_2		–	–
12ª hora	Eletrólitos	Desmame	3ª medida	–	Solicitar USF
		Extubação			Controle de patência da artéria hepática
18ª hora	Eletrólitos	–	4ª medida	–	–
24ª hora	Provas de funções hepáticas, renal, coagulação	–	5ª medida	Corticóides + FK 506 ou Ciclosporina	Observar estabilidade hemodinâmica e função renal
Dieta			1 ou 2 medidas		Retirar SNG
48ª hora	Se: ↓ enzimas	Espontânea	Retirar Swan-Ganz	Ajustar doses	Retirar PAM
↑ dieta	↑ TAP		Trocar cateter central	Pode retirar drenos abdominais 1 e 3	
3º-5º PO	Se possível, tentar alta da UTI			Micofenolatomofetil ou tacrolimus®, isolados ou associados	

TAP = tempo e atividade de protrombina; Próx. = próximas; SN = Se necessário; USF = ultra-sonografia de fígado; PAM = pressão arterial média; PO = pós-operatório; UTI = unidade de tratamento intensivo; SNG = sonda nasogástrica.

Quadro 34-2. **Distúrbios hidroeletrolíticos, metabólicos, causas e tratamento no pós-operatório imediato do transplante de fígado**

	Causas	*Tratamento*
Hiponatremia (potencializa a neurotoxicidade da CSA)	Infusão de água livre/IRA Perda renal por diuréticos	Restrição hídrica Reposição de sódio
Hipernatremia	Infusão de líquidos com sódio	Restrição de sódio
Hipocalcemia	Transfusão de sangue-citratado Alcalose metabólica	Reposição na forma de cloreto de cálcio a 20% = 0,6 ml/kg/dia inicialmente, controle com cálcio ionizado
Hipomagnesemia (potencializa a neurotoxicidade da CSA relacionada à HAS)	Drenagem por SNG Perdas renais (diurético, aminoglicosídeo, anfotericina B)	Sulfato de magnésio 0,8 mEq/kg/dia e alterado conforme monitorização
Hipofosfatemia	Desnutrição Drenagem por SNG Uso de antiácidos Corticosteróides Aumento de paratormônio Maior captação pelo fígado	Reposição na forma de KH_2PO_4, se não houver restrição de potássio
Acidose metabólica	Instabilidade hemodinâmica Transfusão maciça Oferta excessiva de cloro	Bicarbonato de sódio Restrição de cloro
Alcalose metabólica	Administração de $NaHCO_3$, citrato, corticóide, diurético Drenagem por SNG	Expectante Uso de expansores
Hipopotassemia	Drenagem por SNG Uso de diuréticos	Reposição de potássio em *bolus* 0,3-0,5 mEq/kg/hora
Hiperpotassemia	Falência hepática Insuficiência renal aguda	Cloreto de cálcio Bicarbonato de sódio Solução polarizante Resinas trocadoras Diálise

CSA = ciclosporina A; IRA = insuficiência renal aguda; SNG = sonda nasogástrica; HAS = hipertensão arterial sistêmica.

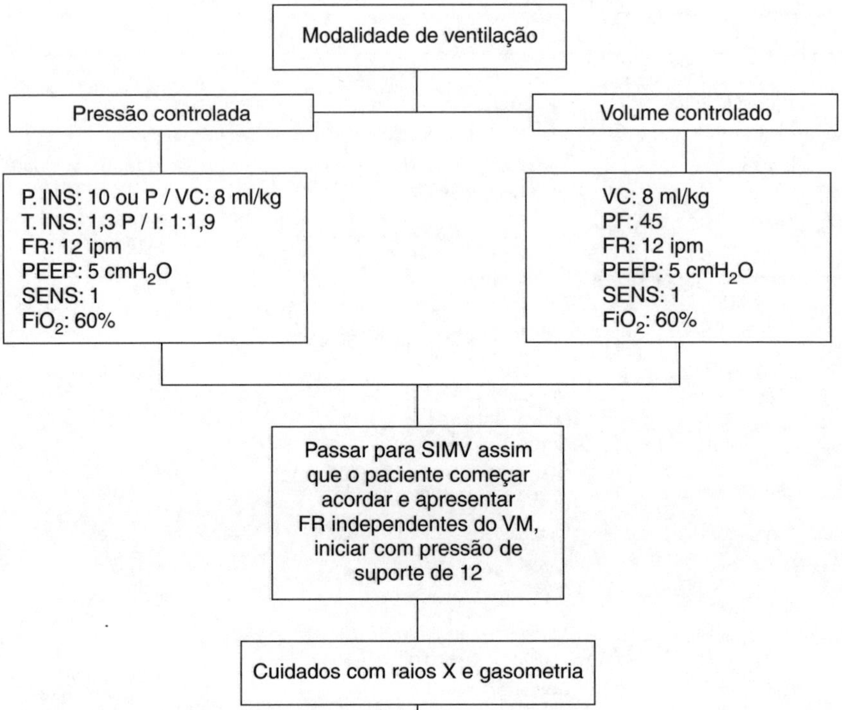

Raios X	Gasometria
Posição da cânula em relação à carina: deve estar 2 dedos acima	Alcalose respiratória ou mista: ↓ FR
Enfisema subcutâneo: não usar PEEP > 5 mmHg	Acidose respiratória ou mista: ↑ FR
Congestão pulmonar ou atelectasia: aumentar PEEP, levando-se em consideração a estabilidade hemodinâmica	PaO_2: < 80: ↑ FiO_2

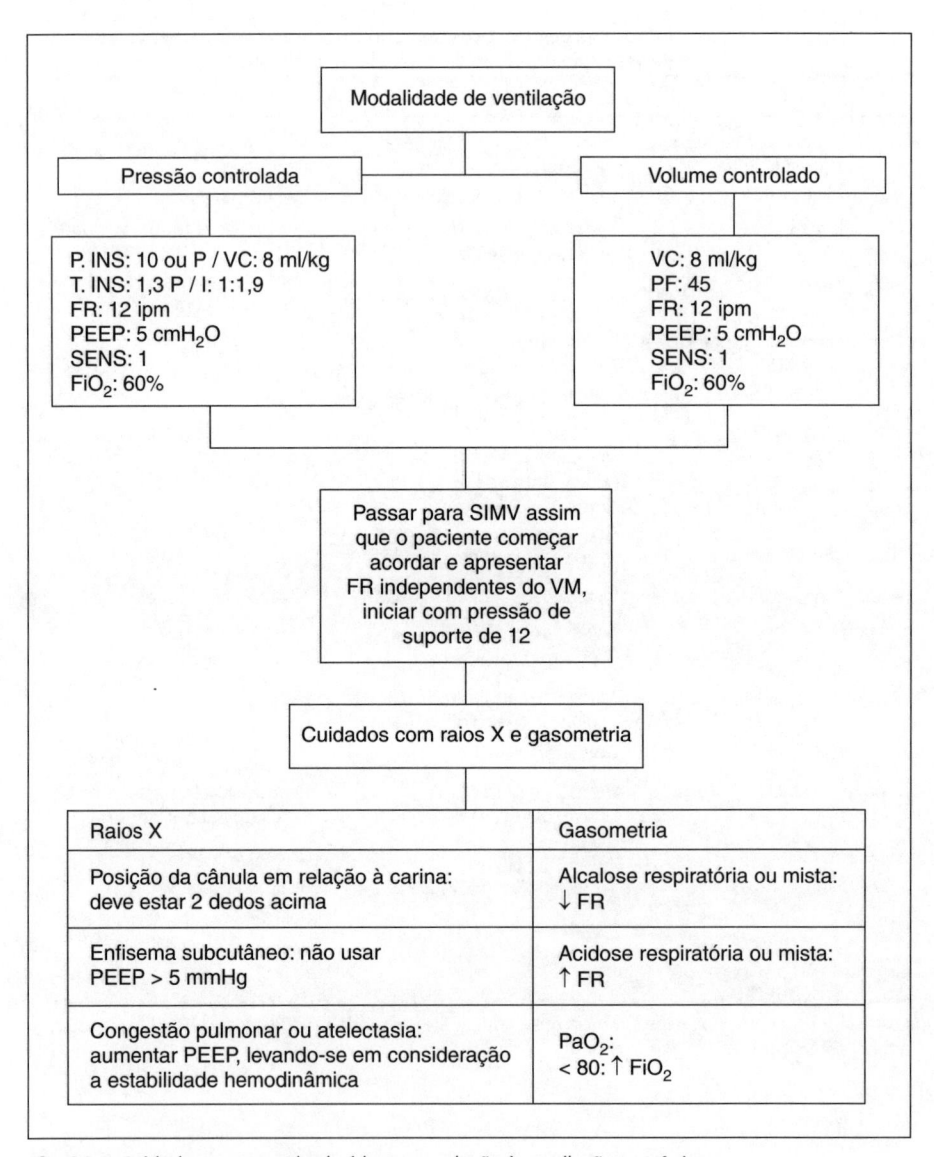

Fig. 34-1. Cuidados a serem obedecidos com relação à ventilação mecânica.
P.INS = pressão de insuflação; T.INS = tempo de insuflação; I:E = relação inspiração:expiração; SENS = sensibilidade; FR = freqüência respiratória; FiO_2 = fluxo de oxigênio; IPM = incursão por minuto.

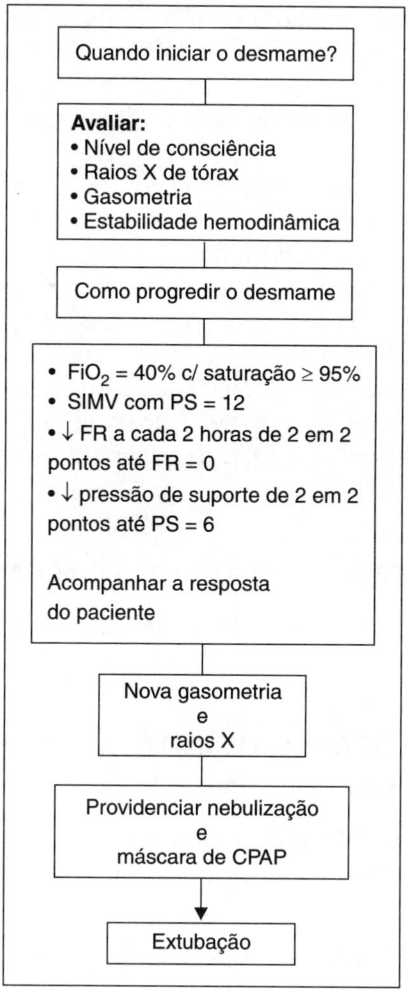

Fig. 34-2. Como proceder ao desmame e extubação.

COMO DEVERÁ SER O ACOMPANHAMENTO APÓS A ALTA DA UTI?

A maioria dos nossos pacientes permanece entre 3-21 dias em regime de internação hospitalar após a saída da UTI. São avaliados diariamente pela equipe médica, obedecendo a protocolo específico que normatiza: 1. mensuração dos débitos do dreno biliar, caso presente, e do dreno de Jackson-Pratt, observando a presença de sangue ou ascite, com avaliação da diurese de 24 horas, número e aspecto das evacuações, peso corpóreo do paciente, observando existência de edema; 2. avaliação de alterações hidroeletrolíticas e necessidade de uso de diuréticos, calculando o balanço hídrico total, examinando rigidamente o paciente, procurando sinais de infecção em cateteres, viabilidade da incisão ou deiscência da ferida, observando-se o nível de consciência; 3. solicitam-se exames laboratoriais diários ou em dias alternados, por exemplo, as segundas, quartas e sextas-feiras, quando se avaliam também as dosagens séricas de ciclosporina A ou Tacrolimus®, valendo-se de amostras de sangue coletadas às 8 horas, em jejum; 4. exige-se realização de radiografia de tórax a cada 2 dias, ultra-sonografia de abdome com Doppler, caso apresente febre ou exista suspeita de trombose vascular e/ou ascite inexplicável, sendo que, nesse caso, torna-se útil a feitura de angiografia ou angiorressonância para melhor avaliação na suspeita de trombose vascular; 5. solicitar DISIDA na suspeita de obstrução biliar, sabendo-se que a avaliação ficará prejudicada caso apresente icterícia importante, quando lançar-se-á mão da colangiopancreatoendoscopia retrógrada e, se necessário, execuções de papilotomia ou implante de próteses biliares.

▪ COMO PROCEDER À PROFILAXIA DA INFECÇÃO?

A abordagem desse item envolve adoção de medidas profiláticas, discriminadas no Quadro 34-3.

▪ QUAIS FATORES DE RISCO DE INFECÇÃO OCORREM NO PÓS-OPERATÓRIO?

No pós-operatório, risco de infecção se relaciona com certos fatores, expostos no Quadro 34-4.

▪ EXISTE UM TEMPO DE INSTALAÇÃO DE INFECÇÕES NO PÓS-OPERATÓRIO?

Sim, a ocorrência das diferentes formas de infecção induzidas por bactérias, vírus, fungos e protozoários obedece a um ritmo de tempo pós-transplante, conforme disposto na Figura 34-3.

▪ EXISTEM DISTÚRBIOS NEUROLÓGICOS NO PÓS-OPERATÓRIO IMEDIATO?

Sim, pois a função neurológica poderá estar deprimida no pós-operatório imediato em decorrência do uso de anestésicos, alteração que se prolongará caso exista comprometimento de funções hepática ou renal. Deve-se atentar para pacientes que não recobram a consciência nas primeiras 24 horas após a cirurgia, lem-

***Quadro 34-3.* Profilaxia de infecção em transplante de fígado**

Patógenos visados	*Condições*		*Conduta*
Bacterianos e *Candida*	Profilaxia cirúrgica	Retransplante ou alto risco (> 10 dias de internação e antibioticoterapia nos últimos 15 dias)	Cefuroxima 48 horas (Zinacef) Vancomicina + Ceftriaxona por 48 horas Cefuroxima dose única
	Profilaxia em manipulação: 1. Biópsia hepática 2. De vias biliares ou colonização *(Pseudomonas)*	Coledocojejunostomi a ou retransplante	Cipro + Ceftazidina, 48 horas
	Descontaminação TGI		Nistatina + Polimixina + Gentamicina durante a permanência na UTI
Aspergilose		Cultura de vigilância semanal no 1º mês	Somente para investigação epidemiológica (sem aplicação clínica)
Pneumocistose			SMX-TMP, 1 comprimido diário por 6-9 meses
Tuberculose	História prévia		INH por 6 meses a partir do transplante (iniciar após 3 semanas)
	PPD reator		Investigar, se negativa, INH por 6 meses
	PPD negativo		Nada a tratar
Micobactérias			Claritromicina
CMV	Terapia preemptiva	Antigenemia semanal	Se for positivo,GCV por 7 dias, 5 mg/kg 2 vezes ao dia
Febre + leucopenia = tratamento	Pós-infecção	Após tratamento com GCV	Valaciclovir, 100 dias (Valtrex®)

TGI = trato gastrointestinal; CMV = citomegalovírus; INH = isoniazida; SMX = sulfametoxazol; TMP = trimetroprina; GCV = ganciclovir.

brando que complicações neurológicas ocorrem em 10%-40% deles e incluem: parestesias, tremores, abscessos cerebrais, mielinólise pontina, hemorragia e isquemia cerebrais. A presença de convulsões pode estar associada à toxicidade da ciclosporina, ou dependentes de distúrbios hidroeletrolíticos, hipoglicemia, antibióticos, hipertensão arterial e altas doses de corticóides.

Quadro 34-4. Fatores de risco no desenvolvimento de infecções no pós-operatório do transplante de fígado

- Tempo prolongado de cirurgia
- Retransplante
- Cirurgias adicionais voltadas a complicações abdominais
- Tempo longo de permanência em unidade de tratamento intensivo
- Necessidades de ventilação artificial e diálises renais
- Anastomoses biliares com coledocojejunostomia e Y de Roux
- Reativação de infecções por *M. tuberculosis*, micoses endêmicas, vírus *herpes simplex*
- Uso de anticorpos monoclonais (OKT3) e globulina antilinfocítica
- Acentuada depressão do sistema imunológico levando a elevado risco de presenças de citomegalovírus, *P. carinii*, *Aspergillus* sp., *Nocardia* sp., *Toxoplasma gondii* e *Leisteria monocytogenes*

EXISTEM DISTÚRBIOS RESPIRATÓRIOS NO PÓS-OPERATÓRIO IMEDIATO?

Sim, pois previamente ao transplante hepático o paciente pode apresentar as seguintes anormalidades na função respiratória: a) diminuição da complacência pulmonar por ascite, derrame pleural ou edema pulmonar; b) alteração da rela-

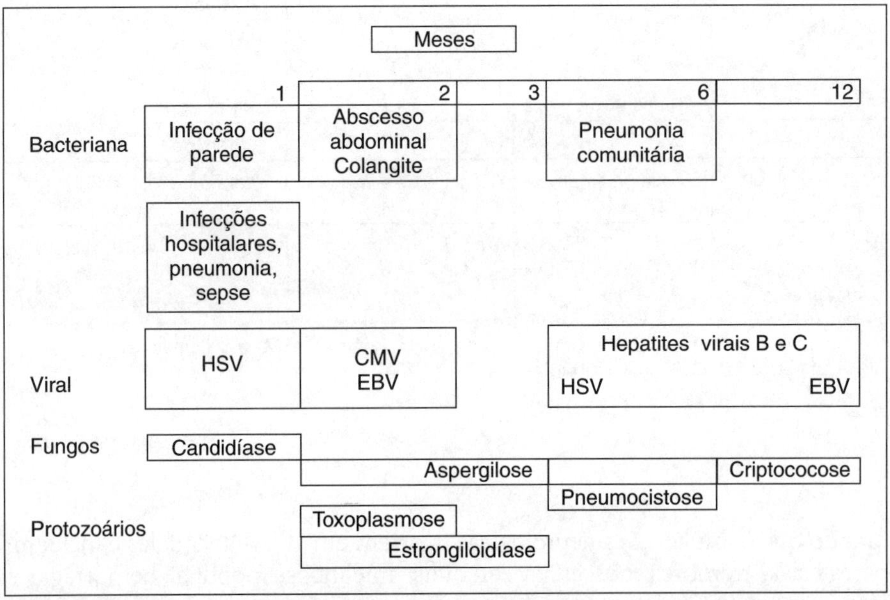

Fig. 34-3. Ocorrência de infecções após transplante de fígado relacionada com meses pós-transplante de fígado (Paya & Sea). HSV = herpes simplex; CMV = citomegalovírus; FBV = Epstein-Barr.

ção ventilação/perfusão conseqüente a anastomoses intrapulmonares; c) comprometimento da musculatura torácica devido à desnutrição. Menos freqüentemente cursam com hipertensão pulmonar ou síndrome portopulmonar.

No pós-operatório essas alterações podem se agravar na presença de hipervolemia, paralisia diafragmática, distensão abdominal, distúrbios eletrolíticos e ácido-básicos e/ou depressão do sistema nervoso central. Elas se traduzem por acentuações de atelectasias, derrame pleural ou advento de edema pulmonar, SARA e pneumonia. Recomendável que, durante o período de ventilação mecânica, evite-se o uso de pressões inspiratória e expiratória altas, pois ao cursarem com aumento da pressão intratorácica, promove-se a diminuição do débito cardíaco, baixando o fluxo sanguíneo do fígado.

EXISTEM COMPLICAÇÕES CARDIOVASCULARES NO PÓS-OPERATÓRIO IMEDIATO?

Sim, o paciente hepatopata apresenta alterações hemodinâmicas peculiares traduzidas por diminuição da resistência vascular periférica (por metabolização deficiente de substâncias vasodilatadoras) e aumento do débito cardíaco (em resposta à vasodilatação e também pela liberação de catecolaminas), definindo um estado hiperdinâmico. A função ventricular pode estar alterada, evidenciada pela dilatação das câmaras, porém, com o consumo de O_2 normal na dependência de suprimento adequado. Durante a cirurgia podem ocorrer alterações hemodinâmicas, especialmente no clampeamento da veia porta e veia cava inferior e na reperfusão do órgão, causadores da liberação de potássio e de radicais livres ácidos para a circulação sistêmica, sabidamente alterando a função miocárdica.

Caso o paciente apresente episódios hipotensivos, o tratamento compreenderá: a) manutenção da temperatura corpórea, lembrando que o paciente pode chegar à UTI, mesmo com todos os cuidados do intra-operatório, em hipotermia, gerando bradiarritmia e baixa da pressão arterial; b) infusão de volume deve ser orientada não apenas pela pressão venosa central, mas principalmente pela pressão capilar pulmonar; c) o uso de drogas vasoativas deve ocorrer de forma racional, evitando emprego de doses elevadas, promotoras de elevação da resistência vascular periférica a ponto de causar vasoconstrição, capaz de diminuir o fluxo sanguíneo hepático.

Por outro lado, a hipertensão arterial sistêmica ocorre em mais de 50% dos adultos, podendo apresentar-se no intra ou pós-operatório, dependente de analgesia insuficiente, sobrecarga hídrica, nefropatia prévia e ação de drogas como corticosteróides e ciclosporina. Esse último imunossupressor tem esse inconveniente, pois interfere no metabolismo do ácido araquidônico, causando elevação de tromboxano A2 e diminuição de protaglandinas, associadas à proliferação da musculatura lisa e vasoconstrição da arteríola renal aferente. Além disso, potencializa a sensibilidade dos receptores simpáticos e o efluxo de cálcio. Esses deverão ser tratados com nifedipina, podendo-se fazer uso alternativo de outras drogas, tais como betabloqueador e hidralazina, enfatizando que as arritmias cardíacas, quando presentes, geralmente estão associadas a distúrbios metabólicos e fenômenos hipóxicos.

EXISTEM COMPLICAÇÕES RENAIS NO PÓS-OPERATÓRIO IMEDIATO?

A causa mais comum de falência renal aguda é a necrose tubular, em geral, decorrente de hipotensão prolongada, infecção ou sepse ou relacionada com a nefrotoxicidade despertada tanto pela ciclosporina quanto por alguns antibióticos.

EXISTEM DISTÚRBIOS DE COAGULAÇÃO NO PÓS-OPERATÓRIO IMEDIATO?

Todos os fatores de coagulação (exceto o fator VIII) são sintetizados pelo fígado, e sua produção estará diminuída no decorrer da cirurgia e no pós-operatório, quando, normalmente, cursam com coagulação intravascular disseminada relacionada ao dano epitelial, com conseqüente ativação do sistema de coagulação e agregação plaquetária. Outro fator que altera a coagulação é o aumento da fibrinólise causado pela liberação do fator ativador do plasminogênio a partir do endotélio hepático, culminando na dissolução dos trombos formados. A plaquetopenia também pode ser observada e relacionada ao hiperesplenismo, ao próprio consumo e ao aumento de fagocitose a partir das células de Kupffer do novo fígado.

Valores desses fatores de coagulação deverão estar normalizados dentro de 24-48 horas, lembrando que a fibrinólise, que ocorre após reperfusão em até 30% dos casos, tende a ser um problema transitório e autolimitado, sendo raro no transplante que transcorreu no intra-operatório sem intercorrências, podendo haver persistência por no máximo 24 horas. A plaquetopenia, em geral, dura cerca de 3 a 5 dias, podendo ser responsável por sangramentos nesse período, exigindo-se reposição adequada (reservada para valor abaixo de 30.000/mm^3), ao mesmo tempo em que se combatem hipotermia, acidose metabólica, hipocalcemia, hipercalemia, hipofibrinogenemia. Pode ser necessária a transfusão de plasma fresco e crioprecipitado diante da existência de hemorragia.

Podem ocorrer, também, estados de hipercoagulabilidade após o transplante hepático, pois, além dos fatores de coagulação, o fígado também produz fatores anticoagulantes (antitrombina III, proteínas C e S), cuja normalização da produção pode levar até 10 dias.

BIBLIOGRAFIA

D'Albuquerque LAC, Meniconi MTM, Copstein JLM. Transplante ortotópico de fígado: Bases técnicas. In: Oliveira e Silva A de, D'Albuquerque LAC (ed.). *Doenças do Fígado.* Rio de Janeiro: Revinter, 2001. p. 928.

Devlin J, Williams R. General considerations in selection and management of patients. In: Williams D, Tan KL (ed.). *The Practice of Liver Transplantation.* Edimburgo: Churchill Livingstone, 1995. p. 19.

Farges O, Belghiti J. Adult living donor risk: measurable – controlable? Morbidity, mortality and future prospects. In: Arroyo V, Forns X, Garcia-Pagán JC, Rodés J. *Progress in the Treatment of Liver Diseases.* Barcelona: Ars Medica, 2003. p. 373.

Howard TK. Postoperative intensive care management of the adult. In: Busuttil RW, Klintmalm GB (ed.). *Transplantation of the Liver.* Filadélfia: WB Saunders Company, 1996. p. 551.

Kinkhabwala M, Emond JC. The transplant operation. In: O'Grady JG, Lake JR, Howdle PD (ed.). *Comprehensive Clinical Hepatology.* Londres: Mosby, 2000. p. 35.1.

Levy MF, Klintmalm G. Postoperative management: adults. In: Klintmalm GB (ed.). *Transplantation of the Liver.* Filadélfia: WB Saunders Company, 1996. p. 574.

O'Grady JG. Management of the patient includinf infective episodies. In: Williams R, Portmann B, Tan KCL (ed.). *The Practice of Liver Transplantation.* Edimburgo: Churchill Livingstone, 1995. p. 163.

Paya CV, Sia IG. Liver transplantation. Insective complications. Em Busuttil RW, Klintmalm GB (ed.). *Transplantation of the Liver.* Filadélfia WB: Saunders Company, 2000. p. 37.1.

Russo MW, Galanko J, Beaversa K et al. Patient and graft survival in hepatitis C recipients after adult living donor liver transplantation in the United States. *Liver Transplant* 2004;10:340.

Samuel D, Figueiro J, Busmuth H. Indications and patients selection. In: O'Grady JG, Lake JR, Howdle PD (ed.). *Comprehensive Clinical Hepatology.* Londres: Mosby, 2000. p. 34.1.

Silva RF. O doador de órgãos e o transplante de fígado. In: Oliveira e Silva A de, D'Albuquerque LAC (ed.). *Doenças do Fígado.* Rio de Janeiro: Revinter, 2001. p. 921.

Valentin-Gamazo C, Malagó M, Broelsch CE. Indications for living donor liver transplantation: selective versus expanded. In: Arroyo V, Forns X, Garcia-Pagán JC, Rodés J. *Progress in the Treatment of Liver Diseases.* Barcelona: Ars Medica, 2003. p. 379.

CAPÍTULO 35

COMO SE COMPORTAR DIANTE DE PACIENTE QUE ESTÁ RECEBENDO MEDICAMENTO ANTI-REJEIÇÃO PÓS-TRANSPLANTE DE FÍGADO?

Adávio de Oliveira e Silva
Betânia da Silva Rocha
Verônica Desirée Samudio Cardozo
André Lopes de Farias e Silva
Cristiane Maria de Freitas Ribeiro
Fabiana Silva Goulart
Adriano Miziara Gonzalez
Luiz Augusto Carneiro D'Albuquerque

IMPORTÂNCIA

A tolerância é um estado normal e essencial desenvolvido pelo sistema imunológico, voltado ao reconhecimento de componentes próprios do corpo humano. Quando essa capacidade se perde, instala-se o fenômeno da intolerância, que normalmente ocorre logo após o transplante de fígado, como conseqüência da hiper-reatividade despertada por auto-antígenos polimórficos e aloantígenos, comportamento observado mesmo quando se utilizam órgãos de doadores vivos (intervivos) de parentes relacionados e próximos.

MAS COMO SE PROCESSA A TOLERÂNCIA?

Para que o reconhecimento imunológico ocorra, existe necessidade da integridade anatomofuncional de órgãos linfóides como tonsilas, adenóides, apêndice, tecido linfóide intestinal (placas de Peyer), baço, medula óssea, além dos linfáticos e transportadores dos leucócitos, com os mecanismos de autotolerância ocorrendo no timo e na periferia. Assim, os linfócitos T se desenvolvem no timo amadurecendo em timócitos DP, que expressam tanto CD4 quando CD8 em sua superfície, e se transformam em timócitos maturos SP. Para isso seus receptores devem interagir com antígenos próprios (Ag) ligados ao complexo maior de histocompatibilidade (MHC) presentes na superfície das células apresentadoras de antígenos (APC). Esta alta avidez de interação com o complexo próprio Ag/MHC/APC, leva a tolerância tímica central principalmente em decorrência de deleção clonal. Se essa interação for de baixa avidez, ocorre uma seleção positiva exportando-se para a periferia como linfócitos T *naive*.

Também as respostas imunes na periferia (baço, linfonodos, placas de Peyer etc.) são submetidos a mecanismos controles que incluem deleção clonal e anergia, bem como regulação e supressão. Ambos os mecanismos são importantes na manutenção da tolerância a antígenos próprios que não foram expressos no timo durante seleção negativa, podendo ser reconhecidos pelas células T *naive* emergentes, limitando também as respostas a antígenos estranhos pelos linfócitos T, uma vez que o patógeno humano tenha sido eliminado pela resposta imune.

O domínio desses conhecimentos tornou possível a construção de agentes terapêuticos, como anticorpos que bloqueiam moléculas CD4 ou CD8 *in vivo,* dotados da capacidade de promover a proteção e ampliar os mecanismos naturais de tolerância e regulação, controlando as respostas exacerbadas por ocasião do transplante de órgãos gerados a partir da rejeição de estruturas celulares corpóreas.

■ E COMO SE PROCESSA E SE CLASSIFICA A REJEIÇÃO OU INTOLERÂNCIA?

Os passos envolvidos no processo de intolerância relacionam-se com a presença das células apresentadoras de antígenos (células parenquimatosas) estimuladoras das células Th liberadoras de citocinas, como IL-2 e IFN-γ e IL-4, requeridas para ativação das células T citotóxicas (Tc). Nesse processo ocorrem, também, hiperexpressão de IL-5, IL-6 e IL-10, envolvidas na ativação de linfócitos B, voltados à produção de anticorpos antienxerto, ao mesmo tempo em que IFN-γ, IL-2 e TNF-β ativam macrófagos (M).

A atuação conjunta desses mediadores humorais e celulares aumenta a expressão de antígenos pelas células parenquimatosas do enxerto, que, atuando sinergicamente com anticorpos e complemento, levam à instalação de uma resposta inflamatória de rejeição aguda, precipitando infiltração e necrose do endotélio vascular, manifestação imunitária observada em cerca de 70% dos transplantados. Surtos repetidos desses fenômenos são responsáveis por um quadro de rejeição crônica identificada em 5%-10% dos pacientes, de etiologia complexa, e sempre acompanhada de uma lesão vascular secundária mediada por linfócitos T, ativadores dos mecanismos de coagulação, gerando oclusão vascular e necessidade de retransplante. Percentual menor evolui com síndrome de rejeição hiperaguda, não respondedora a qualquer tipo de terapêutica instituída, enquanto as outras duas mostram-se sensíveis a certas estratégias de modalidades imunossupressoras, com a sobrevida em longo prazo desse enxerto, dependendo do sucesso obtido na supressão dessa resposta aloimune. Essa tendência se observa mesmo considerando-se que o fígado seja o menos imunogênico dos órgãos sólidos transplantados e pode ser assim classificada conforme exposto nos Quadros 35-1 e 35-2.

***Quadro 35-1.* Classificação da rejeição ao fígado transplantado**

Terminologias	*Tempo de instalação*	*Mecanismos*
Hiperaguda	Horas a dias	Anticorpos pré-formados antidoador
Celular aguda	1ª semana a anos	Resposta aloimune célula T – mediada
Ductopênica	2ª semana a anos	Resposta aloimune célula T – mediada
		Isquemias arterial e de ductos biliares pequenos

***Quadro 35-2.* Classificação da rejeição ao fígado transplantado**

Terminologias	*Anatomia patológica*	*Evolução*	*Resposta à imunossupressão*
Hiperaguda	Destruição endotelial	Insuficiência do enxerto	Nenhuma
	Trombose	Fatal sem retransplante	
	Necrose hemorrágica		
Celular aguda	Inflamação portal	Colestase	Excelente
	Colangite não supurativa	Insuficiência do enxerto	
	Endotelite	Se não tratada	
Ductopênica	Ductopenia	Colestase	Variável, geralmente precária
	Arterite plumosa	Insuficiência do enxerto	

QUAIS AS MEDIDAS TERAPÊUTICAS ANTI-REJEIÇÃO DO FÍGADO TRANSPLANTADO?

Para entendê-las deve-se sempre ter em mente que a imunossupressão a ser instituída deve ser individual a cada paciente, lembrando que todas as drogas empregadas com esse objetivo predispõem o organismo à infecção e desenvolvimento de doenças neoplásicas e linfoproliferativas geralmente associadas com reativação ou infecção primária pelo vírus Epstein-Barr (EBV) e tumores de pele. No CETEFI, temos conduzido nossos pacientes segundo um esquema definido como padrão voltado ao primeiro enxerto em pacientes sem insuficiência renal, com o início do tratamento já ocorrendo na fase anepática do transplante com administração de 500 mg de metilprednisolona (Solumedrol®), mantida na UTI e nos dias subseqüentes, conforme esquema discriminado no Quadro 35-3.

Quadro 35-3. **Administração padrão de corticosteróide no início do pós-operatório**

Dias de pós-operatório	*Doses e recomendações*
Primeiro	100 mg após realização da fase anepática. A qual deverá ser mantida de 12 em 12 horas
Segundo	50 mg administrados às 8 e 20 horas
Terceiro	40 mg administrados às 8 e 20 horas
Quarto	30 mg administrados às 8 e 20 horas
Quinto	20 mg administrados às 8 e 20 horas
Sexto	Converter para prednisona (Meticorten®), disponível em comprimidos de 5 e 20 mg. Inicie-se com 30-40 mg por dia e reduza progressivamente até a dose de 5 mg por dia. Esse fármaco tem equivalência de dose/mg com outros corticosteróides como exposto no Quadro 35-4

Dependendo do funcionamento do fígado e dos parâmetros clínicos e bioquímicos, a prednisona deve ser mantida até o terceiro mês, exceto na cirrose viral C, lembrando que, especificamente aqueles com hepatite autoimune, deverão mantê-lo continuamente por tempo indeterminado, com alternativas e correlações de equivalência com prednisolona encontrando-se discriminadas no Quadro 35-4.

A complementação dessas recomendações já deve ocorrer no primeiro dia de pós-operatório, desde que a função renal mostre-se satisfatória e as condições hemodinâmicas do paciente sejam estáveis, iniciando a administração de:

Ciclosporina (Sandimmun Neoral®)

Para isso deve-se valer da dose de 5 mg/kg/dia, dividido em 2 tomadas, administrada pela sonda nasogástrica ou por via oral às 9 e 21 horas. Recomenda-se a via endovenosa, quando não seja possível a utilização da via oral, valendo-se da dose de 2 mg/kg/dia, dividida em 2 infusões, ou seja, a cada 12 horas, sempre diluída em solução fisiológica e processando-se por um período de 6 horas. Reajustes devem ocorrer de acordo com a função renal e evolução clínica do paciente, sobretudo diante da presença de infecção. Desde que tais complicações inexistam, deve-se buscar manter um nível sérico do fár-

Quadro 35-4. **Doses equivalentes entre diferentes corticosteróides**

Corticosteróides	*Equivalência dose/mg*
Hidrocortisona (Solucortef)	20
Prednisolona (Prednisolona)	5
Prednisona (Meticorten)	5
Metilprednisolona (Solumedrol)	4

***Quadro 35-5.* Relação entre tempo de transplante e nível sérico de ciclosporina**

Tempo de transplante	*Níveis séricos de ciclosporina*
Até 3 meses	150-250 ng/ml
Após 3 meses	100-150 ng/ml
Após 1 ano	90-110 ng/ml

maco, segundo determinados períodos do pós-operatório, conforme discriminado no Quadro 35-5.

Recomenda-se que as dosagens de níveis séricos de ciclosporina sejam realizadas sempre às segundas, quartas e sextas feiras, recomendando-se que a amostra de sangue deve ser coletada uma hora precedendo a próxima dose, lembrando que esse imunossupressor tem apresentações sob forma de solução (100 mg/ml), comprimido (25-50-100 mg) e formulação para aplicação endovenosa (50 mg/ml).

Azatioprina (Imuran®)

Administração por via oral ou sonda nasogástrica na dose de 1-2 mg/kg/dia, dividida em 2 tomadas ao dia, às 9 e 21 horas. A monitorização da dose relaciona-se ao número de leucócitos no sangue periférico. Assim, quando com menos de 4.000 mm^3, reduz-se a dose para 50 mg/dia e diante de contagem abaixo de 3.000 mm^3, interrompe-se a administração do fármaco, que deverá ser reiniciada quando volte a 5.000 mm^3, recomeçando-se com a dose de 50 mg/dia. Esse imunossupressor encontra-se disponível em comprimidos de 50 mg.

Tacrolimus (Prograf®)

Mostra-se como a imunossupressão padrão nos pacientes submetidos a transplante de fígado intervivo ou no resgate de rejeição crônica. Para tal, deve-se valer da administração por via oral, na dose de 0,10 a 0,15 mg/kg, dividida em 2 tomadas, às 9 e 21 horas. Recomenda-se ajustá-la de acordo com a função renal e evolução clínica do paciente, visando manter nível sérico após 12 horas da administração de 10-15 ng/ml nos primeiros 3 meses e de 5-10 ng/ml após esse período. Quando empregada como substituição da ciclosporina, recomenda-se a suspensão de sua administração durante 24 horas, precedendo o início da administração desse novo imunossupressor que se encontra disponível em comprimidos de 1 mg e 5 mg.

Micofenolato mofetil – MMF (Cellcept®)

Tem sido considerado como fármaco de escolha para imunossupressão aos pacientes submetidos a transplante de fígado por cirrose viral, especialmente dos infectados com vírus da hepatite C, disponível em cápsulas de 250 mg ou comprimidos de 500 mg. Sob qualquer dessas formulações, deve ser administrada na dose de 1 g/dia, já dentro de 72 horas após o transplante. Ajuste dessa dose deverá ocorrer em pacientes com grave comprometimento renal, traduzido por um índice de filtração glomerular menor do que 25 ml/min, fora do período do pós-transplante imediato, buscando evitar emprego de doses maiores do que 1 g, administrada 2 vezes ao dia, buscando impedir aumento na incidência de infecção por citomegalovírus, candidemia, candidíase e aspergilose tecidual invasiva, índice levemente maior em pacientes recebendo doses maiores, como 3 g/dia, em relação aos que fazem uso de 2 g/dia.

Sirolimus (Rapamicina®)

Trata-se de um antibiótico, um macrolídeo, com estrutura similar a do tacrolimus. Seu alvo é uma proteína de 288-kDa relacionada a fosfatidil inositol cinase, ativadora de linfócitos T e liberadora de citocinas pró-inflamatórias, como IL-2 e IFN-γ. Dessa forma ela inibe uma enzima TOR, presente no núcleo celular estimulando proliferação leucocitária e bloqueando as fases G1-S do ciclo celular, diferindo, assim, da ciclosporina e do tacrolimus, bloqueadoras das fases G0-G1. Deve ser administrada na dose inicial de 15 mg e de manutenção de 2-5 mg/dia, com nível sérico devendo permanecer entre 5-20 ng/ml. Tem vida média de 60 horas, com concentrações séricas ideais sendo atingidas entre 7 a 14 dias, com baixa toxicidade renal.

■ COMO PROMOVER O PADRÃO TERAPÊUTICO IMUNOSSUPRESSOR?

Inicia-se pela indução no intra-operatório de hidrocortisona em dose única. Esta atitude não deverá ser tomada naqueles com cirrose viral C. Tão logo se inicia a ingesta oral (2° dia), associam-se prednisolona (exceto na cirrose viral C), o inibidor de calcineurina (ciclosporina ou tracrolimus) e um antimetabólico (micofenolato mofetil). O esteróide deverá ter sua dose progressivamente reduzida até a sua retirada, o que não deverá ser feito naqueles pacientes com cirrose auto-imune. Controle da eficácia dessa combinação envolve determinação de níveis séricos de aminotransferases, gamaglutamiltransferase, bilirrubina total e valores de leucócitos e plaquetas, bem como uréia e creatinina no sangue periférico. Esse comportamento também obedecerá ao aparecimento de manifestações clínicas típicas da toxicidade por esses imunossupressores despertada e precipitação de interação com outras drogas, aspectos que se encontram discriminados no Quadro 35-6.

Quadro 35-6. Efeitos colaterais e interação de drogas na terapia imunossupressora

Drogas	*Efeitos colaterais*	*Interação medicamentosa*
Corticóides	Intolerância a glicose, delírio, hipertensão arterial, catarata, osteoporose, obesidade, efeitos estéticos	
Azatioprina	Trombocitopenia, neutropenia, reações alérgicas, pancreatite aguda	Alopurinol
Ciclosporina (dose-dependente)	Hipertensão arterial, disfunção renal, cefaléia, crescimento de pêlos (hirsutismo), hipercalemia, alterações do sistema nervoso central (tremores, cefaléia, convulsão) neuropatia periférica, leucoencefalopatia	↑ nível: diltiazen, doxicilina, eritromicina, itraconazol, omeprazol, contraceptivos orais, cetoconazol ↓ nível: rifampicina, fenitoína, carbamazepina, isoniazida, fenobarbital
Tacrolimus	Iguais da ciclosporina. Além disso, neurotoxicidade e a intolerância à glicose são maiores.	Iguais à ciclosporina
Micofenolato mofetil	Leucopenia, hiperglicemia, diarréia, dispepsia, neutropenia, trombocitopenia, cefaléia, *rash* cutâneo, hipercolesterolemia, insônia	Desconhecida
Sirolimus	Hipercolesterolemia, hipertrigliceridemia, leucopenia e plaquetopenia. São raros: emagrecimento, letargia ou atrofia testicular	Desconhecida

↑ = eleva; ↓ = reduz.

EXISTEM PERSPECTIVAS DO ADVENTO DE NOVOS IMUNOSSUPRESSORES?

Sim, e estão discriminados no Quadro 35-7.

MAS COMO TRATAR OS PACIENTES SE HOUVER REJEIÇÃO AGUDA?

Uma recomendação deve ser feita com relação à rejeição aguda que ocorre em freqüência que varia entre de 20%-70%, num período de 7-9 dias após o transplante. Pode apresentar-se de forma silenciosa, ocasionalmente causar desconforto em hipocôndrio direito e febre. Laboratorialmente ocorre elevação dos valores séricos de bilirrubina, fosfatase alcalina, gamaglutamiltransferase e aminotransferase, parâmetros que também podem ser observados em outras causas de disfunção do enxerto, sendo recomendável que, então, todos sejam submetidos à biópsia hepática, única atitude discriminadora dos eventos citados.

Quadro 35-7. **Advento de novos imunossupressores no transplante de fígado**

Novos imunossupressores	*Características*
FTY 720	Sem efeito sobre ativação de células T, produção e citocinas ou proliferação de células B. Promove seqüestro de células B e T em linfonodos periféricos, mesentéricos e placas de Peyer, sem significante toxicidade renal ou desencadeamento de episódios de sepse . O exato mecanismo de atuação não se encontra ainda definido
Leflunomida	Atua inibindo a síntese de pirimidina, a proliferação e ativação de células B e T com inexplicável ação contra CMV e vírus herpes *simplex*. Mais empregado em transplantados renais e em poucos casos de fígado
Malononitrilamidas FK 778 (MNA 715) e FK 779 (MNA 279)	Representam metabolitos ativos da leflunomida, exercendo atividade imunossupressora ao inibir o receptor PDGF da tirosina cinase. Experiência maior reside no transplante renal

O tratamento do primeiro episódio envolve administração de metilprednisolona na dose de 1,0 g, por via endovenosa, durante 3 dias ou, opcionalmente, pode-se valer da administração de prednisolona na dose de 200 mg, por via oral, por 3 dias. Já no segundo episódio, que costuma ser observado tardiamente, ou seja, além dos 3 meses de pós-operatório, deverão ser repetidos os mesmos procedimentos, considerando-se agora a conversão, se for o caso de ciclosporina A para tacrolimus, buscando manter nível sérico entre 15-20 mg/ml, ou trocando azatioprina por micofenolato mofetil na dose de 2 g, via oral por dia.

■ O EMPREGO DE ANTICORPOS MONOCLONAIS PODERÁ SER NECESSÁRIO?

Sim e encontra-se discriminado no Quadro 35-8.

Quadro 35-8. **Emprego de anticorpos monoclonais no transplante de fígado**

Anticorpos monoclonais	*Modos de atuações*	*Inconvenientes*
OKT3 (MoAb) (murino)	Modula complexo RCT Inativa as células T naives e ativadas	Liberação de citocinas e conseqüências
Anti-IL-2R (quiméricos)	Em níveis elevados de IL-2	Necessita CSA e tacrolimus associados
Basiliximab Daclizumab	Anti-AgTac IL-2R	
Anti-CD52 (Campath-1H) (humanizado) Alemtuzumab	Anticélula T, NK e monócitos Atua na indução da tolerância	–

BIBLIOGRAFIA

Abraham RT, Widerrecht GJ. Immunopharmacology of rapamycin. *Annu Rev Immunol* 1998;14:483.

Allison AC, Euqui EM, Sollinger HW. Mycophenolatemofetil (RS-61443). Mechanisms of action and effects in transplantation. *Transplant Rev* 1993;7:129.

Barros EJG, Boim MA, Ajzen H et al. Glomerular hemodynamics and hormonal participation on cyclosporine nefrotoxicity. *Kidney Int* 1987;32:19.

Crispe IN. The liver as an immune organ: tolerance and beyond. In: Vierling JM, Peters MG, Howell CD (ed.). *Acute and Chronic Liver Disease. Immunologic Mechanisms and Therapy.* AASLD, 2005. p. 213.

Develin J, Donaldson P, Williams R. Types of rejection and immunossupression. In: Williams R, Portmann B, Tan KC (ed.). *The Practice of Liver Transplantation.* Edimburgo: Churchill Livingstone, 1995. p. 183.

Golshayan D, Lechler RI. Tolerance induction in solid organ transplantation. In: Arroyo V, Navasa M, Forns X, Bataller R, Sánchez-Fueyo A, Rodés J (ed.). *Update in Treatment of Liver Disease.* Barcelona: Ars Medica, 2005. p.415.

Klintmalm GB. Induction and maitenance of immunosupression. In: Busuttil RW, Klintmalm GB (ed.). *Transplantation of the Liver.* Filadelfia: WB Saunders Company, 1996. p. 741.

Lake JR. Novel immunosupressive agents in transplant and non-transplant settings. In: Vierling JM, Peters MG, Howell CD (ed.). *Acute and Chronic Liver Diseases. Immunologic Mechanisms and Therapy.* AASLD, 2005. p. 202.

Martinez OM, Rosen HR. Basic concepts in transplant immunology. *Liver Transplant* 2005;11(4):370.

Mc Caughan GW. Immunology and immunossupression. In: O'Grady JG, Lake JR, Howdle PD (ed.). *Comprehensive Clinical Hepatology.* Londres: Mosby, 2000. p. 36.1.

Perry I, Neuberger J. Immunosupression: towards a logical approach in liver transplantation. *Clin Exp Immunol* 2005;139:2.

Reding R, Gras J, Truong DQ, Wieërs G, Latinne D. The immunological monitoring of alloreactive responses in liver transplant recipients: a review. *Liver Transplant* 2006;12:373.

Sánchez-Fueyo A, Strom TB. Immunological tolerance and liver transplantation. *J Hepatol* 2004;41:698.

Starzl TE, Lakkis FG. The unfinished legacy of liver transplantation: emphasis on immunology. *Hepatology* 2006;43:S151.

CAPÍTULO 36

COMO SE COMPORTAR DIANTE DE PACIENTE COM OUTRAS COMPLICAÇÕES PÓS-TRANSPLANTE DE FÍGADO?

Adávio de Oliveira e Silva
Verônica Desirée Samudio Cardozo
Betânia da Silva Rocha
Raul Carlos Wahle
Priscila Rodrigues Néspoli
Evandro de Oliveira Souza
Adriano Miziara Gonzalez
Cristiane Maria de Freitas Ribeiro
Luiz Augusto Carneiro D'Albuquerque

■ IMPORTÂNCIA

O transplante de fígado representa a única chance de sobrevida para a maioria dos pacientes com doenças hepáticas aguda ou crônicas, que não respondem a diferentes formas de terapêuticas específicas. No entanto, no intra ou no pós-operatório imediato, antes de 3, e no tardio, após 3 meses de cirurgia, evoluem com algumas complicações comentadas a seguir.

No intra-operatório

Débito cardíaco elevado em repouso, baixa resistência vascular sistêmica e baixos níveis teciduais de oxigenação, são vistos nos cirróticos ou naqueles com insuficiência hepática aguda a serem transplantados. Desde que mantenham boa condição miocárdica, não se constituem em óbices. Preocupam aqueles com pressão de artéria pulmonar ultrapassando 25-35 mmHg. Todos esses devem ser monitorizados do ponto de vista hemodinâmico e de seus distúrbios de coagulação, sobretudo na fase anepática quando ocorre baixa em 50% do débito cardíaco ocorrendo durante cerca de 10-15 minutos. Nesse caso, hipotensão arterial momentânea deve ser combatida, valendo-se de expansores de volume e suporte inotrópico, associado à correção dos distúrbios hidroeletrolíticos e do equilíbrio ácido-básico, sempre buscando conduzi-los com baixo volume de transfusão de sangue e derivados.

No pós-operatório imediato

Exige-se avaliação da síntese hepática, sobretudo definindo-se atividade de protrombina e fator V e dos níveis séricos de aminotransferases e bilirrubina total e frações, eletrólitos, consumo de O_2 e produção de bile, com monitorização adequada de condições cardíacas, renal e metabólica. A analgesia deve ser livre, mantendo-se o paciente sedado enquanto sob ventilação mecânica, medidas interrompidas após extubação.

No pós-operatório precoce (< 30 dias)

Nesse período instalam-se algumas complicações que merecem considerações em separado.

DISFUNÇÃO DO ENXERTO

Adequado funcionamento do enxerto pode ser definido pela equipe cirúrgica já no intra-operatório, traduzido por produção biliar após reperfusão, restauração das condições de coagulação e temperatura corpórea. Restaurada ou aumentada após fechamento da parede. Esse quadro pode reverter-se na dependência de instalações de lesões de preservação, complicações infecciosas, hepatotoxicidade por fármacos, rejeição do novo fígado, complicações vasculares, biliares e recorrência das doenças. Tipicamente evoluem com: febre, adinamia, instabilidade hemodinâmica, acentuação da icterícia, hemoculturas positivas, agravamento de condições pulmonares e instalação de insuficiência renal. São esses que cursam com elevação de valores séricos de bilirrubina, aminotransferases, fosfatase alcalina e gamaglutamiltransferase com alargamento dos tempos de protrombina e INR, acentuação das taxas de uréia e creatinina e baixa do fluxo urinário. Nesses pacientes exige-se obediência de fluxograma de investigação dispostos na Figura 36-1.

Estenose de veias hepáticas ou de veia cava inferior ocorrem raramente. Expressa-se, clinicamente, pelos aparecimentos de ascite, edema de membros inferiores e sinais outros de hipertensão portal. Diagnóstico se baseia na realização de ultra-sonografia com Doppler, valendo-se de cavografia, buscando-se mensurações pressóricas.

ESTENOSES BILIARES

Mais comumente observada na anastomose colédoco-jejunal, expressando-se clinicamente pelos aparecimentos de febre, calafrios, icterícia ou redução na drenagem biliar. Essa evolução se relaciona com trombose de artéria hepática,

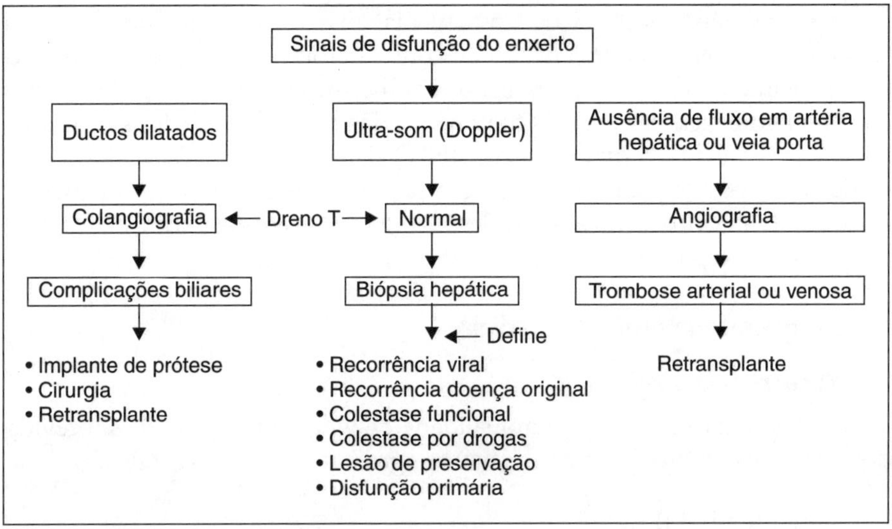

Fig. 36-1. Algoritmo diagnóstico de disfunção do enxerto (Villamil & Zingale).

tempo prolongado de isquemia, incompatibilidade ABO e infecção por citomegalovírus. Cursam com elevações dos valores séricos de bilirrubina, fosfatase alcalina e gamaglutamiltransferase. Confirmação topográfica envolve realizações de ultra-sonografia ou tomografia computadorizada definida pela colangiografia endoscópica retrógrada. São identificadas, então, fístulas biliares, estenose da anastomose ou de vias biliares intra-hepáticas, discinesia papilar, bilomas. Terapêutica envolve antibioticoterapia e manipulação endoscópica das áreas estenosadas com ou sem implante de próteses reanastomoses e, inclusive, retransplantes nos casos de oclusão da artéria hepática.

OUTRAS COMPLICAÇÕES

Traduzem-se por desenvolvimentos de hipertransaminasemia, dependente de: a) baixa imunossupressão conjugada com medidas de ampliação das doses ou troca de fármacos anti-rejeição; b) recorrência de infecções virais B ou C; c) infecções bacterianas relacionadas a bacteremias, sepse por cateter, pneumonia ou colangites; d) infecções virais outras, sobretudo pelo citomegalovírus, herpes *simplex*, herpes humano, *varicella zoster* e ou Epstein-Barr; e) infecções fúngicas sobretudo por *Candida* sp. e *Aspergillus* sp., ou *Pneumocystis carinii*; f) manifestações extra-hepáticas, como pneumonia, insuficiência renal, hipertensão arterial, *diabetes mellitus*, plaquetopenia, hemólise e anemia aplástica, além de convulsões (drogas, hipocalcemia ou hipomagnesemia), hemorragia intracerebral, infecções do trato digestivo e doença doador *versus* hospedeiro (pancitopenia, febre, *rash* cutâneo e diarréia), osteoporose e osteopenia, observadas sobretudo nas doenças colestáticas em uso prolongado de corticosteróides; g) menos comum é o desenvolvimento de tumores malignos não hepáticos (linfoma não-Hodgkin), com predominância de células B, tumores sólidos não linfóides e de pele, relacionados à replicação do vírus oncogênico (EBV), depressão na regulação de atividade de linfócitos NK, estimulação antigênica crônica, baixa produção de interferon e outras linfocinas, existência de lesões pré-malignas e efeito carcinogenético direto e hepáticos recorrentes.

No pós-operatório tardio (> 30 dias)

Recorrência viral

Exerce significativo impacto na qualidade de vida e no tempo de sobrevida dos pacientes, segundo o tipo do agente agressor.

Hepatite viral B

Cerca de 90% são reinfectados, com incidência mais baixa naqueles que são DNAVHB e AgHBe negativos. Em casos mais graves, a perda do enxerto pode atingir 40%. Relacionada com lesões hepatocelulares progressivas, fibrose extensa e infiltração inflamatória com intensidade dependente da carga viral. Visando evitar essa evolução, deverão ser tratadas por injeções endovenosas de gamaglobulina hiperimune antivírus da hepatite B, no intra-operatório e nos 7 a 10 dias de pós-operatório imediato, recomendando-se administração via oral associada e lamivudina (100-150 mg/dia) ou adefovir dipivoxil (10-20 mg/dia) ou entecorcir (0,5-10 mg/dia).

Hepatite viral C

O impacto da reinfecção sobre a histologia hepática varia substancialmente, com falência do enxerto sendo a causa mais comum de morte e retransplante. Interessante na cinética viral é que no pós-operatório imediato existe redução na concentração de, pelo menos, 0,5 $\log_{10}$ UI/ml ou até clareamento viral momentâneo, com negativação do RNAVHC sérico, motivado pela remoção do fígado contaminado e por outros mecanismos patogenéticos ainda não bem definidos. No entanto, a partir do 4° dia de pós-operatório a carga viral já retorna aos valores pré-transplante, podendo se ampliar, quando necessária, administração de metilprednisolona e ciclosporina, comportamento ainda indefinido quando se faz uso de micofenolato mofetil, OKT3 (anticorpos monoclonais anti-CD3), rapamicina ou anticorpos monoclonais. Como conseqüência, 75% desenvolvem hepatite lobular aguda até os 6 meses, 80% têm infecção crônica e 30% cirrose ao fim de um ano, enquanto 4%-7% forma grave e de curso acelerado de hepatite colestática C. Essa tendência é mais grave naqueles com genótipo 1, alta carga viral com emergência de quasespécies e de mutações na região hipervariável (HVR1) do genoma viral. Preocupa essa tendência quando o doador tem mais de 50 anos de idade e existe isquemia quente prolongada. Recomendável que, assim que tenham condições clínicas ou laboratoriais, sejam tratados com interferon-α_{2a} ou α_{2b} peguilado associado a ribavirina, desde que seja comprovada a recorrência e existam sinais histológicos de agressão hepatocelular. Tentativas infrutíferas ocorreram com administração de imunoglobulina antivírus da hepatite C.

Recorrência de outras doenças

Esteato-hepatite não-alcoólica

Histologicamente essa doença se traduz por esteatose, corpúsculos de Mallory, inflamação sem e com fibrose (*Estádio 1* – perivenular, perissinusoidal ou pericelular focal ou disseminada; *Estádio 2* – quando além desses existe fibrose porta; *Estádio 3* – fibrose em ponte; *Estádio 4* – expresso por cirrose e fibrose perissinusoidal residual). Tais sinais são vistos, predominantemente, entre obesos, com IMC além de 30 kg/m^2 e naqueles com aumento de diâmetro da circunferência abdominal, diabéticos, hiperlipidêmicos, hipertensos, hiperuricêmicos e entre mulheres com ovários policísticos acompanhadas de resistência à insulina, peso corpóreo elevado, hirsutismo e dismenorréia. É recomendável que estes sejam conduzidos através de realizações de exercícios físicos, uso de dietas com intensa restrição calórica e, também, submetidos à administração de agentes antioxidantes, antidiabéticos e anti-hiperlipidêmicos, ou submetidos a tratamento cirúrgico para obesidade mórbida. Apesar dessas medidas, esses pacientes mostram uma tendência a evoluírem para cirrose e alguns para carcinoma hepatocelular, quando deverão ser tratados pelo transplante de fígado, não sendo incomum a recorrência da doença sobre o novo fígado.

Carcinoma hepatocelular

Recorrência desse tipo de neoplasia primária de fígado, relaciona-se com a comprovação de existência de disseminação extra-hepática, ocorrendo diretamente sobre os gânglios, diafragma, peritônio ou entre os que já se apresentavam com invasão vascular, micro ou macroscópica, e linfática. Esse comportamento também é observado quando o tumor ultrapassa a 5,0 cm de diâmetro ou existem múltiplas lesões menores, incidentalmente encontradas no intra-operatório ou no fígado explantado. É recomendável que, nessas condições, sejam conduzidos pela administração de rapamicina no pós-operatório, como droga imunossupressora.

Colangiocarcinoma

A recorrência desse tumor mostra-se freqüente após o transplante de fígado, podendo, no entanto, ser uma atitude salvadora quando assim são conduzidos aqueles com colangite esclerosante primária e/ou com pequeno tumor incidentalmente encontrado no fígado nativo. Alguns, como os pesquisadores da Clínica Mayo, descrevem sobrevida de 5 anos além de 80%, quando de forma combinada são tratados no pós-operatório com quimio e radioterapia, nos classificados com TNM estádios I e II.

Cirrose biliar primária

A recorrência se traduz pelo reaparecimento de icterícia, prurido e elevação dos níveis séricos de fosfatase alcalina e gamaglutamiltransferase. Esses deverão ser biopsiados visando afastar a ocorrência de rejeição.

Colangite esclerosante primária

A comprovação de recorrência das lesões é difícil, nessa doença, de ser determinada, pois alterações radiológicas de estenoses e subestenoses das vias biliares que apresentam, podem decorrer de lesão isquêmica das vias biliares, sendo que mais comumente esse quadro se observa naqueles submetidos à anastomose em Y de Roux e, histologicamente, se traduz por graus variáveis de edema portal, inflamação, proliferação ductular marginal e fibrose.

Cirrose auto-imune

A recorrência está sempre associada à elevação dos valores séricos de aminotransferases (AST e ALT), com confirmação histológica traduzida por alargamento dos espaços portais, hepatócitos em roseta, denso infiltrado plasmocitário com necrose periférica, fibrose em ponte e regeneração nodular.

Síndrome de Budd-Chiari

A recorrência mostra-se elevada no pós-transplante de fígado, gerando elevados índices de morbimortalidade.

Lesões dermatológicas não tumorais

São de ocorrência freqüente, tem numerosas e algumas vezes coexistentes etiologias, podendo ter evolução grave, requerendo adequado acompanhamento, com todos os transplantados merecendo completo exame de pele a cada ano. As lesões podem estar relacionadas à doença de base ou ao uso de fármacos anti-rejeição (Quadros 36-1 e 36-2).

Quadro 36-1. **Lesões dermatológicas não tumorais preexistentes ao transplante de fígado**

Lesões preexistentes	*Características*
Inespecíficas	
• Eritema palmar, *spider*, prurido, pigmentação, baqueteamento e ungueais	• Desaparecem em semanas
Nas doenças auto-imunes	
• Acantose *nigricans*, Raynaud, líquen plano	• Reagudizam após meses
• Lesões granulomatosas,	• Melhoram
• Vitiligo	• Recorrência da doença?
• Alopecia *areata*	• Não melhoram
• Psoríase	• Melhora 4-12 semanas após
• Doença imunológica de pele	• Controlada
Hepatite crônica C	
• Vasculite, crioglobulinemia, líquen plano	• Rejeição aguda
• Porfiria cutânea tarda	• Pode agravar após aumento da viremia. Interferon-α e ribavirina podem ser úteis
Doenças metabólicas	
• Xantomas e xantelasmas tuberosos ou planos	• Reversíveis
• Anel de Kayser-Fleischer	• Reversível
• Lesões fotossensíveis ou calcinose	• Reversíveis

Quadro 36-2. **Lesões dermatológicas não tumorais após transplante de fígado**

Lesões posteriores	*Características*
Mucocutâneas e virais	
• Hipertricose, atrofia, hiperplasia	• Presentes em imunossuprimidos mais graves
• Sebácea, púrpura senil, vírus herpes *simplex*	• Tratamentos específicos
• Acne, reativação de herpes *zoster*, pústulas	
• Necróticas ou hemorrágicas, citomegalovírus	
• Herpes vírus humano 6 e 7, papiloma vírus,	
• Verruga *vulgaris*	
Infecções bacterianas	
• Piodermite, necrólise epidérmica, dermatite por *E. Coli*, nocardiose, micobactéria tuberculosa ou atípica	• Identificação dos agentes • Tratamento inespecífico
Infecções fúngicas	
• Candidíase, criptococose, feoifomicose, histoplasmose disseminada, mucormicose	• Graves. Tratamentos específicos. Biópsia das lesões revela infiltrado linfocítico, linfócitos satélites, necrose de queratinócitos, manifestações, esclerodérmicas
Dermopatia fibrosante nefrogênica	• Presente em nefropatas. Raríssima. Biópsia cutânea típica
Miscelânea	
• Púrpura trombocitopênica idiopática	• Esteróides e gamaglobulina endovenosa
• Poroqueratose	• Placas eritematosos em tronco e extremidades
• Eritema elevado (vasculite)	• Reduzir ciclosporina
• Pseudoporfiria e placas eritematosas pós-Budd-Chiari	

■ BIBLIOGRAFIA

Buti M. Prophylaxis of hepatitis B virus re-infection after liver transplantation. In: Arroyo V, Navasa M, Forns X, Bataller R, Sánchez-Fueyo A, Rodés J (ed.). *Update in treatment of liver disease*. Barcelona: Ars Medica, 2005. p. 389.

Colonna JO. Technical problems: Biliary. In: Busuttil RW, Klintmalm GB (ed.). *Transplantation of the Liver.* Filadelfia: WB Saunders Company, 1996. p. 617.

Forns X, Martinez-Bauer E. Treatment of hepatitis C vírus infection before liver tarnsplantation. In: Arroyo V, Navasa M, Forns X, Bataller R, Cánchez-Fueyo A, Rodés J (ed.). *Update in treatment of liver disease.* Barcelona: Ars Medica, 2005. p. 381.

Gimson AES, Karani J, Heaton ND. Major biliary tract and vascular complications. In: Williams R, Portmann B, Tan KC (ed.). *The Practice of Liver Transplantation.* Edimburgo: Churchill Livingstone, 1995. p. 199.

Imagawa DK, Busuttil RW. Technical problemes: vascular. In: Busuttil RW, Klintmalm GB (ed.). *Transplantation of the Liver.* Filadelfia: WB Saunders Company, 1996. p. 626.

Neuhas P, Mueller AR, Platz KP. Technical complications. In: O'Grady JG, Lake JR, Howdle PD (ed.). *Comprehensive Clinical Hepatology.* Londres: Mosby, 1996. p. 38.1.

O'Grady JC. Recurrence of non viral liver disease after liver transplantation. In: Forns X, Bataller R, Sánchez-Fueyo A, Rodés J (ed.). *Update in treatment of liver disease.* Barcelona: Ars Medica, 2005. p. 397.

Oliveira e Silva A de, Ribeiro de Melo CR, Copstein JLM et al. Complicações imediatas não infecciosas, não rejeição pós-transplante de fígado. In: Oliveira e Silva A de, D'Albuquerque LAC (ed.). *Doenças do Fígado.* Rio de Janeiro: Revinter, 2001. p. 1067.

Schmied E, Dufour JF, Euvrad J. Nontumoral dermatologic problems after liver transplantation. *Liver Transplant* 2004;10:331-339.

Villamil FG, Zangale FG. Craft dysfunction. In: O'Grady JG, lake JR, Hoedle AD (ed.). *Comprehensive Clinical Hepatology.* Londres: Mosby, 2000. p. 39.1.

ÍNDICE REMISSIVO

Os números em *itálico* referem-se às Figuras ou Tabelas.
Os números em **negrito** referem-se aos Quadros.

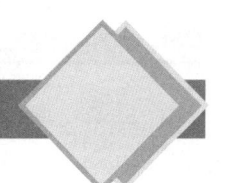

D

E

G

H

I

L

M

Q

R

S

T

■ U

■ V